博极

肿瘤精准放疗丛书
瑞金医院毕业后教育丛书

常见肿瘤调强放疗案例示范

U0324281

主　编　陈佳艺

副主编　许　赪　蔡　钢　祁伟祥　曹　璐

上海交通大学出版社
SHANGHAI JIAO TONG UNIVERSITY PRESS

内容提要

本书以肿瘤临床实践为基础,以常见恶性肿瘤放射治疗病例报道的形式,汇集了瑞金医院放射治疗科诊治的数十例典型病例。全书共 14 章,第一章为总论,其余 13 章针对临床常见的不同部位恶性肿瘤,通过详实的病例,结合相关指南推荐和最新临床研究进展报告,系统阐述了常见肿瘤的放疗指征、靶区勾画原则、正常组织限量及治疗计划评估。本书实用性强,可供各年资的放射治疗科医师和临床肿瘤科医师以及医学生借鉴阅读。

图书在版编目(CIP)数据

常见肿瘤调强放疗案例示范/陈佳艺主编. —上海:
上海交通大学出版社,2024.5 —(肿瘤精准放疗丛书).
ISBN 978 - 7 - 313 - 30425 - 4

Ⅰ. R730.55

中国国家版本馆 CIP 数据核字第 2024QV5707 号

常见肿瘤调强放疗案例示范
CHANGJIAN ZHONGLIU TIAOQIANG FANGLIAO ANLI SHIFAN

主　　编:陈佳艺
出版发行:上海交通大学出版社　　　　地　　址:上海市番禺路 951 号
邮政编码:200030　　　　　　　　　　电　　话:021 - 64071208
印　　制:上海锦佳印刷有限公司　　　　经　　销:全国新华书店
开　　本:787mm×1092mm　1/16　　印　　张:20.5
字　　数:493 千字
版　　次:2024 年 5 月第 1 版　　　　　印　　次:2024 年 5 月第 1 次印刷
书　　号:ISBN 978 - 7 - 313 - 30425 - 4
定　　价:128.00 元

编　委　会

主　编 陈佳艺

副主编 许　桢　蔡　钢　祁伟祥　曹　璐

编　委（按姓氏拼音排序）

蔡　嵘　曹卫国　陈琳琳　陈　媚　单书灿　段隆焱

樊文栋　高云生　韩一旻　贺晓东　华　鑫　李　欢

李　敏　李淑艳　马　涛　倪伟琼　欧　丹　钱晓芳

沈文同　王舒蓓　王一玮　王玉洁　徐　菲　徐菲菲

徐昊平　张茂称　张毅斌　赵若骓　赵胜光　周　晖

朱骏熹

序　一

放射治疗作为肿瘤综合治疗中不可或缺的一环,其技术的不断创新和应用优化,对提高患者治疗效果具有重要意义。我在从医生涯中有幸见证并参与了放射治疗技术从初步尝试到成为肿瘤治疗关键技术的整个发展过程。这一路上,每一次技术的突破和创新都让我深感振奋。今天,我非常荣幸地向您推荐这本《常见肿瘤调强放疗案例示范》——一本从临床实践出发,将理论与实践结合的著作。

本书通过详尽的案例分析,展示了调强放疗技术在临床应用中的实际效果和操作细节,对于正在学习和实践放射治疗的医师们来说,无疑是一份宝贵的学习资料。作为一名长期致力于放射治疗技术研究和应用的医学工作者,我深知理论知识与临床实践相结合的重要性。这本书正是基于这样的理念编写而成,它不仅为我们提供了一扇观察这些技术如何在临床中应用的窗口,更为我们展示了放射治疗领域未来发展的无限可能。随着科学研究的深入和技术手段的更新,放射治疗将继续以其精准高效的特性,为肿瘤患者带来更多希望。通过本书,我期待与广大同行共同探索放射治疗领域的新知识、新技术,并致力于提高肿瘤治疗效果,为患者带来更好的治疗体验和生命质量。

在此,我向所有致力于放射治疗领域研究和实践的同仁们,推荐由上海交通大学医学院附属瑞金医院陈佳艺教授主编的"肿瘤精准放疗丛书"第一册《常见肿瘤调强放疗案例示范》,希望大家阅读此书能有所裨益,在未来的医学旅程中创造更多的可能。

中国工程院院士
山东第一医科大学名誉校长
山东省肿瘤医院院长

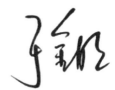

2024 年 4 月

序　二

医学界，特别是肿瘤放射治疗专业领域，正处于一个前所未有的深刻变革时期。放射治疗新技术突飞猛进，实现了从二维向三维治疗时代的技术转变，以及立体定向放射治疗和近距离治疗的技术进步，越来越多的循证医学证据支持放射治疗在肿瘤综合治疗中的重要地位。由于影像引导技术和影像组学技术的进步，放射治疗进入完全精准和精确的时代。

《常见肿瘤调强放疗案例示范》通过系统性地阐述、丰富的病案实例，将读者带入实际操作场景，通过高级别循证证据及典型案例的融合，深入探讨精准放射治疗技术的最新进展和应用，揭示精准放射治疗领域的最新研究成果，为临床医生，尤其是住院医师提供一套全面、可靠及科学可信的治疗经验。参与编写手册的各位专家都是活跃在临床一线的优秀中青年骨干，他们学术严谨，临床经验丰富。书中的治疗建议完全基于当前的研究成果和临床指南，同时兼具实用性，旨在帮助肿瘤放射治疗专业的同道更科学、更准确地制订放射治疗方案，为广大从事肿瘤放射治疗的医生，尤其是年轻医生及基层立志从事肿瘤放射治疗事业的医生提供一部实用性、操作性强的工具书。本书将有助于提高全国肿瘤放射治疗的整体技术水平，实现同质化、均质化和标准化发展。

在此热烈祝贺陈佳艺教授主编的《常见肿瘤调强放疗案例示范》出版。希望"肿瘤精准放疗丛书"成为我国肿瘤放射治疗从业者不可或缺的工具书，为各位同道提供实践经验和专业指导。

北京大学第三医院肿瘤放疗科主任

北京大学医学部近距离中心主任

北京大学放射肿瘤学系副主任

2024 年 4 月

前　言

癌症是当今世界面临的重大健康挑战之一，而放射治疗作为肿瘤治疗的重要组成部分，在临床实践中扮演着至关重要的角色。随着放疗技术的不断创新和发展，临床医生在临床放射治疗领域面临着日益复杂的肿瘤治疗挑战。然而，初学者或者有意向从事肿瘤放疗的临床医生很难找到一本基于循证医学证据且实用性强的参考书籍。正是因次，我们决定出版这本《常见肿瘤调强放疗案例示范》，旨在为放射治疗医师、医学生和相关专业人员提供一本全面且实用的参考书，以加深对常见肿瘤的放射治疗策略和实践的理解，让读者能够在实践中更加自信地处理各种常见肿瘤的放疗治疗。

本书详细收录了瑞金医院放射治疗科诊治过的一系列接受调强放射治疗的典型案例，通过详细的案例分析和讨论，帮助读者理解放射治疗的原理、技术和实践中的挑战。每个案例都经过精心挑选，涵盖了全身多种常见肿瘤类型。通过这些案例，读者能够深入了解不同肿瘤类型放射治疗方案的制订过程、循证医学证据，以及在实际操作中如何应对各种复杂情况。

本书的出版获得国家重点研发计划（编号：2022YFC2404602，2016YFC0105409），上海市质子治疗转化研究重点实验室（编号：23dz2261000），上海市"科技创新行动计划"医学创新研究专项项目（编号：23Y41900100），上海申康医院发展中心市级医院诊疗技术推广及优化管理项目（编号：SHDC12023108），上海市卫生健康委员会临床研究专项面上项目（编号：202340226），上海市科学技术委员会"科技创新行动计划"项目青年项目（编号：23Y11904700），上海市卫生健康委员会卫生行业临床研究专项（编号：20224Y0025），北京科创医学发展基金会项目（编号：KC2021 - JX - 0170 - 9），国家自然科学基金（编号：82373514，82373202，81972963，82102819，82203457），上海市青年科技英才扬帆计划（编号：21YF1427700）资助。本书的编撰得益于众多肿瘤学专家和临床实践者的贡献和支持，他们的经验和见解为本书增添了宝贵的内容。

我们希望本书能够成为放射治疗领域的实用工具,为临床工作提供有力的指导和支持。最后,我们衷心希望本书能够为您在肿瘤放射治疗领域的学习和实践提供帮助和启示,祝愿您在阅读本书的过程中收获满满,不断提升自己的专业水平。

上海交通大学医学院附属瑞金医院放射治疗科主任

2024 年 4 月

目 录

1 总 论

1.1 现代肿瘤放射治疗简史

癌症是全球人口患病和死亡的主要原因之一，2014 年世界卫生组织（World Health Organization，WHO）发表的《世界癌症报告 2014》预测全球癌症病例将呈现迅猛增长态势，由 2012 年的 1400 万人，逐年递增至 2025 年的 1900 万人，到 2035 年将达到 2400 万人。全世界每年逾 60% 的癌症新发病例发生在亚洲、非洲、中美洲及南美洲，约占全球癌症死亡例数的 70%。现阶段癌症治疗的三大手段是放射治疗（以下简称"放疗"）、化学药物治疗（以下简称"化疗"）和手术治疗，约 70% 的癌症患者在不同阶段需要接受放疗。

国家癌症中心发布的全国癌症统计数据指出，2016 年我国癌症新发病例约为 406.4 万（世标发病率：186.46/10 万），男性高于女性（207.03/10 万 *vs* 168.14/10 万），死亡人数约为 241.4 万（世标病死率：105.19/10 万）。我国恶性肿瘤发病率和病死率持续上升，每年恶性肿瘤所致的医疗花费超过 2 200 亿，癌症已成为我国面临的重大公共卫生问题之一。第七次中国放疗基本情况调查显示，2015 年我国需接受放疗的肿瘤新发病例为 2 146 000 人，当年接受放疗患者（包括再程放疗及姑息放疗患者）数为 919 339 人，占总数的 42.84%。

1.1.1 肿瘤放疗技术的发展历程

使用电离辐射治疗癌症的历史可以追溯到 19 世纪后期。德国物理学家威廉·康拉德·伦琴（Wilhelm Conrad Roentgen）于 1895 年发现了 X 射线及其放射性，之后发表了题为"关于一种新型射线"的精彩演讲，立即引起了全世界的轰动。数月后，使用 X 射线进行诊断的系统被设计出来，3 年后，电离辐射被用于治疗癌症。放疗始于天然核素"镭"和相对低电压的诊断设备。法国科学家玛丽·居里和皮埃尔·居里于 1898 年发现镭，镭被用于近距离放疗之后不久，一项重大突破发现在数周内，连续每日一定剂量的辐照可大大提高患者治愈的概率。这些先辈们的努力激发了整个 20 世纪的放疗发展和技术创新，构建了当今使用射线照射的安全有效疗法的基础[1]。从那时起，通过科学发现、反复试验和技术进步，人们提升了放疗的方法，研发了新设备，开发了外照射治疗和近距离放疗的标准化方法。这些发展中最重要的是治疗模式的发展，包括分次剂量照射、X 线产生和递送的技术进步、成像和基于计算机的治疗计划的改进，以及癌症表现的预测和相应处理。经历了 1 个多世纪的放射生物学发展同样具有划时代意义，包括大量肿瘤生物学方面的研究成果以及辐照在细胞和分子水平影响人体组织的发生机制,如何将这些基础研究发现和新技术应用于临床转化是我们面临的关键挑战和发展源泉。此外,近代放射生物学领域的快速发展对放疗成为癌症治疗三大公认的有效主力治疗方式之一尤为重要。

1.1.2 各种放疗技术的进展与特征

放疗技术作为利用电离辐射杀灭肿瘤细胞或其他病灶的"无创伤"癌症治疗主要手段,最早使用在自然界发现的天然放射性核素"镭"治疗皮肤癌和千伏(kilovoltage,kV)级 X 线治疗浅表和自然腔道的肿瘤,自 20 世纪 50 年代出现了远距离钴治疗机到 60 年代后医用加速器技术应运而生,放疗技术的发展历程可概括为:80 年代之前兆伏(megavoltage,MV)级 X 线治疗中等深度胸腹腔肿瘤的常规放疗,经历各种电子医用加速器的升级换代,肿瘤放疗技术逐渐走向成熟。在确立了以"医用电子直线加速器"为核心技术的放疗设备后,从第一代直线加速器治疗腹盆腔深部肿瘤,到了 20 世纪 90 年代的第二代直线加速器,发展成为含有可变多叶光阑准直器的适形治疗,并且近年来升级到第二代直线加速器,开展动态调强放疗技术,其间包括 20 世纪 90 年代初开展立体定向治疗、90 年代中期的适形放疗、90 年代末期的适形调强放疗以及 21 世纪的图像引导放疗。许多医院的放疗科已具备开展体部立体定向治疗并具备第四代容积调强技术,以及正在逐步使用的螺旋断层扫描治疗系统和各地蓬勃开展的现代粒子放疗技术(图 1-1-1)。目前,伴随人工智能技术的应用及医学物理的发展,放疗已进入"精确诊断、精确定位、精确计划、精确治疗"为特征的时代,其在癌症治疗中的作用和地位越来越重要。

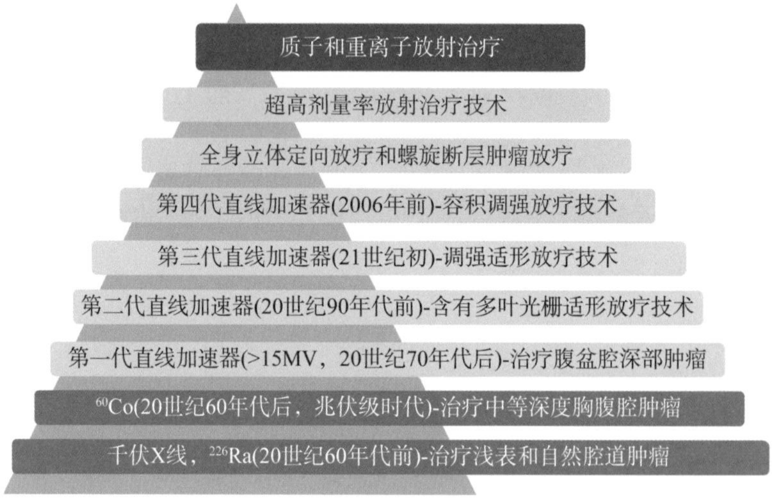

质子和重离子放射治疗

超高剂量率放射治疗技术

全身立体定向放疗和螺旋断层肿瘤放疗

第四代直线加速器(2006年前)-容积调强放疗技术

第三代直线加速器(21世纪初)-调强适形放疗技术

第二代直线加速器(20世纪90年代前)-含有多叶光栅适形放疗技术

第一代直线加速器(>15MV,20世纪70年代后)-治疗腹盆腔深部肿瘤

^{60}Co(20世纪60年代后,兆伏级时代)-治疗中等深度胸腹腔肿瘤

千伏X线,^{226}Ra(20世纪60年代前)-治疗浅表和自然腔道肿瘤

图 1-1-1 肿瘤放疗技术发展历程

外照射放疗开始于使用 X 射线管的浅表和正电压治疗以及使用密封放射源的远程治疗。伦敦 st. Bartholomew 医院在 20 世纪 40 年代用 1 MV X 射线管突破了技术极限。50 年代随着兆伏级的 Cobalt - 60 治疗仪和医用电子直线加速器的发展,回旋和电子感应加速器的串联运行产生兆伏 X 线也已用于临床治疗。在医院临床开展的粒子治疗于 1989 年问世,目前全球有 103 家质子重离子治疗设施在运行。使用密封源的近距离放疗始于 ^{226}Ra (1901 年),然后是使用 ^{222}Rn 种子、^{137}Cs、^{192}Ir 和 ^{60}Co 放射源的近距离放疗,其他同位素包

括^{125}I 和^{198}Au 已被证明是非常有效的,使用^{90}Sr 和^{106}Ru 等射线源进行近距离放疗具有特殊用途。各种手动装载系统已被现代高剂量率^{192}Ir 和^{60}Co 后装系统以及用于将^{125}I 种子输送到前列腺位置的自动化系统取代[2]。

　　20 世纪初,在放射线开始用于诊断和治疗后不久,人们发现放射线既可以致癌,又可以治愈癌症。特别是在 20 世纪末的二十多年里,放射物理学和智能信息技术的长足进步使得利用射线技术更精准地照射成为可能。适形放疗(conformal radiotherapy,CRT)使用 CT 图像和建模计算在三个维度上非常精确地绘制癌症的位置和形状。患者使用各种改进材料的固定模具,在每次照射治疗时保持受照身体部位的静止并使靶区部位处于相同位置,射线束流与肿瘤的形状相匹配,并从多个方向传送到肿瘤。放疗在过去的二十年中经历了一系列技术革命,相继出现了三维适形放疗(three-dimensional conformal radiotherapy,3DCRT)、调强放疗(intensity-modulated radiotherapy,IMRT)、质子重离子放疗等技术[3]。IMRT 与 CRT 类似,从多个方向投射光子束,并调整束流的强度,在控制辐射剂量、减少正常组织损伤方面呈现更多的优势,同时更集中向癌瘤投送高剂量辐射。现代放疗技术的重要进步之一是提高靶区剂量分布的适形性。但是,由于呼吸运动等因素的影响,在放疗实施过程中肿瘤及周围正常组织会发生形状和位置的变化,这种不确定性一定程度上阻碍了3DCRT 和 IMRT 技术的发展。图像引导放疗(image-guided radiotherapy,IGRT)技术的出现,对补偿呼吸运动影响的肿瘤放疗取得了很好的疗效,特别是近年来逐步使用的四维放疗(four-dimensional radiotherapy,4DRT)技术,进一步丰富了 IGRT 的临床实现方式。

1.1.3　现代精准放疗技术

　　理想的放疗是精准高剂量照射肿瘤的同时尽量减少对靶区周围正常组织的辐照。适形调强放疗技术包括 3DCRT 和 IMRT,IMRT 是在 3DCRT 技术的基础上发展起来的。IMRT 对不同的靶区设计个体化的剂量分布计划,总体上缩短了治疗时间,提高了肿瘤的局部控制率。IMRT 技术的临床研究结果表明,其有效提高了中度和低度肿瘤的敏感性,在正常组织受损程度降低的情况下提高了肿瘤的单次照射剂量和总剂量,从而不仅保证了疗效且缩短了治疗的总时间。近年来,3DCRT 和 IMRT 技术实现了静态三维靶区剂量分布的高度适形,较大程度上解决了静止且似刚性靶区的剂量适形照射问题。然而,在实际放疗过程中,主要由呼吸运动引起的胸腹部靶组织的运动和形变,严重影响了 IMRT 和 3DCRT 技术的准确实施。如在单次放疗中,呼吸运动和心脏跳动会影响胸部器官或上腹部器官的位置和形状,胃肠蠕动也会带动邻近的靶区;在分次放疗间随着疗程的进行出现肿瘤的缩小或扩展;消化系统和泌尿系统的充盈程度改变;在持续的治疗过程中患者身体变瘦或体重减轻等造成靶区和标记的相对移位。针对上述问题,迫切需要采取技术手段去探测肿瘤的摆位误差和运动形态,并且对靶区的形态变化采取相应的补偿和控制措施。目前,肿瘤放疗已经从离线校正向在线校正发展,从模糊显像向高清晰显像发展,从单一显像向集成显像发展。采用在线较位和自适应放疗技术在一定程度上解决了摆位误差和分次治疗间的靶区移位问题;屏气技术和呼吸门控使靶区暂时停止运动或在较小范围内运动;4DRT 技术实现了跟踪呼吸引起的靶区运动并按计划好的 4DCT 序列来实施放射,这些技术属于 IGRT 的范畴。自适应放疗技术是为了减少分次治疗间的摆位误差和靶区运动而发展起来的。最新的自适应放疗技术可以做到充分利用单次放疗前的摆位和剂量分布数据来重新实施摆位或剂量调整,代表了自适应放疗领域的发展方向[4]。各种放疗技术各具优势,不同的放疗技术还处于并存的状态,IMRT 和 IGRT 的部分技术代表了放疗领域的现状。图像引导下适形调强放疗技术的研究在近年来取得了长足进步,未来必将引领精确定位、计划和放疗技术的新发展。

随着精确放疗技术的不断前进,多维放疗与适形调强放疗的结合将会成为未来几年放疗领域发展的一个新方向。由于目前放疗系统在治疗实施阶段还存在靶区适形性的问题,图像引导下的适形调强放疗指明了 4DRT 的一个方向。适形调强放疗有效地提高了靶区三维空间剂量照射的适形性且实现了放疗剂量的大幅提升。采用 kV 级锥形束断层成像(cone-beam computed tomography,CBCT)随机架旋转来进行数据采集计算获得三维影像,并与 4DCT 序列的三维图像进行比较,根据计划实施实时照射,具备更高的空间分布率和更宽的射野范围,并可以测量肿瘤所受的照射剂量,对治疗计划进行即时评价和改进[5]。图像引导下的适形调强放疗研究将是 4DRT 领域的一个热点。近年来生物适形技术的发展取得了一定的进步,如正电子发射断层成像(positron emission tomography,PET)等功能性影像技术有了很大发展,所获得的影像可以反映肿瘤和正常器官组织的生理及功能信息。生物适形技术将 PET 与 CT 两种影像诊断技术相结合,直接评价功能代谢信息或低分辨率显像问题,一次性显像便可获得组织形态和功能信息,大大提高了肿瘤放疗的精确性。物理适形与生物适形相结合的多维生物适形调强放疗将开创生物治疗的新时代。

放疗已成为多种恶性肿瘤的标准治疗选择。美国的肿瘤监测、流行病学调查结果数据显示,放疗通常包含在肿瘤的早期干预措施中。例如,在 1991 年至 1996 年期间,全美 32.9% 的前列腺癌和 44.1% 的肺癌患者早期采用放疗进行初始治疗。在考虑随后的姑息干预时,超过一半的癌症患者在护理关怀过程中需要接受放疗来缓解病痛,提高生存质量。随着现有放疗技术的完善和新技术的不断提出和发展,各种放疗技术的融合将推动未来肿瘤放疗向高精化、实时化的方向发展。未来的放疗领域将会是各种技术的结合使用,而不是单一的某种技术。图像引导下的适形调强放疗、预测跟踪技术下的适形调强放疗及多维生物适形调强放疗将代表未来几年精确放疗发展的方向。放疗的历史丰富多彩,设备更新和技术创新层出不穷,要在短小篇幅中完整概括是很困难的。这里简要回顾一些先驱者及重要进展,了解辐射对人体组织的影响以及肿瘤放疗的现状,希望让读者相信这段历史的大部分内容仍然与我们未来可能面临的挑战密切相关。

(李敏)

参 考 文 献

[1] Del Redato JA. Radiological oncologists: the unfolding of a medical specialty[M]. Arlington: Radiology Centennial,1993.

[2] Symonds PR, Mills JA, Duxbury A. Walter and Miller's textbook of radiotherapy: radiation physics, therapy, and oncology[M]. 8th ed. Amsterdam: Elsevier,2019.

[3] Halperin EC, Wazer DE, Perez CA, et al. Perez and Brady's principles and practice of radiation oncology[M]. 7th ed. Philadelphia: Lippincott Williams & Wilkins,2018.

[4] Connell PP, Hellman S. Advances in radiotherapy and implications for the next century: a historical perspective[J]. Cancer Res, 2009,69(2):383 - 392.

［5］Huh HD，Kim S. History of radiation therapy technology［J］. Progress in medical physics，2020，31（3）：124 - 134.

1.2　放射治疗常用设备及性能

　　放射治疗的开展离不开放射治疗设备及辅助设备——模拟定位设备、治疗计划设计系统和放射治疗信息管理系统。其中放射治疗设备根据放射源与人体的空间位置关系主要分为外照射治疗机和近距离治疗机。以下分别介绍精确放疗时代常见治疗设备的基本结构、工作原理及临床应用特点。

1.2.1　外照射治疗机

1.2.1.1　X/γ 射线、电子线放疗

1.2.1.1.1　医用电子直线加速器

　　自 1953 年世界上首台电子直线加速器在英国伦敦 Hammersmith 医院应用于临床治疗以来，经过多次技术革新与发展，医用电子直线加速器已取代传统的 ^{60}Co 治疗机成为现代放疗使用最广泛的设备。医用电子直线加速器利用脉冲式微波射频电场加速电子至兆伏级能量，电子束直接到达出射窗或由束流输运系统传送至 X 线靶位置发生轫致辐射，产生兆伏级能量的 X 线，在治疗头内经滤线器和准直器进行修饰处理后形成临床治疗所需的射线束。不同于粒子物理和高能物理领域，临床治疗上，医用电子直线加速器指代的不仅仅是辐射源，而是涵盖了所有临床治疗所需组件的一个治疗系统。下文也将用医用电子直线加速器指代整个治疗系统。

　　根据电子加速方式、能量选择范围、机架构造、引导功能、是否支持立体定向放疗，医用电子直线加速器可做如下分类（图 1 - 2 - 1）。尽管功能、外形各有不同，其基本组成是一致的。目前临床治疗普遍使用的机型为第四和第五代机型，由计算机控制运行，配置影像系统，通过多叶准直器（multi-leaf collimator，MLC）、限光筒（applicator）实现光子、电子的强度调节。

　　1）医用电子直线加速器的组成结构

　　（1）外部结构：医用电子直线加速器的系统外部结构大致可分为 4 部分。①旋转机架：内置束流形成系统，能围绕等中心 360°旋转，提供不同角度的照射野。②传动基座：连接机架和治疗室，主要为真空系统、恒温水冷却系统等电力控制系统，为整个系统运转提供支持。③治疗床：用于固定患者治疗体位，支持 X、Y、Z 三个方向的移动，升级版的六维治疗床还支持围绕等中心旋转、倾斜、滚动 3 个方向的转动；在保证患者身体不发生形变的同时，需减少射线的衰减及次级散射线的产生，常用刚性好、重量轻的碳纤维床。④成像或引导系统：具备二维、三维或四维成像能力，成像模态有 kV 级、MV 级 X 线，磁共振，超声，正电子发射/计算机断层成像，可用于验证患者治疗位置及受照剂量的准确性。

　　（2）内部结构：其中核心部件旋转机架内部的束流形成系统分为六部分：注入系统、加速波导管、射频功率系统、束流输运系统、射线束准直与检测系统，以及水冷等辅助系统。

　　2）光子治疗相关系统性能

　　（1）光子射线束的修饰：早期医用电子直线加速器治疗头内引入了均整滤过器，均整滤

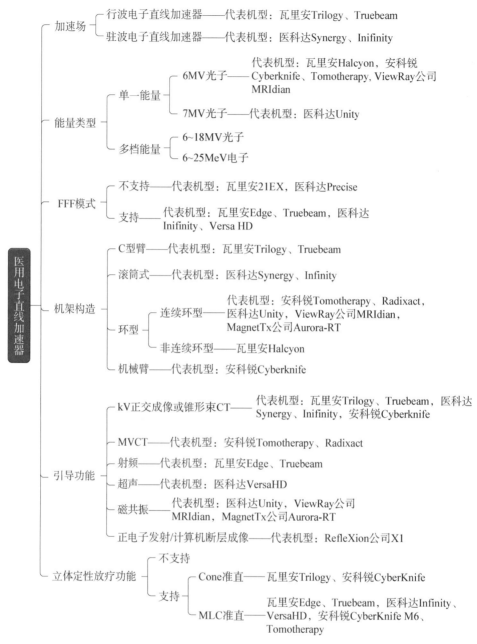

图 1-2-1 医用电子直线加速器分类及代表机型

过器由高原子序数的金属制成,外观呈锥形,将 X 线靶辐射出的高斯分布射束修饰成平坦分布的射束,从而实现平面内的均匀照射。均整滤过器过滤了低能射线成分,在改变射束空间分布的同时降低了初级射束的强度,提高了射束的平均能量。近年来医用电子直线加速器机型支持无均整滤过器的射束(flattening-filter free,FFF)递送,常称 FFF 射束(图 1-2-2)。去除均整器后,射束剂量率可以提高 2~4 倍,常规射束的最高剂量率为 600 MU/min,FFF 射束剂量率高达 1 000~2 400 MU/min,大大缩减了治疗时间,适配于单次大剂量小照射野的立体定向放疗及立体定向放疗外科手术。

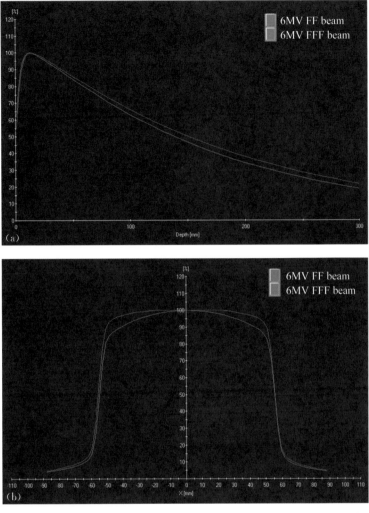

图 1-2-2　6 MV 光子射线束有(红线)无(蓝线)均整器下的纵向百分深度剂量曲线
(a)及 10 cm×10 cm 射野水下 10 cm 处的横向剂量分布曲线(b)

　　(2) 光子射线束的准直:在治疗头的结构设计上,以 C 形臂和滚筒式为代表的传统电子直线加速器与近年来出现的新型电子直线加速器(如安科锐的 Tomotherapy™、CyberKnife™,医科达 Unity™,ViewRay MRIdian™ 和瓦里安 Halcyon™)有较大的区别。

　　传统医用电子直线加速器——C 形臂和滚筒式:在治疗头内,光子射线束经过 3 级准直形成满足临床治疗要求大小及形状的射野。①初级准直器。②次级准直器,包含 2 个或 4 个挡块,常称为铅门,能阻挡高于 99% 的射线。每两个同一高度的挡块为一组,若有 4 个挡块则两组呈上下分布,形成 X、Y 方向的遮挡。铅门的作用是在等中心平面处形成数毫米至 40 cm 大小的矩形或方形射野。③MLC,步进式叶片,主流机型具有 60～80 对(120～160 片)叶片,叶片在等中心平面投影宽度一般为 1 cm,高精度的设备能达到 0.25 cm 或 0.5 cm,最大可形成 40 cm 大小的方形射野;通常叶片的射线透射率控制在 2% 以下,相邻叶片间的射线漏射率控制在 4% 以下;同侧相邻叶片凹凸插合,计算机控制电机驱动每个叶片独立运动,能形成适配肿瘤形状或其他不规则形状的射野。通过开合大小或运动速度实现射束强度的调节,运动模式有逐步子野(step and shoot)和动态滑窗(sliding window)两种方式。其中逐步子野也称为静态 MLC,在出束过程中 MLC 叶片静止不动,控制系统较为简单,出束中断后容易恢复,但复杂靶区存在多个子野,照射时间较长;动态滑窗也称为动态 MLC,在出束的同时 MLC 叶片也在运动,与静态 MLC 相比,效率更高,但同样复杂程度的靶区计划所需的 MU 更多。

螺旋断层治疗系统:螺旋断层治疗系统输出为狭长扇形射束,在治疗头内,光子射线束经过 3 级准直形成满足临床治疗要求大小及形状的射野[1,2]:①初级准直器。②次级准直器,在等中心处形成长度为 40 cm,宽度为 1 cm、2.5 cm 和 5 cm 的矩形射野[3]。③MLC,二元气动式叶片,不同于传统电子直线加速器的 MLC,叶片只有关闭和打开两种状态,主流机型配置 64 片叶片,叶片在等中心平面投影宽度为 0.625 cm[3],叶片在 20 ms 内快速开放和闭合,通过控制照射时间调节射束强度。

射波刀:射波刀系统的射线准直装置经历过 3 代产品的发展和革新。其对射束准直的突出要求是射野边缘强度快速下降,在治疗头内通过 3 级准直而实现[4]。①初级准直器。②中级准直器。③次级准直器:第一代采用固定大小的圆形锥孔,配置了 12 种大小的锥孔供选择,其中最小直径为 0.5 cm,最大直径为 6 cm。第二代发展了可变孔径的锥孔系统,能形成与第一代相同大小的圆形射野;由两个六边形钨门上下排列,互成 30°夹角组成 12 边形的锥孔,接近圆形[5,6]。第三代则启用了 MLC,进一步提高射野强度调制能力,叶片共计 26 对,在距离源80 cm 平面处投影宽度为 0.385 cm,能形成的最大射野大小为 11.5 cm×10 cm[4,7]。

瓦里安 Halcyon™:瓦里安新一代加速器机型 Halcyon™ 不同于传统电子直线加速器的地方在于,除了初级和次级准直器外引入了双层 MLC 准直结构。两层 MLC 在空间上层叠交错,透射率降低至 0.01%。其中近端有 29 对(58 片)叶片,远端有 28 对(56 片)叶片,近端、远端叶片在等中心平面内投影宽度均为 1 cm,可形成的最大射野为 28 cm×28 cm[8]。

(3)束流递送模式:临床广泛应用的电子直线加速器支持 3DCRT 及 IMRT,通过某几个固定角度射束强度的调制,实现靶区内的均匀照射。第五代医用直线加速器机型开始支持容积旋转调强放疗(volumetric-modulated arc therapy,VMAT),其结合了旋转放疗和调强放疗,机架在绕着患者旋转一周的过程中连续出束,且过程中 MLC 在不断运动,机架旋转速度及剂量率也可以进行相应变化。

3)电子治疗相关系统性能

(1)电子射线束的准直:笔形束电子束从出射窗引出后经过散射以覆盖照射范围,通过特定大小的矩形或方形限光筒加上个性化定制的挡铅约束形成所需形状及大小的照射野。常见的限光筒大小有 10 cm×10 cm,15 cm×15 cm,20 cm×20 cm,25 cm×25 cm。

(2)束流递送模式:临床治疗中电子线照射为单一入射角度的三维适形照射,特殊应用场景为全身电子线照射。

4)图像引导系统

精准放疗时代的重要特征之一是引入了图像引导系统。图像引导系统在治疗过程中对肿瘤位置及大小进行实时跟踪,让射束准确递送至肿瘤位置,提高治疗的精确度。表 1-2-1 列举了目前现有成像或引导技术成像的精度及其他技术参数,以下将就其工作原理及临床应用特点进行介绍。

表 1-2-1　放疗图像引导系统主要技术参数及临床应用特点

	模态	维度	精度（mm）	扫描视野	辐照剂量（mGy）	临床应用特点
无辐射成像/引导	超声波	三维、四维	3～5	不适用	不适用	软组织分辨率高
	磁共振	三维	1～2	40～50 cm		极高的软组织分辨率
	红外线	三维	<1	65 cm×100 cm×35 cm～110 cm×140 cm×240 cm		实时监测表面运动
	射频引导	三维	<2	不适用		实时追踪肿瘤的运动
辐射成像	MV X 射线	二维	2	40 cm×40 cm	30～70	骨性配准或金属标记配准
	MV X 射线	三维	1	40 cm	10～30	扫描与治疗等中心零误差
	kV X 射线	二维	1～2	40 cm×40 cm	0.1～3	患者受照剂量低
	kV X 射线	三维、四维	1	24 cm～52 cm	15～80	使用最为广泛
	PET/CT	三维		50 cm		生物引导

（1）二维 X 线透射成像：二维透射成像常为正交成像，射束从平行于患者前后方向（正片）及左右方向（侧位片）入射穿透患者，获得两张图像，以此确定患者治疗体位是否符合计划体位，几何精度为 2 mm。

MV 级 X 线成像系统：

配置于 C 形臂和滚筒式电子直线加速器，射线源为治疗头内射出的 6 MV X 线，有较好的骨骼成像对比度，由于能量较高，软组织显像度较低。拍摄一次，患者平均受照剂量为 30～70 mGy[9]。

kV 级 X 线系统：射线源为 kV 级 X 线，在传统 C 形臂和滚筒式电子直线加速器中，X 线球管和成像屏搭载在旋转机架两侧，两设备在同一平面内，与旋转机架所在直线垂直，通过旋转机架改变入射角度；在射波刀中，X 线球管和成像屏与旋转机架分离，分别位于治疗室地面和天花板上，入射角度固定，两射束之间的夹角非 90°。与 MV 级 X 线成像相比，金属伪影较为严重，图像清晰度高，具备软组织分辨能力，与此同时，患者受照剂量降低，仅为 0.1～3 mGy[9,10]。

（2）三维 X 线断层成像。

kV 级锥形束断层成像（CBCT）：C 形臂和滚筒式医用电子直线加速器的标准配置，已成为临床应用最广泛的成像技术。硬件配置与 kV 级二维影像系统锥形射束围绕患者旋转一周，重建后获得患者三维 CT 图像，成像速度快[11]。附带滤线器可使射线硬化，可根据不同部位选择对应的滤线器及射野大小。较之二维影像，能提供更多信息，图像分辨率高，几何精度可达 1 mm，软组织显像清晰度也进一步提高。与定位 CT 对比，成像范围偏小，图像噪声大，且低密度分辨率较低。一次扫描患者平均受照剂量为 15～80 mGy[9,12,13]。

MV 级断层成像（megavoltage computed tomography，MVCT）：螺旋断层治疗系统配置的图像引导系统，射线源为 3.5 MV 扇形 X 线，与 6 MV X 线均产生于同一个 X 线球管，不同于其他辐射成像系统,图像扫描中心与治疗中心一致,误差为零。扫描方式与定位 CT 一致,由于射线能量较高,图像分辨率较低[14]。患者受照剂量与螺距大小有关,平均受照剂量为 10~30 mGy[15,16]。

(3)超声波成像:医科达 Versa HD™ 系列产品独有配置的图像引导系统 Clarity™,通过无辐射非侵入式三维超声能追踪肿瘤在分次内的位置和形状变化,主要用于软组织的识别,在乳腺癌、前列腺癌和妇科肿瘤治疗中具有一定优势。因其射野范围小,无法监测到靶区周围所有正常组织的轮廓及体表信息。

(4)射频引导:瓦里安 Edge 机型配置的 Calypso© 电磁粒子追踪系统[17],通过在肿瘤内植入电磁定位器 Beacon,Calypso© 通过 GPS 技术检测定位器的微小移动实现治疗过程中靶区位置的实时跟踪。工作频率为 25 Hz,能定位快速移动的肿瘤。

(5)磁共振成像(magnetic resonance imaging,MRI):配置在磁共振引导的电子直线加速器系统中,内嵌在环形机架内部,等中心与 X 线束辐射等中心重合[18,19]。较之 CT,软组织分辨率有了极大的提高,能够进一步降低软组织肿瘤的治疗外扩边界,无骨性伪影;磁共振成像除了提供形态学信息外还能提供功能信息,能作为治疗效果追踪评估;无辐射成像,患者无额外受照剂量,为每日自适应放疗创造了条件。

(6)正电子发射/计算机断层成像:该功能配置在 RefleXion X1™ 机型上[20],正电子发射/计算器断层成像引导开启了生物引导的治疗模式。正电子发射断层成像(PET)可提供肿瘤细胞代谢水平信息,与 CT 结合,可同步获得肿瘤解剖和功能信息,更准确地定位肿瘤的位置和大小。

(7)光学表面成像:光学表面成像属于无辐射、非侵入成像技术,通过接收人体表面反射的红外信号,利用三维体表成像原理,以亚毫米的精度实时获取患者体表图像,可用于监测治疗过程中患者表面的运动[21]。由于体表运动与身体内部肿瘤及周围器官运动并非线性相关,且对皮肤、衣物、固定装置等反射性能有要求,目前光学表面成像尚未替代电离辐射成像(CBCT,MVCT 等)。

1.2.1.1.2 γ刀

γ刀为专用于立体定向放射治疗的设备,利用多个 ^{60}Co 源发射出的 γ 射线(1.173 MeV 和 1.332 MeV),运用几何及旋转聚焦原理形成强剂量场,通过精确的立体定向系统将病灶置于焦点处,实现单次小范围大剂量照射。

(1)γ刀的组成结构:γ刀总共经历过 4 代机器模型的发展与革新,不断提高剂量准确性、自动化程度,提供更好的辐射防护及患者体验。

模型 U/B:第一代产品,201 个 ^{60}Co 源,唯一一个放射源呈半球形分布的模型。

模型 C:首次应用自动定位系统(automatic positioning system,APS),用于自动更改患者头部位置,升级版机型 4C,为使用较广泛的机型,该机型放射源在不使用及紧急状况下一直处于屏蔽状态,辐射防护更全面。

Perfexion™:192 个 ^{60}Co 源,将半球形分布改为圆柱形,使治疗范围扩大至颈部,且无须准直头盔,APS 升级为患者体验更佳的患者定位系统(patient positioning system,PPS),整个治疗椅可以跟随头部运动。

Gamma Knife Icon™:在 Perfexion™ 基础上增加了锥形束成像系统,开启了无创的面罩式固定方式。

γ刀治疗系统主要由以下 4 个部分组成:放射准直系统、立体定位系统、电气控制系统及治疗计划系统。放射准直系统包含放射源、准直器、放射源驱动装置和屏蔽装置。

（2）射线束的准直与递送:不同 γ刀模型的放射准直系统工作原理一致,以下将以医科达 Perfexion™ 为例介绍其束线准直系统。192 个 ^{60}Co 源分别安装在 5 个共轴的环内,每个环的源焦距范围为 37.7～43.3 cm。仅有一级准直器,是由钨制成的准直器阵列环,直径为 12 cm,其中准直器有 3 个尺寸,直径分别为 0.4 cm、0.6 cm 和 0.8 cm。准直器阵列环外边缘分为 8 个独立运动的部分,每个部分面积及组成相同,分别有 24 个放射源、72 个准直器（每个直径大小各 24 个）[22]。每个部分都能独立旋转至与特定的准直器对齐的位置、初始位置和屏蔽位置。治疗过程中每个准直器可分别控制其打开与闭合,也可以混合使用不同大小的准直器。

1.2.1.2　粒子放疗

粒子如质子、碳离子为带电粒子,在到达病灶时释放全部能量,径迹末端后的正常组织受照剂量为零,由于其优越的剂量学优势和生物学特性,能在保证给予肿瘤足够剂量的同时提供更好的正常组织保护。目前应用于临床治疗的粒子有质子、碳离子和中子,其中广泛应用的是质子和碳离子治疗。由于质子和碳离子质量为电子的 1 800 倍以上,质量越大,设备体积越大,其技术亦更为复杂。质子和碳离子放疗系统除了与粒子聚焦准直相关系统参数不同外,系统架构一致,以下将整合两个系统的共同点,概述质子/碳离子放疗系统的组成及束流递送特点。

1）质子/碳离子放疗系统的组成结构

质子/碳离子放疗系统主要由 4 个部分组成。①粒子加速器:产生治疗所需能量的粒子。粒子加速器按加速方式分类可分为回旋加速器和同步加速器两类。回旋加速器能加速粒子至最高能量,而后通过能量衰减器得到临床治疗所需能量,射束可视为连续束,粒子流强高且稳定,剂量率高;粒子通过能量衰减器后会产生中子辐射,对辐射防护提出了更高的要求。同步加速器能加速粒子至任意能量,射束为脉冲束,粒子流强较低且波动较大,剂量率亦相对较低。②束流输运系统:分为低能和高能运输线,低能运输线将离子源产生的离子注入加速环,高能运输线将加速器产生的粒子输送至治疗室。③束流递送系统:将粒子引导至治疗靶区空间范围内,治疗室内治疗头有固定角度和旋转机架两种配置。④控制系统及其他辅助系统。

2）束流递送模式

由于单一能量布拉格峰仅有几毫米宽,不足以覆盖整个肿瘤体积。粒子放疗的束流递送除了形成治疗所需的照射宽度外还需实现深度调节。束流的深度调节来源于能量的选择,一般在加速器系统实现,也可在治疗系统内进一步选择。加速器系统的能量选择方式与加速器类型相关,其中同步加速器在加速环内实现,回旋加速器通过降能器实现;束流的横向调节发生在治疗系统的治疗头内,主要有被动散射和点扫描两种模式。

（1）被动散射:深度方向,通过快速旋转的射程调节轮将单能粒子束的窄峰展宽,得到展宽布拉格峰(spread-out Bragg peak,SOBP),宽度与肿瘤的纵向深度一致。深度方向的适形,即深度分布保持和肿瘤后缘不规则的深浅轮廓一致,则通过射野定制的补偿器实现,不足之处在于无法适形肿瘤前端深浅轮廓。补偿器通常由石蜡或者亚克力制成,通过精密数控机床加工,为了提高射程鲁棒性,补偿器内部形状还需做糊化(smearing)处理。在宽度方向,狭窄的束流通过两级散射器展宽呈所需最大的矩形照射野,经由铜块制成的准直器修饰成肿瘤的形状。被动散射由于束流路径上有射程调节轮、准直器,会产生次级中子,增加正常组织受照剂量。

（2）点扫描:点扫描技术仅涉及束流的横向展宽。在治疗头内,通过水平和垂直两个方向的磁铁偏转粒子,无须借助准直器和补偿器,能够同时实现肿瘤前端和后缘不规则深浅轮廓的适形,能够实现调强质子放疗(intensity-modulated proton therapy,IMPT)[23]。与被动散射相比,适形性更好,高剂量区和低剂量区优势明显,减少了中子污染,能够更好地保护周围正常组织。

1.2.2 近距离治疗机

近距离治疗机也称内照射治疗机、后装置治疗机,射线源为放射性核素衰变的 γ 射线,先在患者治疗部位放置无辐射的治疗容器(又称施源器),施源器与放射源导管相连,在治疗室外通过计算机远距离控制将放射源通过导管传送至治疗部位。按剂量率高低,设备可分为三类,低剂量率(low-dose rate,LDR)、中剂量率(middle-dose rate,MDR)和高剂量率(high-dose rate,HDR)后装机。其中 HDR 后装机临床应用最广,以下将对其进行介绍。

1.2.2.1 HDR 后装近距离治疗系统的组成

HDR 后装近距离治疗系统主要由治疗机(包括放射源和源容器)、施源器、控制系统及辅助系统组成。

1.2.2.2 放射源及其递送方式

常用的是微型 ^{192}Ir 源,封装后为长条状,长度约 0.5 cm,直径约 0.15 cm。放射源颗粒被包裹在金属外壳内,外壳与驱动钢丝相连。计算机控制步进电机将放射源从源容器内沿着导管输送至治疗位置,并依据其活度控制停留时间,在治疗结束后放射源收回至源容器内。

1.2.2.3 施源器

临床应用中依据不同的肿瘤部位选择施源器,不同施源器配置不同的放射源导管与源容器相连,施源器决定了剂量的空间分布。施源器按病种可分为如下六类:妇科施源器、乳腺施源器、直肠施源器、鼻咽施源器、皮肤施源器,以及食管施源器。

施源器的插入操作常依靠 CT 影像信息的引导,传统施源器制作材料为金属,在 CT 扫描成像中有较大的金属伪影糊化靶区内部及边缘形状,不易识别肿瘤和正常组织。在磁共振的引导下可更清晰地查看软组织的解剖结构,近年来推出的适配磁共振成像的施源器有助于靶区的精确勾画,进而提高治疗精度,降低正常组织损伤。此外,3D 打印技术的发展也促进了施源器个性化定制,满足更多临床治疗场景需求。

（陈媚）

参 考 文 献

[1] Mackie TR, Balog J, Ruchala K, et al. Tomotherapy[J]. Semin Radiat Oncol, 1999,9(1):108-117.

[2] Welsh JS, Patel RR, Ritter MA, et al. Helical tomotherapy: an innovative technology and approach to radiation therapy[J]. Technol Cancer Res Treat, 2002,1(4):311-316.

［3］ Rong Y, Welsh JS. Dosimetric and clinical review of helical tomotherapy[J]. Expert Rev Anticancer Ther, 2011,11(2):309 – 320.

［4］ Kilby W, Naylor M, Dooley JR, et al. A Technical Overview of the CyberKnife System[M]// Abedin-Nasab MH. Handbook of Robotic and Image-Guided Surgery. Amsterdam: Elsevier, 2020: 15 – 38.

［5］ Echner GG, Kilby W, Lee M, et al. The design, physical properties and clinical utility of an iris collimator for robotic radiosurgery[J]. Phys Med Biol, 2009,54(18):5359 – 5380.

［6］ Kilby W, Dooley JR, Kuduvalli G, et al. The CyberKnife Robotic Radiosurgery System in 2010[J]. Technol Cancer Res Treat, 2010,9(5):433 – 452.

［7］ Asmerom G, Bourne D, Chappelow J, et al. The design and physical characterization of a multileaf collimator for robotic radiosurgery[J/OL]. Biomedical Physics & Engineering Express, 2016, 2 (1):017003.

［8］ Lim TY, Dragojevic I, Hoffman D, et al. Characterization of the HalcyonTM multileaf collimator system[J]. J Appl Clin Med Phys, 2019,20(4):106 – 114.

［9］ Walter C, Boda-Heggemann J, Wertz H, et al. Phantom and in-vivo measurements of dose exposure by image-guided radiotherapy (IGRT): MV portal images vs. kV portal images vs. cone-beam CT[J]. Radiother Oncol, 2007,85(3):418 – 423.

［10］ Murphy MJ, Balter J, Balter S, et al. The management of imaging dose during image-guided radiotherapy: Report of the AAPM Task Group 75[J]. Med Phys, 2007,34(10):4041 – 4063.

［11］ Jaffray DA, Siewerdsen JH, Wong JW, et al. Flat-panel cone-beam computed tomography for image-guided radiation therapy[J]. Int J Radiat Oncol Biol Phys, 2002, 53(5):1337 – 1349.

［12］ Islam MK, Purdie TG, Norrlinger BD, et al. Patient dose from kilovoltage cone beam computed tomography imaging in radiation therapy[J]. Med Phys, 2006, 33(6):1573 – 1582.

［13］ Marinello G, Mege JP, Herve ML, et al. In vivo measurements of the dose delivered by kilovoltage cone-beam CT during prostate radiation therapy[C]// World Congress on Medical Physics and Biomedical Engineering, September 7 – 12, 2009, Munich, Germany. IFMBE Proceedings, vol 25/1. Berlin: Springer, 2009: 356 – 357.

［14］ Meeks SL, Harmon Jr JF, Langen KM, et al. Performance characterization of megavoltage computed tomography imaging on a helical tomotherapy unit[J]. Med Phys, 2005,32(8):2673 – 2681.

［15］ Shah AP, Langen KM, Ruchala KJ, et al. Patient dose from megavoltage computed tomography imaging[J]. Int J Radiat Oncol Biol Phys, 2008,70(5):1579 – 1587.

［16］ Mege J-P, Wenzhao S, Veres A, et al. Evaluation of MVCT imaging dose levels during helical IGRT: comparison between ion chamber, TLD, and EBT3 films[J]. J Appl Clin Med Phys, 2016,17(1):143 – 157.

［17］ Muralidhar KR, Komanduri K, Rout BK, et al. Commissioning and quality assurance of Calypso four-dimensional target localization system in linear accelerator facility[J]. J Med Phys, 2013,38(3):143 – 147.

［18］ Klüter S. Technical design and concept of a 0.35 T MR-Linac[J]. Clin Transl Radiat Oncol, 2019,18: 98 – 101.

［19］ Raaymakers BW, Lagendijk JJW, Overweg J, et al. Integrating a 1.5 T MRI scanner with a 6 MV accelerator: proof of concept[J]. Phys Med Biol, 2009, 54(12):N229 – N237.

［20］ Oderinde OM, Shirvani SM, Olcott PD, et al. The technical design and concept of a PET/CT linac for biology-guided radiotherapy[J]. Clin Transl Radiat Oncol, 2021,29:106 – 112.

［21］ Hoisak JDP, Pawlicki T. The Role of Optical Surface Imaging Systems in Radiation Therapy[J]. Semin Radiat Oncol, 2018,28(3):185 – 193.

［22］ Lindquist C, Paddick I. The Leksell Gamma Knife Perfexion and comparisons with its predecessors[J]. Neurosurgery, 2007,61(3 Suppl):130 – 141.

［23］ Kooy HM, Clasie BM, Lu H-M, et al. A Case Study in Proton Pencil-Beam Scanning Delivery[J]. Int J Radiat Oncol Biol Phys, 2010,76(2):624 – 630.

1.3 放射治疗计划评估原则

放射治疗计划评估是放疗科医生的重要日常工作内容,也可以说是成为"高年资"放疗科医生的一项"入门"技能。放射治疗计划评估包括多个环节,包括评估:靶区勾画(contours)是否规范,射束设野(beams/fields)是否合理,靶区覆盖(coverage)是否充分,剂量分布是否均匀(homogeneity),危及器官(organs at risk, OARs)限量是否安全,处方剂量(prescription)是否正确。放疗科医生需要综合患者、病灶和正常组织等多方面因素,逐步评估放射治疗计划的质量和可接受性。放射治疗计划评估是一门平衡的艺术,可以说没有完美的计划,只有不断优化的计划。放射治疗计划评估的环节和需要综合考虑的因素众多,这很容易造成计划评估过程的遗漏和疏忽。

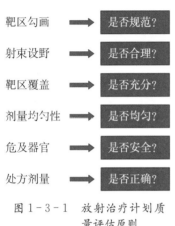

图 1-3-1 放射治疗计划质量评估原则

本书在参考 Raymond Mak 教授等人[1]提出的放疗计划评估 CB-CHOP 法的基础上,介绍一个系统的、循序渐进的放射治疗计划质量评估原则,汇总如图 1-3-1 所示。通过规范流程,避免放射治疗计划评估过程中的遗漏,为临床医生提供参考。

1.3.1 靶区勾画评估

保证靶区勾画的准确性是评估放射治疗计划质量的基础。靶区勾画通常在提交放疗计划设计申请之前完成,但是在计划评估时应该再次进行评估。在人工智能助力靶区自动勾画技术成熟并广泛应用于临床后,靶区勾画评估的重要性还将相应进一步提升。靶区勾画评估包括治疗靶区评估和危及器官(OARs)评估两个部分。

(1)治疗靶区评估:应该结合患者病史、影像学和病理学等辅助检查资料,确定肿瘤靶区(gross tumor volume,GTV)是否被正确勾画,临床靶区(clinical target volume,CTV)范围是否完整包括亚临床病灶区域。如 GTV/CTV 轮廓在复核时被修改,则相应的计划靶区(planning target volume,PTV)轮廓应该重新外扩和评估。

以乳腺癌术后放疗为例,治疗靶区主要包括瘤床 GTV/CTV、全乳/胸壁 CTV 和区域淋巴结 CTV。①瘤床 GTV/CTV:参考术前影像检查、乳房内血清肿和术后改变、手术瘢痕、手术标记(如钛夹)、手术记录、切缘距离等因素正确勾画瘤床 GTV;根据勾画推荐原则[如肿瘤放射治疗协作组(Radiation Therapy Oncology Group,RTOG)或欧洲放射肿瘤学学会(European Society for Radiotherapy and Oncology,ESTRO)共识,或大型临床试验方案]外扩形成瘤床 CTV。②全乳/胸壁 CTV:参考临床可及乳房、手术瘢痕、CT 图像的乳腺组织和解剖边界推荐共识等进行勾画。全乳 CTV 应该完整包括瘤床 CTV。③区域淋巴结CTV:结合个体化复发风险,首先决策区域淋巴结照射范围(锁骨上下区、内乳区、腋窝区),然后参考解剖边界推荐共识进行勾画。

(2)OARs 勾画:基本原则是射线辐照范围内的所有 OARs 都应该被准确和完整勾画。

在临床实践中,OARs 勾画通常由低年资医生或者剂量师负责,这使 OARs 勾画复核显得更为重要,但也是临床实践中容易被忽视的环节。复核过程中可能发现 OARs 轮廓被错误勾画(如将腰大肌当作正常肾脏勾画),或者等剂量线溢出到最初认为没有被辐照风险的 OARs 中的情况。逆向放射治疗计划系统只能识别和优化被勾画的 OARs 剂量,没有勾画的 OARs 范围会被默认为绝对安全区域。OARs 勾画复核可以最小化 OARs 不必要辐照所带来的正常组织损伤风险。

1.3.2　射束设野

　　射野角度应该避开过多的正常组织和重要脏器是射束设野评估的基本原则。以乳腺癌术后放疗计划为例,射线角度应尽可能避免直接穿过心脏、肺、脊髓和咽喉等正常组织。对于 3DCRT,需要评估 MLC 或其他设备控制的射线束形状是否符合治疗靶区形状和 OARs 边界。评估方法包括:①通过射野方向观视(beam's eye view)直观地观察每个射野的形状(图 1-3-2);②观察 3D 等剂量线在 CT 图像上显示出来的轮廓(图 1-3-3)。对于相对复杂的 IMRT 和 VMAT 等计划,由于布野角度和数量更多,更需进一步谨慎评估:①射束进入身体的部位和路径上可能遇到的阻挡;②射野或者拉弧的数量对于照射时间的影响;③子野的平面强度分布合理性。当后续评估治疗靶区剂量覆盖和 OARs 剂量限制不能达到满意程度时,可以通过调整射束设野来改善。

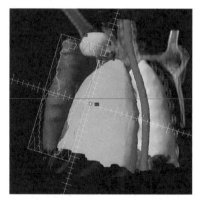
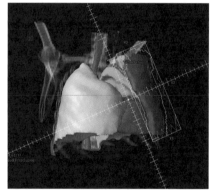

图 1-3-2　射野方向观视观察的乳腺癌术后放疗计划射野形状

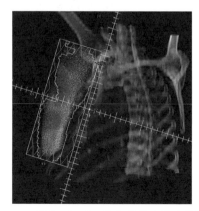
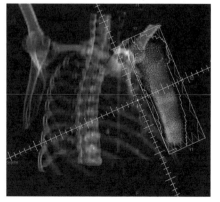

图 1-3-3　乳腺癌术后放疗计划的 3D 等剂量线在 CT 图像上的轮廓

1.3.3 靶区剂量覆盖

靶区剂量覆盖的评估包括三维评估和定量评估两个步骤。三维评估指在 CT 图像上逐层评估等剂量曲线对 PTV 范围的覆盖是否充分和是否适形。推荐用 100％处方剂量的等剂量曲线评估,同时可以计算适形指数协助评估。针对靶区覆盖不理想的情况,需要谨慎避免以下情况:①覆盖不足的 PTV 区域是肿瘤容易复发的部位;②处方剂量包绕 PTV 之外的区域落在重要 OARs 上。以乳腺癌术后放疗为例,覆盖不足的 PTV 区域应远离瘤床(图 1-3-4),处方剂量包绕 PTV 之外的区域应远离心脏和肺(图 1-3-5)。如不符合上述情况,则需考虑修改放疗计划并重新评估。定量评估指基于剂量体积直方图(dose volume histogram,DVH)进行评估。将 DVH 的 X 轴设定为绝对剂量(Gy)或者相对剂量(％),Y 轴设定为相对体积(％)或者绝对体积(cm³)。一般认为,100％的 PTV 体积被 95％的处方剂量覆盖是足够的(即 PTV D95％＞100％处方剂量)。由于 DVH 不能显示治疗靶区和

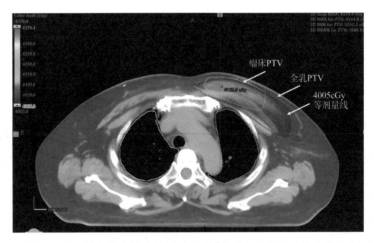

图 1-3-4 保乳术后放疗计划的 100％处方剂量(4 005 cGy)等剂量线和瘤床 PTV

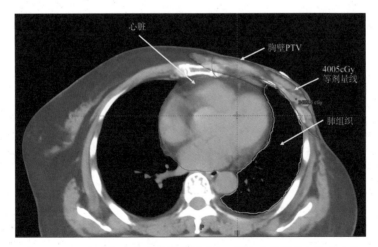

图 1-3-5 乳房切除术后放疗计划的 100％处方剂量(4 005 cGy)等剂量线、胸壁 PTV、心脏和肺组织

OARs 空间剂量分布,也无法明确 PTV 覆盖不足及靶区外剂量分布的区域位置,因此对放疗计划优化可以提供的指导信息有限。因此应用 DVH 时需要谨慎,推荐先在 CT 图像上进行三维评估,再基于 DVH 行定量评估。

1.3.4 剂量均匀性

剂量均匀性主要是评估 PTV 内的剂量冷点(Dmin)和 PTV 内、外的剂量热点(Dmax)的绝对值及其分布位置是否合理。对于常规分割的 IMRT 计划,Dmin>95%的处方剂量,Dmax<107%的处方剂量是可以接受。对于 3DCRT 计划,由于其剂量分布的不均匀性比 IMRT 计划大,Dmin 和 Dmax 绝对值限制可适当放宽。另外,也可以根据相应病种的大型临床试验方案确定 Dmin 和 Dmax 绝对值限制。需要格外注意的是,相对于 Dmin 和 Dmax 绝对值限制,严格限制肿瘤易复发区域的剂量冷点和重要 OARs 及其周围区域的剂量热点分布更为重要。以乳腺癌术后放疗为例,剂量热点落在术后瘤床内(图 1-3-6)和剂量冷点靠近心脏附近(图 1-3-7)的情况是可接受的。

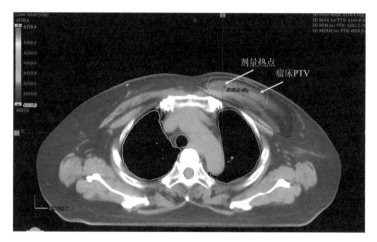

图 1-3-6 保乳术后放疗计划的剂量热点和瘤床 PTV

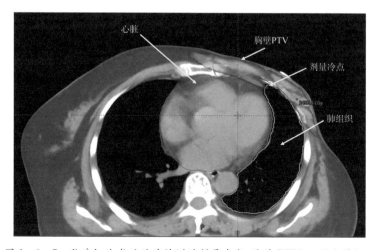

图 1-3-7 乳房切除术后放疗计划的剂量冷点、胸壁 PTV、心脏和肺组织

1.3.5 危及器官

首先应该结合组织器官功能的重要性和耐受程度,确定 OARs 保护的优先次序。某些 OARs 有严格安全剂量阈值,超过此值就会发生严重毒性反应,这些 OARs 的安全剂量限量需要严格遵守。如视神经和脊髓损伤后果相较于腮腺和口腔的损伤就严重得多,需要严格限量保护。以乳腺癌术后放疗为例,心脏、肺组织和脊髓的保护应特别关注。

OARs 的评估包括定量评估和三维(three-dimensional,3D)评估。基于 DVH 的定量评估可以获取 OARs 的最大剂量、平均剂量和系列剂量体积参数的数据,对于 OARs 的剂量体积有一个概貌评估。但是 DVH 不能提供等剂量曲线相对于 OARs 的空间分布等具体信息。3D 评估为基于 CT 图像评估不同等剂量曲线相对于 OARs 的空间位置分布。以乳腺癌术后放疗为例,需明确 40~45 Gy 等剂量线相对于脊髓的位置,明确 10 Gy、20 Gy 和 30 Gy 等剂量线包括的肺体积及其与心脏的位置关系。在进行 3D 评估时还可以再次确认等剂量线内的所有 OARs 是否都已经被正确完整勾画。如果 OARs 的剂量限制没有达到要求,需要综合复发风险、OARs 耐受程度等因素,决策是继续优化计划,还是在 PTV 覆盖和 OARs 限量之间做出取舍。

OARs 剂量体积限制标准的可参考资料包括:①学会指南和既往文献报道;②常规分割方案的 OARs 限值可以参考正常组织效应定量分析(Quantitative Analysis of Normal Tissue Effect in the Clinic,QUANTEC)标准[2];③大分割方案的 OARs 限制可以参考美国医学物理学家协会(American Association of Physicists in Medicine,AAPM)TG - 101 标准[3];④参考最新的 III 期随机对照临床试验方案内的 OARs 限量;⑤本书基于临床试验和临床实践,也会给出相应病种的 OARs 剂量体积限制标准推荐。另外需要注意的是,不同分割模式应用下需要换算为生物等效剂量(biological equralent dose,BED)再确定合适的 OARs 剂量体积限值。

1.3.6 处方剂量

最后一步需要再次确认剂量师在计划系统中输入的处方总剂量和分割剂量是否正确。另外还需要对包括射线的类型,射线能量,放疗技术类型[如 3DCRT、IMRT、VMAT、螺旋断层放疗(tomotherapy,TOMO)等],照射时间安排(如每日照射、隔日照射、超分割照射等)在内的技术细节进行再次确认。影像引导技术类型[如电子射野影像系统(electronic portal imaging system,EPID)、CBCT]也需要明确。

1.3.7 小结

近年来,包括 IMRT、VMAT、TOMO、立体定向放疗(stereotactic radiotherapy,SRT)等精准放疗技术越来越广泛地运用于临床,人工智能技术在放疗领域的应用使自动计划和自动勾画成为可能。在此背景下,放射治疗计划评估工作变得越来越复杂,也被赋予了新的意义。希望本书总结的规范化放疗计划评估原则为放疗临床疗效和安全性提供保障,为人工智能自动计划不同算法模型之间的比较提供参考,以进一步促进自动计划技术的开发和优化。

(曹璐)

参 考 文 献

［1］Dean M，Jimenez R，Mellon E，et al. CB‐CHOP：A simple acronym for evaluating a radiation treatment plan［J］. Appl Rad Oncol，2017，6(4)：28‐30.

［2］Bentzen S M，Constine L S，Deasy J O，et al. Quantitative Analyses of Normal Tissue Effects in the Clinic (QUANTEC)：an introduction to the scientific issues［J］. Int J Radiat Oncol Biol Phys，2010，76 (3 Suppl)：S3‐S9.

［3］Benedict S H，Yenice K M，Followill D，et al. Stereotactic body radiation therapy：the report of AAPM Task Group 101［J］. Med Phys，2010，37(8)：4078‐4101.

2 头颈部肿瘤

2.1 鼻咽癌

要点

(1) 鼻咽癌的发病率占全球所有恶性肿瘤的第 24 位,全球区域分布极不平衡[1];在我国,鼻咽癌的发病率呈现南高北低的特点。

(2) 国际癌症研究机构的统计数据显示,鼻咽癌 2020 年新发病例数为 13.3 万,死亡 8.0 万[1]。

(3) 中国是鼻咽癌高发地区,95% 以上为非角化型鳞状细胞癌,与 EB 病毒(Epstein-Barr virus,EBV)感染有关。

(4) 鼻咽癌发病率男性高于女性,2015 年我国鼻咽癌患者的男女比例约为 2.5∶1[2]。

(5) 鼻咽癌的临床表现和体征与肿瘤累及相关的解剖区域相关,包括但不限于血涕、耳鸣、鼻塞、颈部肿块、鼻咽肿物等。

(6) 放疗或以放疗为主的综合治疗是目前公认和有效的鼻咽癌根治性治疗手段。单纯根治性放疗是 Ⅰ 期鼻咽癌的标准治疗方案;Ⅱ 期患者在根治性放疗的基础上可联合同期化疗;局部晚期鼻咽癌患者,联合铂类的同期放化疗为主要治疗模式,推荐联合诱导化疗或辅助化疗。

2.1.1 解剖

2.1.1.1 鼻咽解剖

鼻咽位于咽的上 1/3,在颅底和软腭之间,连接鼻腔和口咽,为上呼吸道一部分。鼻咽多以骨为支架,除软腭外,其余各壁结构相对固定。鼻咽腔由 6 个壁构成:前、顶、后、底和左右两侧壁。顶和后壁相互连接呈圆拱形,故经常称为顶后壁。顶后壁自后鼻孔上缘向上,直至软腭水平,由蝶骨体蝶窦底,枕骨体和第 1、2 颈椎构成,形如圆拱穹隆状,其下黏膜下淋巴组织丰富,形成咽扁桃体,是咽淋巴环即韦氏环的一部分。侧壁由腭帆张肌、腭帆提肌、咽鼓管咽肌及咽鼓管软骨构成。包绕耳咽管软骨的组织形成隆突样结构,称耳咽鼓管隆突。隆突前方为咽鼓管前区,与后鼻孔后端及咽侧方相接。隆突后为耳咽管后区,形成深约1 cm的隐窝,称为咽隐窝。咽隐窝顶端正对破裂孔,肿瘤易可由此上侵至颅底,是鼻咽癌入颅的重要途径之一。前壁由后鼻孔缘、下鼻甲后端及鼻中隔后缘组成。鼻咽前端向上与顶壁相连,侧方与咽鼓管前区相接。底壁是鼻咽各壁中唯一可活动部位,由软腭背面构成[3]。

2.1.1.2　鼻咽相邻重要结构

①颅底:颅底中线及中线旁结构如蝶窦、海绵窦、斜坡、岩尖等在鼻咽顶壁及顶侧壁上方,并有破裂孔、卵圆孔等天然孔道相通。②颈椎:第1、2颈椎组成鼻咽的后壁结构,有头长肌和坚实的椎前筋膜相隔。③咽旁间隙:咽腔周围软组织被上至颅底、下至咽缩肌的咽部筋膜分隔,咽旁间隙即在其中,与鼻咽腔的顶侧壁结构及与肿瘤的外侵关系密切。其可划分为咽腔外侧的咽侧间隙和咽腔后方的咽后间隙。后者在咽腔后壁正中,以体中线为界分为左右两半,向上延伸达颅底,向下止于气管分叉平面,与咽侧间隙和椎前间隙比邻。分为内、外侧组,尤以外侧组更为重要,是鼻咽癌淋巴结转移的常见部位,可见于颈部淋巴结转移之前[3]。

2.1.1.3　颈部淋巴引流区

根据美国头颈学会和美国耳鼻咽喉-头颈外科学会提出的命名法,并与颈部淋巴结的TNM图谱对齐,发表了2013版颈部淋巴结分区定义和国际共识[4],将颈部淋巴结共分为10个组,见表2-1-1:Ⅰ组为颏下组及颌下组,Ⅱ组为上颈静脉组,Ⅲ组为中颈静脉组,Ⅳ组颈静脉结包含了下颈静脉组和内侧锁骨上组,Ⅴ组为包含了颈背淋巴结的后三角组及称为锁骨上淋巴结的外侧锁骨上群,Ⅵ组前组包括了颈前静脉淋巴结以及喉前、气管前和气管旁淋巴结,Ⅶ组为椎前组,包括咽后和茎突后淋巴结,Ⅷ组为腮腺组,Ⅸ组为颊面组,Ⅹ组为包括了耳后、耳下和枕部淋巴结的后颅骨组。图2-1-1示头部和颈部浅、深淋巴结的侧视图。

表2-1-1　颈部淋巴结分组

分组	上	下	前	后	外	内
Ⅰa	下颌舌骨肌	颈阔肌(二腹肌前腹下缘)	下颌骨前缘	舌骨体/下颌舌骨肌	二腹肌前腹内侧缘	
Ⅰb	颌下腺上缘;下颌舌骨肌前端	通过舌骨下缘和下颌骨下缘;或颌下腺下缘(选靠下者)/颈阔肌	下颌骨前缘	颌下腺后缘(尾端)/二腹肌后腹(头端)	下颌骨内侧面(内侧)下至尾缘/颈阔肌(尾端)/翼内肌(下端)	二腹肌前腹外侧缘(尾端)/二腹肌后腹(头端)
Ⅱ	C_1横突下缘	舌骨体下缘	下颌下腺后缘/二腹肌后腹后缘	胸锁乳突肌后缘	胸锁乳突肌深(内)缘/颈阔肌/腮腺/二腹肌后腹	颈内动脉内侧缘/斜角肌

分组	上	下	前	后	外	内
Ⅲ	舌骨体下缘	环状软骨下缘	胸锁乳突肌前缘/甲状舌骨肌后1/3	胸锁乳突肌后缘	胸锁乳突肌深（内侧）缘	颈总动脉内缘/斜角肌
Ⅳa	环状软骨下缘	胸骨柄上方2 cm	胸锁乳突肌前缘（上端）/胸锁乳突肌（下端）	胸锁乳突肌后缘（上端）/斜角肌（下端）	胸锁乳突肌深（内侧）缘（上端）/胸锁乳突肌外缘（下端）	颈总动脉内侧缘/甲状腺外缘/斜角肌（上端）/胸锁乳突肌内侧缘（下缘）
Ⅳb	胸骨柄上方2 cm	胸骨柄上缘	胸锁乳突肌深面/锁骨深面	斜角肌前缘（上端）/肺尖、头臂静脉、左侧的头臂干（右侧）、颈总动脉和锁骨下动脉（尾端）	斜角肌外缘	气管前的部分/颈总动脉内缘
Ⅴa	舌骨体上缘	环状软骨下缘	胸锁乳突肌后缘	斜方肌前缘	颈阔肌/皮肤	肩胛提肌/斜角肌（尾端）
Ⅴb	环状软骨下缘	颈横血管正下方的平面				
Ⅴc	颈横血管正下方的平面	胸骨柄上2 cm	皮肤	斜方肌前缘（上端）/前锯肌前方加减1 cm（下端）	斜方肌（上端）/锁骨（下端）	斜角肌/胸锁乳突肌外缘
Ⅵa	舌骨的下缘或下颌下腺的下缘，选靠下者	胸骨切迹	皮肤/颈阔肌	舌骨下肌群的前方	两侧胸锁乳突肌前缘	
Ⅵb	甲状软骨下缘	胸骨切迹	舌骨下肌群后方	喉、甲状腺和气管前方（喉前和气管前淋巴结）/椎前肌（右侧）/食管（左侧）	两侧颈总动脉	气管及食管的外侧面（尾端）
Ⅶa	C₁椎体上缘/硬腭	舌骨体上缘	上或中咽缩肌后缘	头长肌和颈长肌	颈内动脉内侧缘	平行于头长肌外侧缘的线
Ⅶb	颅底（颈静脉孔）	C₁横突下缘	茎突前咽旁间隔后缘	C₁椎体、颅底	茎突/腮腺深叶	颈内动脉内侧缘
Ⅷ	颧弓、外耳道	下颌角	下颌支后缘及咬肌后缘（外侧）、翼内肌（内侧）	胸锁乳突肌前缘（外侧），二腹肌后腹（内侧）	皮下组织中的表浅肌肉腱膜系统层	茎突和茎突肌
Ⅸ	眼眶的下缘	下颌骨的下缘	皮下组织中的表浅肌肉腱膜系统层	咬肌及颊脂体的前缘	皮下组织中的表浅肌肉腱膜系统层	颊肌

（续表）

分组	上	下	前	后	外	内
Ⅺa	外耳道上缘	乳突尖	乳突前缘（上端）/外耳道后缘（上端）	枕部淋巴结前界—胸锁乳突肌后缘	皮下组织	头夹肌（下端）/颞骨（上端）
Ⅺb	枕外隆突	Ⅴ区的上界	胸锁乳突肌后缘	斜方肌的前（外侧）缘	皮下组织	头夹肌

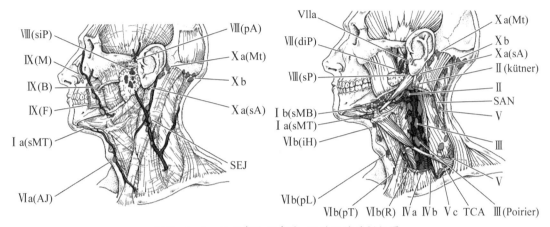

图 2-1-1　头面部和颈部浅、深淋巴结的侧视图

　　鼻咽癌的淋巴引流规律，总体来说，是依次由靠近原发灶至远处，跳跃性转移极少见，不同研究的结果为 $0.5\%\sim7.9\%$ 不等[5]，但转移至对侧常见，有研究显示存在淋巴结转移的患者中，42.8% 存在双侧颈部受累[6]。

2.1.2　TNM 临床分期

　　表 2-1-2 及表 2-1-3 分别列出 2017 年美国癌症联合会（American Joint Cominittee on Cancer，AJCC）第 8 版 TNM 分期定义及 TNM 分期[7]。该分期系统能为鼻咽癌患者提供重要的预后信息并指导选择适当的治疗方法。

表 2-1-2　AJCC 第 8 版鼻咽癌 TNM 分期定义

T 分期	
Tx	无法评估原发肿瘤
T0	无明确肿瘤，但是 EBV（＋），颈淋巴结受累
T1	鼻咽、口咽或者鼻腔受累，无咽旁间隙侵犯
T2	咽旁间隙侵犯，邻近软组织受累（翼内肌、翼外肌、椎前肌）
T3	骨结构（颅底、颈椎）和（或）鼻旁窦
T4	颅内侵犯、颅神经、下咽、眼眶、广泛的软组织受累（翼外肌外侧缘以外）、腮腺

（续表）

N 分期		
Nx	无法评估区域淋巴结	
N0	无区域淋巴结转移	
N1	单侧颈部、单侧或双侧咽后淋巴结,最大径≤6 cm,环状软骨下缘以上	
N2	双侧淋巴结转移,最大直径≤6 cm,位于环状软骨下缘以上	
N3	单侧或双侧颈部淋巴结转移>6 cm 和(或)转移淋巴结位于环状软骨下缘下	
M 分期		
M0	无远处转移	
M1	有远处转移	

表 2-1-3　AJCC 第 8 版鼻咽癌 TNM 分期

	N0	N1	N2	N3	M1
T0、T1	Ⅰ	Ⅱ	Ⅲ	ⅣA	ⅣB
T2	Ⅱ	Ⅱ	Ⅲ	ⅣA	ⅣB
T3	Ⅲ	Ⅲ	Ⅲ	ⅣA	ⅣB
T4	ⅣA	ⅣA	ⅣA	ⅣA	ⅣB

2.1.3 病例介绍

本病例是一位 31 岁男性患者,因发现左颈部肿物 2 个月就诊。电子鼻咽镜(图 2-1-2):可见鼻咽部隆起新生物。超声下左颈部淋巴结细针穿刺:转移性低分化癌,免疫组化提示鳞状分化,EB 病毒原位杂交示 EB 病毒感染。鼻咽部病变活检病理:左鼻咽新生物非角化性癌,未分化型;右鼻咽新生物非角化性癌,未分化型;鼻咽顶新生物非角化性癌,未分化

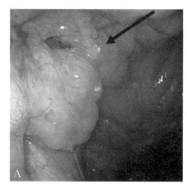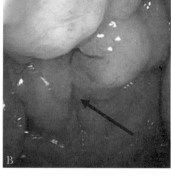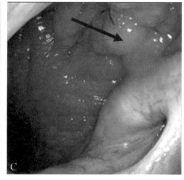

图 2-1-2　鼻咽部隆起新生物

箭头所指从左至右分别为右咽隐窝(A)、鼻咽顶(B)、左咽隐窝(C)

型。肿瘤细胞免疫组化:AE1/AE3(+),CK5/6(+),P63(+),P40(+),Ki67(50%+),P16(—),EGFR(+),NUT(—),LCA(—);EB病毒原位杂交示 EBER(+)。

鼻咽部增强 MRI 提示(图2-1-3):鼻咽顶后壁及左侧壁黏膜增厚,左侧咽隐窝存在、略变浅;左侧鼻咽旁间隙、左颈部动脉鞘旁多发异常肿大淋巴结,左侧为著,较大者最大截面约 2.2 cm×2.0 cm;颅底骨质受侵;右侧颈部稍大淋巴结,转移待排;左侧腭扁桃体形态饱满。PET/CT(图2-1-4):左侧鼻咽顶后壁增厚,累及邻近骨质,代谢增高;左侧咽旁间隙、双侧颌下、双侧颈部多发高代谢淋巴结,其中左侧颈部Ⅱ区及Ⅲ区部分明显肿大且代谢显著增高,考虑鼻咽恶性病变伴转移可能;其余淋巴结转移待排。血常规及肝肾功能正常,EBV-DNA:9.03×10² IU/ml,其余指标正常。根据 AJCC 第8版分期,患者诊断为鼻咽恶性肿瘤 T3N2M0 Ⅲ期。

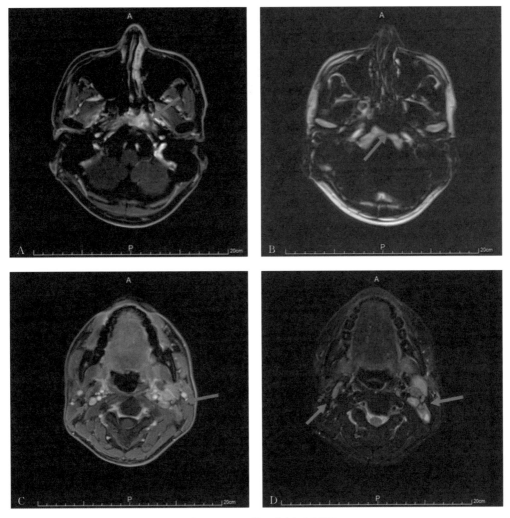

图 2-1-3 鼻咽部增强 MRI

A、B箭头所指分别为鼻咽部病灶 T1 增强及 T1 平扫序列提示侵犯周围骨质;C、D箭头所指分别为 T1 增强序列和 T2 序列提示双侧颈部淋巴结转移

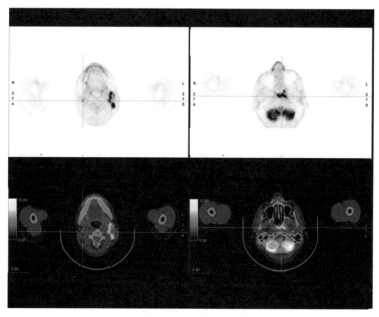

图 2-1-4 PET/CT 检查

左侧鼻咽顶后壁增厚,邻近骨质累及,代谢增高;左侧咽旁间隙、双侧颌下、双侧颈部多发高代谢淋巴结,其中左侧颈部 II 区及 III 区部分明显肿大且代谢显著增高

2.1.4 诊断检查

（1）病史及体格检查:评估患者有无血涕、耳鸣及听力下降、头痛等症状及体重变化情况,并询问患者居住地、腌制食品进食史、吸烟饮酒史;体格检查评估颈部是否有肿大淋巴结,有无张口困难,有无颅神经受侵的表现,进行口腔科和耳鼻咽喉科检查。

（2）实验室检查:血常规,血生化检查,血液 EBV-DNA 检查。

（3）电子鼻咽镜及病理:间接鼻咽镜或光导纤维鼻咽镜,直观观察鼻咽、口咽鼻腔有无病变,及肿瘤有无侵犯周围结构,并通过活检确诊。

（4）鼻咽及颈部增强 MRI/CT:是评价原发部位肿瘤和淋巴结 TNM 分期的理想方法。MRI 对于原发灶的判断以及颅内、咽旁间隙受累情况的评估更有优势[8,9];国际抗癌联盟（Union for International Cancer Control,UICC）/AJCC 第 8 版鼻咽癌分期已将 MRI 作为分期的首选影像学方法[10];存在 MRI 检查禁忌的患者可行 CT 检查。

（5）胸腹部 CT 或者腹部 MRI 检查:评估有无纵隔淋巴结、肺部、肝脏转移。

（6）超声检查:用于评估颈部淋巴结、腹部脏器有无转移。

（7）全身骨扫描:作为骨转移的初筛检查,骨扫描阳性者可进一步确诊。

（8）PET/CT 检查:对于临界大小的转移淋巴结的性质判定和隐匿性转移病灶的诊断有重要价值[11],尤其是对于局部晚期鼻咽癌,如 N2～3,但不可替代治疗前和随访期间的鼻咽部 MRI。

（9）口腔、听力及营养状况评估。

（10）病理诊断:WHO 2003 版将其分为角化性鳞状细胞癌、非角化性鳞状细胞癌和基底细胞样鳞状细胞癌,其他类型包括腺癌、腺样囊性癌、黏液表皮样癌及恶性多形性腺瘤[3]。

2.1.5 基于循证医学的治疗推荐

治疗前需要评估原发灶和颈部淋巴结进展情况及远处的转移程度,评估项目见诊断检查。根治性放疗是Ⅰ期鼻咽癌患者最满意的治疗手段,对于Ⅱ期鼻咽癌患者,根治性放疗的基础上是否联合同步化疗存在争议,局部晚期患者推荐在放疗的基础上联合系统性治疗,在同步放化疗的基础上进一步联合诱导或者辅助化疗来增加治疗强度。不能耐受化疗的患者可考虑放疗联合靶向及免疫治疗。复发鼻咽癌患者的治疗针对不同失败模式,合理选择放疗、化疗、靶向治疗、免疫治疗、手术治疗等方式,尽可能提高疗效的同时保证患者的生活质量。转移患者需区分初治转移和治疗后转移,前者应遵循放疗和全身治疗并重的原则;治疗后转移的患者应在系统治疗的基础上酌情结合局部治疗,比如骨转移的姑息放疗。

2.1.6 文献综述

2.1.6.1 同期放化疗的临床证据

对于局部晚期鼻咽癌患者,同步放化疗相比单纯放疗能提高总生存期(overall survival,OS)[12,13]。目前同期顺铂单药作为Ⅰ级推荐(表2-1-4),对于体能不佳或有合并症的患者,或者拒绝同期化疗且EGFR(+)的患者,可以同期进行尼妥珠单抗靶向治疗[14,15]。

2.1.6.2 诱导化疗的临床证据

来自鼻咽癌流行地区的数项Ⅲ期随机试验表明,诱导化疗联合同步放化疗(concurrent chemoradiotherapy,CCRT,即序贯放化疗)比单纯同步放化疗具有生存优势(表2-1-4)。对于适合诱导化疗的患者,可选吉西他滨＋顺铂治疗2~3个周期;中国临床肿瘤学会(Chinese Society of Clinical Oncology,CSCO)指南还推荐多西他赛＋顺铂＋5-氟尿嘧啶(5-fluorouracil,5-FU)、多西他赛＋顺铂作为其他诱导方案选择。

2.1.6.3 辅助化疗的临床证据

放化疗联合辅助化疗相比单纯放疗提高了OS[12](表2-1-4)。亦有Ⅲ期随机试验并未显示同期放化疗后辅助化疗带来生存益处[16],但评估放化疗＋卡培他滨辅助化疗的随机试验显示该治疗提高了无失败生存率和OS[17]。

表2-1-4　同期放化疗、诱导化疗及辅助化疗的治疗临床证据

研究	结果	意义
Li XY, et al.[18]	(1) 230例Ⅱ期鼻咽癌患者随机分组接受单纯放疗和CCRT (2) 放疗:二维技术,2Gy/次,每周5日,原发肿瘤68~70Gy,阳性淋巴结和淋巴结阴性颈部组织分别60~62Gy和50Gy;同期化疗:顺铂30mg/m²,d1,qw (3) CCRT vs 单纯放疗: 10年总生存率:83.6% vs 65.8%,P=0.001; 无进展生存率:76.7% vs 64%,P=0.014; 无远处转移生存率:94% vs 83.3%,P=0.007	第一个也是目前唯一一个在Ⅱ期鼻咽癌中比较CCRT和单独放疗的随机对照试验,证明了CCRT对Ⅱ期鼻咽癌患者提高了除局部无复发生存率外的所有终点的生存率

(续表)

研究	结果	意义
Blanchard P, et al.[19]	(1) 纳入 7 项试验共 1834 例患者的数据 (2) 对比了放疗期间同步化疗(无诱导或辅助化疗)与单纯放疗的效果 (3) 中位随访 7.7 年时,与单纯放疗相比,同步化疗提高了总生存率(10 年总生存率为 59% vs 51%;$HR=0.80$,95%CI $0.70\sim0.93$)和无进展生存率(10 年无进展生存率为 52% vs 44%;$HR=0.81$,95%CI $0.71\sim0.92$)	阐明了单用同步放化疗的益处
Zhang Y, et al.[20]	(1) 共有 480 例Ⅲ～ⅣB 期鼻咽癌患者,随机进入 GP 诱导化疗+CCRT 组和 CCRT 组 (2) 入组人群:Ⅲ～ⅣB 期鼻咽癌 (3) 诱导化疗:吉西他滨 $1\,g/m^2$,d1,d8+顺铂 $80\,mg/m^2$,d1,q3w×3; 同期化疗:顺铂 $100\,mg/m^2$,d1,d22,d43,q3w (4) 诱导化疗+CCRT 组 vs CCRT 组: 3 年无复发生存率:85.3% vs 76.5%,$P=0.001$; 3 年总生存率:94.6% vs 90.3%,95%CI $0.24\sim0.77$	多中心、随机、对照研究,证实了局部晚期鼻咽癌诱导化疗+CCRT 提高了无复发生存率,使 GP 方案成为诱导化疗的首选方案
Sun Y, et al.[21]	(1) 共有 480 例Ⅲ～ⅣB 期鼻咽癌患者,随机进入 TPF 诱导化疗+CCRT 组和 CCRT 组 (2) 入组人群:Ⅲ～ⅣB 期鼻咽癌,除 T3～4N0 (3) 诱导化疗:多西他赛 $60\,mg/m^2$,d1 +顺铂 $80\,mg/m^2$,d1+5 - FU $600\,mg/m^2$,d1～5,q3w×3; 同期化疗:顺铂 $100\,mg/m^2$,d1,d22,d43,q3w (4) 诱导化疗+CCRT 组 vs CCRT 组: 3 年无失败生存率:80% vs 72%,95%CI $0.48\sim0.97$; 3 年总生存率:92% vs 86%,95%CI $0.36\sim0.95$	第一个评估在鼻咽癌同步放化疗中加入 TPF 诱导化疗价值的 3 期研究,结果表明 TPF 诱导化疗后同步放化疗显著提高了无失败生存率、总生存率和远处无失败生存期
RTOG 0099[12]	(1) 共有 147 例局部晚期鼻咽癌,随机进入单纯放疗组和同步放化疗+辅助化疗组 (2) 同步放化疗+辅助化疗:70 Gy/35 Fx,同期顺铂 $100\,mg/m^2$,d1、d22,d43,放疗后顺铂 $80\,mg/m^2$,d1+5 - FU $100\,mg/m^2$,d1～4,q4w×3 疗程; 单纯放疗:70 Gy/35 Fx (3) 单纯放疗 vs 放化疗+辅助化疗: 3 年无进展生存率:24% vs 69%,$P<0.001$; 3 年总生存率:47% vs 78%,$P=0.005$	最初证实了同步放化疗(联合辅助化疗)的疗效,研究结果提示同步放化疗后进行顺铂+氟尿嘧啶辅助化疗的疗效优于单纯放疗,为辅助化疗方案提供了依据
Chen YP, et al.[17]	(1) 共有 406 例局晚鼻咽癌患者随机纳入辅助化疗节拍卡培他滨组或标准治疗组 (2) 入组人群:Ⅲ～ⅣA 期,不包括 T3～4N0 和 T3N1 疾病 (3) 辅助化疗节拍卡培他滨方案:放化疗后 12～16 周内卡培他滨,$650\,mg/m^2$,bid,持续 1 年; 标准治疗组:放化疗后观察; 两组都接受同步放化疗,联合或不联合诱导化疗(基于顺铂两个或三个周期的方案) (4) 节拍卡培他滨组 vs 标准治疗组: 3 年无失败生存率:85.3% vs 75.7%,$P=0.0023$; 3 年总生存率:93.3% vs 88.6%,$P=0.018$	第一项评估在高危局部晚期鼻咽癌患者中加入节拍卡培他滨作为放化疗后辅助治疗的疗效和安全性的随机 3 期研究。该结果提示在同步放化疗的基础上加用节拍式卡培他滨辅助化疗提高了总生存率。支持使用节拍化疗辅助治疗鼻咽癌的潜在作用

2.1.7 根据美国国家综合癌症网络指南进行鼻咽癌治疗推荐

基于 2022 年第 1 版美国国家综合癌症网络(National Comprehensive Cancer Network，NCCN)指南，表 2 - 1 - 5 归纳了不同鼻咽癌分期的治疗推荐。

表 2 - 1 - 5　鼻咽癌治疗 NCCN 推荐

分期	推荐治疗方案
T1N0M0	单纯放疗 (高危 PTV：70～70. 2 Gy/1. 8～2 Gy/Fx 或者 69. 96 Gy/2. 12 Gy/Fx；低危 PTV：44～50 Gy/2 Gy 至 54～63 Gy/1. 6～1. 8 Gy/Fx)
T0(EBV＋)～1,N1～3；T2～4,N0～3	诱导化疗(吉西他滨＋顺铂,多西他赛＋顺铂＋5 - FU,顺铂＋5 - FU)＋同期放化疗(顺铂)＋辅助化疗(顺铂＋5 - FU,卡铂＋5 - FU) 同期放化疗(顺铂) (高危 PTV：70～70. 2 Gy/1. 8～2 Gy/Fx；低危 PTV：44～50 Gy/2 Gy 至 54～63 Gy/1. 6～1. 8 Gy/Fx)
T1～4,N0～3,M1	铂类为基础的化疗(吉西他滨＋顺铂,顺铂＋5 - FU,多西他赛＋顺铂或者卡铂,卡铂＋西妥昔单抗,吉西他滨＋卡铂)后单纯放疗/同期放化疗/转移灶局部治疗/观察

2.1.8 治疗计划

2.1.8.1 模拟定位

对于鼻咽癌患者,采用头颈肩热塑膜固定方式,可选择合适的头枕、真空垫和发泡胶作为个体化适形。双手置于两侧。瑞金医院放疗科采用头颈肩热塑膜,可联合真空垫/发泡胶固定体位,患者仰卧位,双手置于体侧。图 2 - 1 - 5 显示瑞金医院鼻咽癌患者固定方式。

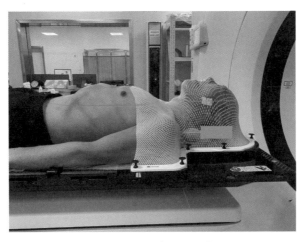

图 2 - 1 - 5　瑞金医院鼻咽癌患者固定方式

扫描范围:根据肿瘤范围,上界至头顶,下界需至锁骨头下至少 5 cm,两侧需要显示锁骨上下区及腋窝,层厚 2～3 mm。

2.1.8.2 靶区勾画

鼻咽癌的照射范围包括鼻咽大体肿瘤、转移的颈部阳性淋巴结、亚临床病灶和预防性颈部照射区域。目前勾画鼻咽癌 GTV 靶区各个主要指南的原则无明显差异，CTV 的勾画基于鼻咽癌的局部进展规律，分为高、低危 CTV。其中 GTV 外放范围存在不同意见，对于颈部淋巴结引流区预防照射范围，不同中心和主诊医师之间存在差异。诱导化疗后的靶区勾画原则还需要更多的循证医学证据，2021 年 CSCO 指南建议诱导化疗后 GTV 包括诱导后的肿瘤范围（原发灶＋淋巴结），骨质及鼻窦旁浸润按照诱导化疗前的范围。

鼻咽大体肿瘤靶区（GTVp）：临床和影像学检查所见的鼻咽部原发肿瘤。

颈部大体肿瘤靶区（GTVnd）：临床检查和（或）影像学所见的肿大淋巴结，可存在多个 GTVnd。淋巴结受累的诊断标准如下：咽后淋巴结＞5 mm 或颈部淋巴结短径＞10 mm（颈内静脉二腹肌淋巴结短径＞11 mm）；3 个或 3 个连续、融合的淋巴结，每个淋巴结的短径在 8～10 mm；淋巴结出现中央坏死或边缘强化，无论淋巴结大小如何；出现淋巴结包膜外侵犯，无论淋巴结大小如何；PET/CT 或 PET/MRI 扫描发现有明显的 FDG 摄取，无论淋巴结大小如何（Vellayappan 等发表的系统评价和荟萃分析显示 ^{18}F FDG - PET 对初诊鼻咽癌分期，敏感性为 0.84，特异性为 0.90）。

高剂量 CTVp（CTVp1）：包括 GTVnx 及其周围的亚临床病灶[22]，2022 年 CSCO 建议 GTVnx＋5～10 mm（包括鼻咽黏膜），邻近重要 OARs 时距离可缩小至 1 mm。

高剂量 CTVnd：包膜外侵犯淋巴结外扩 3～5 mm，未达到诊断标准的可疑淋巴结。

高危亚临床病灶 CTV1：原发灶常见侵犯区域（2022 年 CSCO 指南建议高危区域及颅底孔道；高危区域受侵，则包括比邻的中危区域等；单侧受侵，对侧包括高危区，不必包括对侧的中危区及低危区）；并且包括需要预防性照射的颈部淋巴结引流区[22]。

低危亚临床病灶（CTV2）：包括可疑临床扩散部位。

PTV：在 CTV 基础上各外放 0.3～0.5 cm。

2.1.8.3 放疗计划采用技术

与二维放疗技术相比，三维适形放疗靶区覆盖更好，且周围正常组织损伤更小。自 2000 年以来，国内逐步采用三维适形放疗技术。对于没有三维适形放疗设备的医院，常规放疗仍然是可行和有效的治疗技术。近年来，IMRT 作为先进的高精度放疗技术，较三维适形放疗相比，其放疗靶区内剂量分布更均匀，同时周围的正常组织受照射剂量更低。因此本例患者采用 IMRT 技术。

2.1.8.4 病例勾画

该病例为局部晚期鼻咽癌，拟接受新辅助化疗后根治性放化疗，图 2 - 1 - 6 示典型层面靶区勾画。

GTVp：临床检查和影像所示肿瘤病灶。

GTVnd：影像学所见阳性淋巴结，结合临床检查。

CTV1：包括高危亚临床病灶，包括 GTVp，整个鼻咽黏膜、鼻咽侧壁结构、蝶窦、海绵窦下 1/2、颅底（包括翼腭窝、圆孔、卵圆孔、破裂孔及岩骨尖）、椎前肌肉、咽后淋巴结、阳性淋巴结、阳性淋巴结侧Ⅰb 区（患者Ⅱ区淋巴结受侵伴包膜外侵犯）、双侧淋巴引流区Ⅱ、Ⅲ、Ⅶ、Ⅴa 区等。

CTV2：低危亚临床病灶，包括双侧Ⅳa区和Ⅴb、Ⅴc区。

PTV：在相应的 GTVnx、GTVnd、CTV1、CTV2 基础上外扩 3～5 mm。

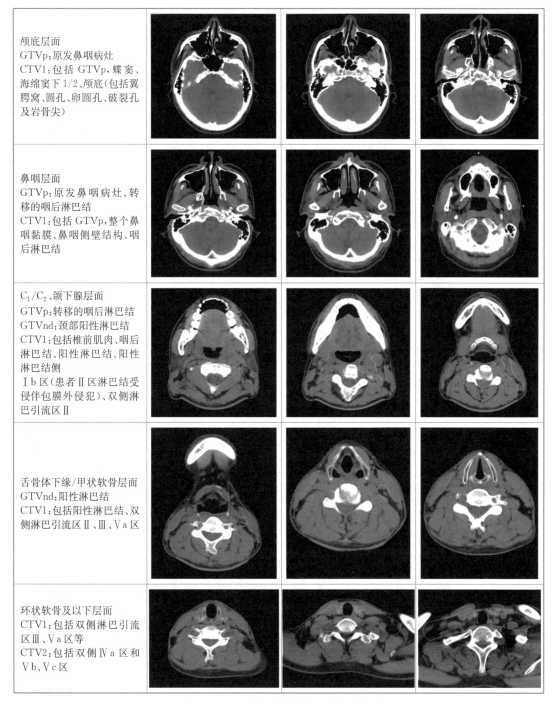

颅底层面 GTVp：原发鼻咽病灶 CTV1：包括 GTVp、蝶窦、海绵窦下 1/2、颅底（包括翼腭窝、圆孔、卵圆孔、破裂孔及岩骨尖）	
鼻咽层面 GTVp：原发鼻咽病灶、转移的咽后淋巴结 CTV1：包括 GTVp，整个鼻咽黏膜、鼻咽侧壁结构、咽后淋巴结	
C_1/C_2、颌下腺层面 GTVp：转移的咽后淋巴结 GTVnd：颈部阳性淋巴结 CTV1：包括椎前肌肉、咽后淋巴结、阳性淋巴结、阳性淋巴结侧Ⅰb区（患者Ⅱ区淋巴结受侵伴包膜外侵犯）、双侧淋巴引流区Ⅱ	
舌骨体下缘/甲状软骨层面 GTVnd：阳性淋巴结 CTV1：包括阳性淋巴结、双侧淋巴引流区Ⅱ、Ⅲ、Ⅴa区	
环状软骨及以下层面 CTV1：包括双侧淋巴引流区Ⅲ、Ⅴa区等 CTV2：包括双侧Ⅳa区和Ⅴb、Ⅴc区	

图 2-1-6　鼻咽癌典型层面靶区勾画

红色线（GTVp），黄色线（GTVnd），粉色线（CTV1），绿色线（CTV2）

2.1.8.5 病例治疗计划

该病例为Ⅲ期(T3N2M0)鼻咽恶性肿瘤,患者进行新辅助化疗后同期放化疗。新辅助化疗方案为:吉西他滨＋顺铂,q3w×2;放疗方案为:PTV‐GTVp 69.96 Gy/33 Fx,PTV‐GTVnd 66 Gy/33 Fx,PTV‐CTV1 60 Gy/33 Fx,PTV‐CTV2 54 Gy/33 Fx;同期化疗方案为:顺铂 40 mg/m², qw×7,采用 IMRT 技术,具体放疗计划见图 2‐1‐7(95％剂量覆盖范围)和图 2‐1‐8(DVH)。

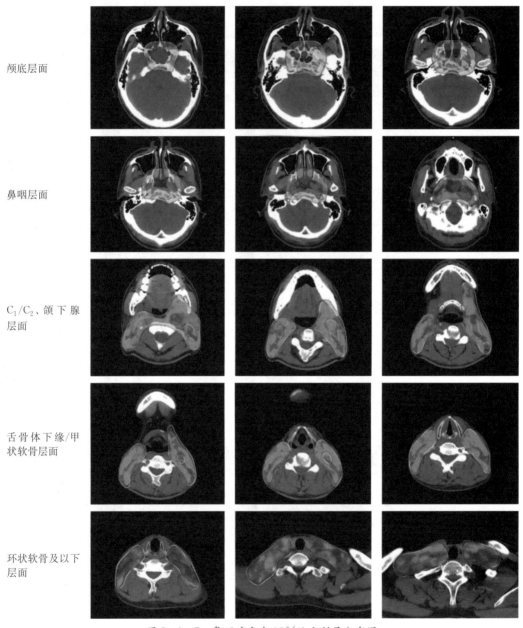

颅底层面

鼻咽层面

C_1/C_2、颌下腺层面

舌骨体下缘/甲状软骨层面

环状软骨及以下层面

图 2‐1‐7　鼻咽癌患者95％处方剂量分布图

红色(GTVp)、黄色(GTVnd)、墨绿色(PTV‐GTVp)、深蓝色(PTV‐GTVnd)、天蓝色(PTV‐CTV1)、草绿色(PTV‐CTV2)

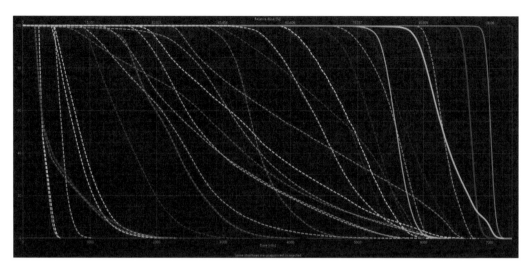

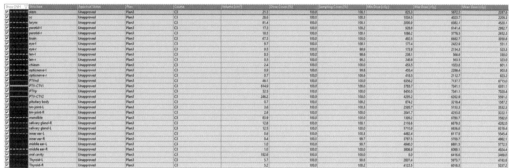

图 2 - 1 - 8　DVH 显示靶区覆盖率及正常组织受照射剂量

2.1.8.6　放疗剂量推荐

（1）鼻咽原发灶。PTV - GTVp：剂量为 69.96 Gy/33 Fx，分割剂量 2.12 Gy/Fx，PTV - CTV1：剂量为 60.06 Gy/33 Fx，PTV - CTV2：剂量为 54.12～56.10 Gy/33 Fx。

（2）颈部淋巴结。PTV - GTVnd：剂量为 66～69.96 Gy/33 Fx，分割剂量 2～2.12 Gy/Fx，PTV - CTV1：剂量为 60.06 Gy/33 Fx，PTV - CTV2：剂量为 54.12～56.10 Gy/33 Fx。

（3）同步化疗方案：顺铂 100 mg/m² q3w，共 3 疗程，或顺铂 40 mg/m² qw。不适合顺铂时，可选择毒性较低的替代方案，如奈达铂、卡铂、洛铂等。

（4）关键器官剂量限制[22,23]。脑干：Dmax≤45 Gy，或 V60≤1％；颈髓：Dmax≤45 Gy；视神经、视交叉：Dmax≤45 Gy；晶体：Dmax≤12 Gy；颞叶：Dmax≤60 Gy；垂体：Dmax≤65 Gy；眼球：Dmax≤54 Gy 或 Dmean≤35 Gy；下颌骨、颞颌关节：Dmax≤60 Gy；腮腺：Dmean≤26 Gy，或至少一侧腮腺 V30≤50％；颌下腺：Dmean≤35 Gy；内耳：Dmax≤45 Gy；中耳：鼓室 Dmean≤34 Gy，骨性咽鼓管 Dmean≤54 Gy；口腔：Dmean≤40 Gy，Dmax≤50 Gy；甲状腺：V50≤60％；喉：Dmean≤35 Gy。

2.1.9 随访

鼻咽癌患者治疗后建议根据表 2 - 1 - 6 所示随访频次和检查项目内容进行定期随访。目前并不推荐 PET/CT 作为鼻咽癌随访的常规检查手段。

表 2 - 1 - 6 鼻咽癌随访频次及内容

治疗后间隔时间	随访频率	随访项目	随访内容
2 年	每 3～6 个月 1 次	病史及体格检查	完整的病史评估及体格检查 口腔、营养咨询
2～5 年	每 6 个月 1 次	实验室检验	血常规，血生化检查、EBV - DNA、肿瘤标记物
5 年以上	每年 1 次	影像学检查	鼻咽、颈部增强 MRI 胸腹部增强 CT 颈部超声 其他根据临床所需检查项目，如骨扫描

每次随访评估肿瘤控制灶情况及治疗相关的不良反应，必要时根据每次复查的结果酌情调整下一次的随访时间。

（高云生 倪伟琼）

参 考 文 献

[1] Sung H，Ferlay J，Siegel RL，et al. Global Cancer Statistics 2020：GLOBOCAN Estimates of Incidence and Mortality Worldwide for 36 Cancers in 185 Countries[J]. CA Cancer J Clin，2021，71(3)：209 - 249.

[2] Li K，Lin GZ，Shen JC，et al. Time trends of nasopharyngeal carcinoma in urban Guangzhou over a 12 - year period (2000 - 2011)：declines in both incidence and mortality[J/OL]. Asian Pac J Cancer Prev，2014，15：9899 - 9903.

[3] 李晔雄. 肿瘤放射治疗学[M]. 5 版. 北京：中国协和医科大学出版社，2018.

[4] Grégoire V，Ang K，Budach W，et al. Delineation of the neck node levels for head and neck tumors：a 2013 update. DAHANCA，EORTC，HKNPCSG，NCIC CTG，NCRI，RTOG，TROG consensus guidelines[J]. Radiother Oncol，2014，110(1)：172 - 181.

[5] Ho FC，Tham IW，Earnest A，et al. Patterns of regional lymph node metastasis of nasopharyngeal carcinoma：a meta-analysis of clinical evidence[J]. BMC Cancer，2012，12：98.

[6] 区晓敏，周鑫，史琪，等. 基于 2013 版颈部淋巴结分区指南的鼻咽癌淋巴结转移规律与预后价值研究[J]. 中国癌症杂志，2015，25(7)：535 - 543.

[7] Guo R，Mao YP，Tang LL，et al. The evolution of nasopharyngeal carcinoma staging[J/OL]. Br J Radiol，2019，92(1102)：20190244.

[8] Feng Y，Cao C，Hu Q，et al. Grading of MRI-detected skull-base invasion in nasopharyngeal carcinoma with skull-base invasion after intensity-modulated radiotherapy[J]. Radiat Oncol，2019，14(1)：10.

[9] 宗井凤，潘建基，林少俊，等. MRI 诊断颅神经侵犯在鼻咽癌分期中意义[J]. 中华放射肿瘤学杂志，2013，22(3)．220 - 224.

[10] Amin M B，Gress D M，Vega L R M. AJCC Cancer Staging Manual [M]. 8th ed. Berlin：Springer，

2016.

[11] Peng H, Chen L, Tang LL, et al. Significant value of 18F-FDG-PET/CT in diagnosing small cervical lymph node metastases in patients with nasopharyngeal carcinoma treated with intensity-modulated radiotherapy[J]. Chin J Cancer, 2017,36(1):95.

[12] Al-Sarraf M, LeBlanc M, Giri PG, et al. Chemoradiotherapy versus radiotherapy in patients with advanced nasopharyngeal cancer: phase Ⅲ randomized Intergroup study 0099[J]. J Clin Oncol, 1998, 16(4):1310 - 1317.

[13] Blanchard P, Lee A, Marguet S, et al. MAC-NPC Collaborative Group. Chemotherapy and radiotherapy in nasopharyngeal carcinoma: an update of the MAC-NPC meta-analysis[J]. Lancet Oncol, 2015,16(6):645 - 655.

[14] 黄晓东,易俊林,高黎,等. 抗表皮生长因子受体单克隆抗体 h-R3 联合放疗治疗晚期鼻咽癌的 Ⅱ 期临床研究[J]. 中华肿瘤杂志,2007,29(3):197 - 201.

[15] You R, Sun R, Hua YJ, et al. Cetuximab or nimotuzumab plus intensity-modulated radiotherapy versus cisplatin plus intensity-modulated radiotherapy for stage Ⅱ-Ⅳb nasopharyngeal carcinoma[J]. Int J Cancer, 2017,141(6):1265 - 1276.

[16] Chen L, Hu CS, Chen XZ, et al. Concurrent chemoradiotherapy plus adjuvant chemotherapy versus concurrent chemoradiotherapy alone in patients with locoregionally advanced nasopharyngeal carcinoma: a phase 3 multicentre randomised controlled trial[J]. Lancet Oncol, 2012,13(2):163 - 171.

[17] Chen YP, Liu X, Zhou Q, et al. Metronomic capecitabine as adjuvant therapy in locoregionally advanced nasopharyngeal carcinoma: a multicentre, open-label, parallel-group, randomised, controlled, phase 3 trial[J]. Lancet, 2021,398(10297):303 - 313.

[18] Li XY, Chen QY, Sun XS, et al. Ten-year outcomes of survival and toxicity for a phase Ⅲ randomised trial of concurrent chemoradiotherapy versus radiotherapy alone in stage Ⅱ nasopharyngeal carcinoma [J]. Eur J Cancer, 2019,110:24 - 31.

[19] Blanchard P, Lee A, Marguet S, et al. MAC-NPC Collaborative Group. Chemotherapy and radiotherapy in nasopharyngeal carcinoma: an update of the MAC-NPC meta-analysis[J]. Lancet Oncol, 2015,16(6):645 - 655.

[20] Zhang Y, Chen L, Hu GQ, et al. Gemcitabine and Cisplatin Induction Chemotherapy in Nasopharyngeal Carcinoma[J]. N Engl J Med, 2019,381(12):1124 - 1135.

[21] Sun Y, Li WF, Chen NY, et al. Induction chemotherapy plus concurrent chemoradiotherapy versus concurrent chemoradiotherapy alone in locoregionally advanced nasopharyngeal carcinoma: a phase 3, multicentre, randomised controlled trial[J]. Lancet Oncol, 2016,17(11):1509 - 1520.

[22] 中国医师协会放射肿瘤治疗医师分会, 中华医学会放射肿瘤治疗学分会. 中国鼻咽癌放射治疗指南 (2020 版)[J]. 中华肿瘤防治杂志,2021,28(3):167 - 177.

[23] 中国临床肿瘤学会指南工作委员会. 中国临床肿瘤学会(CSCO)鼻咽癌诊疗指南 2022[M]. 北京:人民卫生出版社,2022.

2.2 下咽癌

要点

（1）下咽癌相对罕见，约占所有头颈部鳞状细胞癌的 3%[1]。

（2）据欧洲的数据统计，2000 年至 2007 年期间，下咽癌发病率为 1.3/10 万，五年相对生存率分别为 25%[2]，下咽癌是所有头颈部鳞状细胞癌中预后最差的一种。

（3）下咽癌患者通常有吸烟史和饮酒史，其他报告的危险因素包括 Plummer-Vinson 综合征和胃食管反流。

（4）75% 的下咽癌患者为男性，通常有吸烟史和酗酒史。

（5）早期症状往往不典型，吞咽困难是其最常见的临床表现，可伴有咽痛、声嘶。

（6）手术和放疗对于早期下咽癌可获得相似的疗效和功能保留，有高危因素的手术患者需术后放疗或放化疗；局部晚期下咽癌患者的治疗目前仍有争议，手术及术后放疗/放化疗为传统治疗模式，诱导化疗后对肿瘤进行评估再制订后续方案逐渐成为临床保喉治疗模式。

2.2.1 解剖结构

2.2.1.1 下咽解剖

下咽是咽的三个部分中最下的部分，为消化道和呼吸道共同的通道。上自会厌上缘，下至第六颈椎体下缘。包括梨状窝、咽后壁和通向食管入口的环状软骨后区域。

2.2.1.2 颈部淋巴结引流区

颈部淋巴结分组详见 2.1.1.3　颈部淋巴引流区。

2.2.2 TNM 临床分期

表 2-2-1 列出了 2017 年 AJCC 第 8 版 TNM 分期定义，包括临床淋巴结分期定义（cN）、术后淋巴结病理分期（pN）。表 2-2-2 列出了下咽癌 TNM 分期。

表 2-2-1　下咽癌 TNM 分期定义

T 分期	
Tx	原发肿瘤不能评估
Tis	原位癌
T1	肿瘤局限于下咽一个亚区和（或）肿瘤最大直径≤2 cm

（续表）

T分期	
T2	肿瘤侵犯一个以上下咽亚区或邻近区域,或 2 cm≤肿瘤最大直径≤4 cm,无半喉固定
T3	肿瘤最大直径>4 cm 或半喉固定或累及食管黏膜
T4	中度局部晚期或重度局部晚期
T4a	中晚期局部病变:肿瘤侵犯甲状软骨/环状软骨、舌骨、甲状腺、食管肌层或颈前正中软组织(包括喉前带状肌和皮下脂肪)
T4b	非常晚期局部病变:肿瘤侵犯椎前筋膜,包绕颈动脉,或累及纵隔结构
cN分期	
Nx	区域淋巴结不能评估
N0	无区域淋巴结转移
N1	同侧单个淋巴结转移,淋巴结最大直径≤3 cm,淋巴结无包膜外侵犯
N2	同侧单个或多个、对侧或双侧淋巴结转移,淋巴结最大直径≤6 cm,淋巴结无包膜外侵犯
N2a	同侧单个淋巴结转移,淋巴结最大直径>3 cm 但≤6 cm,淋巴结无包膜外侵犯
N2b	同侧多个淋巴结转移,淋巴结最大直径≤6 cm,淋巴结无包膜外侵犯
N2c	对侧或双侧淋巴结转移,淋巴结最大直径≤6 cm,淋巴结无包膜外侵犯
N3	转移淋巴结中有一个最大直径>6 cm,淋巴结无包膜外侵犯;或转移淋巴结明显结外侵犯
N3a	转移淋巴结中有一个最大直径>6 cm,淋巴结无包膜外侵犯
N3b	转移淋巴结明显结外侵犯
pN分期	
Nx	区域淋巴结不能评估
N0	无区域淋巴结转移
N1	同侧单个淋巴结转移,淋巴结最大直径≤3 cm,淋巴结无包膜外侵犯
N2	同侧单个或多个、对侧或双侧淋巴结转移,淋巴结最大直径≤6 cm,淋巴结无包膜外侵犯;同侧单个淋巴结转移,淋巴结最大直径≤3 cm,转移淋巴结明显结外侵犯
N2a	同侧单个淋巴结转移,淋巴结最大直径>3 cm 但≤6 cm,淋巴结无包膜外侵犯;或同侧单个淋巴结转移,淋巴结最大直径≤3 cm,转移淋巴结明显结外侵犯
N2b	同侧多个淋巴结转移,淋巴结最大直径≤6 cm,淋巴结无包膜外侵犯
N2c	对侧或双侧淋巴结转移,淋巴结最大直径≤6 cm,淋巴结无包膜外侵犯
N3	转移淋巴结最大直径>6 cm,淋巴结无包膜外侵犯;同侧单个淋巴结,最大直径>3 cm,同侧、对侧、双侧多个转移淋巴结,转移淋巴结明显结外侵犯
N3a	转移淋巴结最大直径>6 cm,淋巴结无包膜外侵犯
N3b	同侧单个淋巴结,最大直径>3 cm,转移淋巴结明显结外侵犯;或同侧、对侧、双侧多个转移淋巴结,任一淋巴结明显结外侵犯;或对侧单个任意大小淋巴结转移,淋巴结明显结外侵犯
M分期	
M0	无远处转移
M1	有远处转移

表 2-2-2　下咽癌 TNM 分期

	N0	N1	N2	N3	N4	M1
T1	I	III	IVA	IVB	IVC	IVC
T2	II	III	IVA	IVB	IVC	IVC
T3	III	III	IVA	IVB	IVC	IVC
T4a	IVA	IVA	IVA	IVB	IVC	IVC
T4b	IVB	IVB	IVB	IVB	IVC	IVC

2.2.3 病例介绍

　　这是一位 61 岁男性患者,因发现右颈部肿块伴饮水咽部不适 2 周就诊于当地医院。当地医院行右侧颈部淋巴结穿刺报告提示恶性,倾向转移性鳞状细胞癌。喉部 MRI 增强(图 2-2-1):右侧梨状窝占位,累及声门;右颈部多发肿大淋巴结;颏下、双侧颌下及颈动脉鞘旁多发淋巴结。喉镜(图 2-2-2):右侧梨状窝新生物。PET/MRI(图 2-2-3):右侧梨状

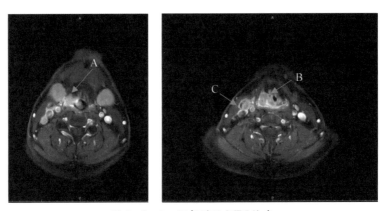

图 2-2-1　颈部增强 MRI 检查

箭头 A、B 所指示右侧梨状窝软组织累及声门,肿瘤最大直径≤4 cm,箭头 C 示右颈部肿大淋巴结,≤3 cm

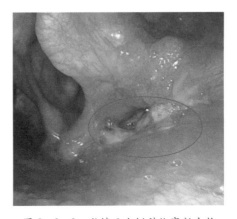

图 2-2-2　喉镜示右侧梨状窝新生物

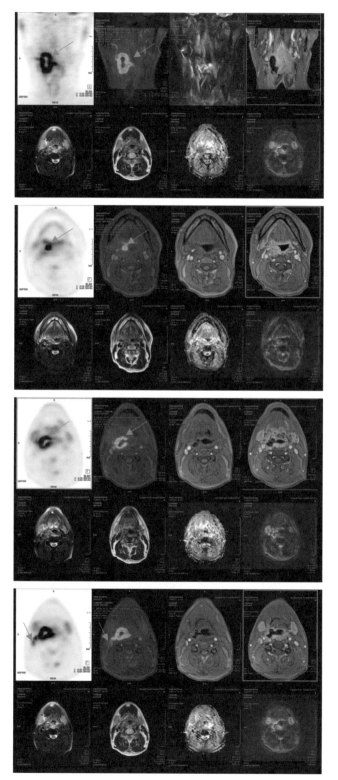

图 2-2-3 PET/MRI 影像学检查

箭头所指右侧梨状窝处软组织不规则增厚,右侧颈深间隙淋巴结肿大,FDG 代谢均明显增高

窝处软组织不规则增厚,右侧颈深间隙淋巴结肿大,FDG 代谢均明显增高,考虑喉咽癌伴淋巴结转移。全麻下行右下咽新生物活检术,病理报告:右下咽新生物鳞状细胞癌。根据 AJCC 第 8 版分期,患者诊断为下咽癌 cT2N2bM0 ⅣA。患者吸烟 30 年余,1 包/日;酗酒 20 年余,每次饮白酒 150 ml 左右。

2.2.4 诊断检查

(1) 病史及体格检查:评估患者吞咽及体重变化情况,并询问患者是否有吸烟饮酒史,既往胃食管反流病史及 Barrett 食管病史;体格检查评估口腔、咽部有无肉眼可见的肿块等,颈部及锁骨区是否有肿大淋巴结。

(2) 实验室检查:血常规检查,血生化检查,肿瘤标志物检测。

(3) 间接喉镜、电子喉镜:可以较好观察肿瘤部位、生长情况、患者呼吸情况、肿瘤占据气道的程度、是否合并坏死和感染、声带活动情况。镜检时应常规取病理,以进一步明确诊断。若镜检发现气道严重狭窄或声带活动严重受限,考虑在放疗前行气管切开术,保证气道通畅。

(4) 上消化道内镜检查:头颈部肿瘤的第二原发肿瘤非常常见,尤其是下咽癌,且易发生在食管,应常规要求行上消化道内镜检查,排除第二原发肿瘤。

(5) 原发灶和颈部增强 MRI/CT(若存在造影剂禁忌,行平扫扫描)。扫描范围:从颅底到胸腔入口的解剖结构。MRI 在有脑神经症状或者影像学检查发现有可能存在神经周围肿瘤侵犯时更有优势。在评估骨质、骨膜或软骨侵犯时,用 CT 与 MRI 互为补充。

(6) 颈部超声检查:可用于颈部淋巴结取病理,诊断有无颈部淋巴结转移。

(7) PET/CT 或 PET/MRI:可以帮助评估原发灶,识别隐匿性淋巴结受累,检测出常规影像学检查漏诊的远处转移或同时性原发肿瘤。

(8) 胸腹部 CT 检查:评估区域淋巴结及远处转移状况,如纵隔淋巴结转移情况、肺转移、肝转移、腹膜后淋巴结转移情况等。

(9) 心、肺功能检测:作为手术或放化疗前的基线评估。

(10) 营养状态和吞咽功能评估:患者往往存在吞咽困难、进食减少等情况,需评估患者营养状态,酌情考虑后期鼻饲管、胃造瘘等营养干预手段。

(11) 言语功能评估。

2.2.5 基于循证医学的治疗推荐

对于早期下咽癌(T1~2N0M0)来说,放疗的保喉率高,且既可治疗原发灶,又可处理颈部淋巴结。随着经口机器人和激光技术的发展,手术和放疗都可获得相似的肿瘤学疗效和功能保留,且原发灶和颈部的手术病理使得疾病分期更准确。放疗和手术的选择取决于多种因素,包括患者意愿、医院医疗设备人员配置、患者一般情况比如肺功能等。对于有预后不良因素的手术患者,需要术后放疗或者放化疗、再次手术。预后不良因素包括:淋巴结包膜外侵犯、切缘阳性、肿瘤距切缘较近、原发灶 pT3 或 pT4、淋巴结 pN2 或 pN3、淋巴血管或神经周围浸润、淋巴结外侵犯或者颈淋巴结清扫术后发现淋巴结病理学阳性的患者。而高危因素如淋巴结包膜外侵犯、切缘阳性,是术后同期放化疗的绝对指征[3,4]。对于 T2~3、N0~3 及 T1N+的下咽癌,建议诱导化疗后评估疗效:原发灶完全缓解(complete response, CR)及颈部病灶稳定的患者选择根治性放疗或全身治疗/放疗;原发灶部分缓解(partial response,PR)及颈部病灶稳定的患者可选择全身治疗/放疗或手术;原发灶小于PR者可选择手术,术后辅助放化疗,根据是否有高危因素选择是否全身治疗联合放疗。也可选择手术或同步全身治疗/放疗,手术的患者根据高危因素评估术后辅助治疗。T4a、N0～2的患者可手术治疗,并根据术后存在的预后不良因素进行术后全身治疗/放疗或单纯辅助放疗;也可诱导化疗后根据肿瘤退缩程度选择手术、放疗或同步放化疗;或同步放化疗。

大多数体能状态良好、可行手术的局部晚期下咽癌患者,化疗联合放疗的保留功能器官方法已代替了全喉切除术联合术后放疗。这些治疗方法包括在放疗的同时给予化疗(同步放化疗)和诱导化疗后同步放化疗的序贯疗法等。

2.2.6 文献综述

2.2.6.1 早期下咽癌治疗的临床证据

早期下咽癌患者的治疗目标是减少治疗对功能的损伤且使疗效最优化。经过选择的患者,保守性手术(微创和开放式喉保留手术)和根治性放疗均被证明能够提供良好的肿瘤局部控制率和生存率(表2-2-3)。但目前尚没有随机试验比较手术和放疗的数据,临床治疗方式的选择需要考虑包括肿瘤切除度、器官功能、健康状况和意愿等因素。对于手术患者,术后存在预后不良因素,建议术后放疗或术后同步放化疗。

表2-2-3 早期下咽癌治疗的临床证据

研究	结果	意义
Hall SF, et al.[5]	(1) 共回顾595例下咽癌放疗±挽救手术和手术±术后放疗的生存结果 (2) 入组人群:1990—2000年有切除可能的接受根治性治疗的下咽癌患者 (3) 放疗组与手术组的总体生存情况或疾病特异性生存情况无显著差异	与现有的观察性研究文献得出不一致的结论:手术不一定是治疗方法的金标准;探索初始治疗的选择:手术还是放疗?
Weiss BG, et al.[6]	(1) 共有211例下咽癌患者进行经口激光显微手术±颈淋巴结清扫术(88%)±放化疗(51%) (2) 入组人群:pT1～4a,pN0～2的下咽癌患者 (3) Ⅰ期和Ⅱ期:5年估计总生存率、疾病特异性生存率和无复发生存率分别为68.2%、96.7%和74.6%	对于经适当选择的下咽癌患者,经口入路的治疗有可能减少并发症发病率和提高生存质量;多模式治疗(±颈淋巴结清扫术,±放化疗)中的原发灶进行经口激光显微手术提供了良好的肿瘤学效果

2.2.6.2 放化疗治疗局部晚期下咽癌的临床证据

对大多数体能状态良好的局部晚期(Ⅲ期或Ⅳ期)喉癌或下咽癌患者,推荐进行功能性器官保留治疗策略。同步放化疗、诱导化疗后放化疗均被用作功能性器官保留治疗方法(表2-2-4)。虽然相当多的临床试验结果提示在同步放化疗的基础上加用诱导化疗有益,但现有随机试验几乎都不能证明在同步放化疗的基础上加用诱导化疗有生存益处。

由于下咽癌发生率相对低,仅基于单纯下咽癌的Ⅲ期临床研究极少,在已发表的文献中,研究单位往往是与既往本单位的数据或同行已发表的数据比较,所以从个体化的治疗角度出发,一方面要特别强调多学科团队协作的作用,另一方面要有更多的多中心的单一下咽癌循证医学证据,包括器官保留和生存预后的数据。

表 2-2-4　局晚下咽癌放化疗的临床证据

研究	结果	意义
EORTC 24891[7,8]	(1) 共有 194 例下咽癌患者随机纳入诱导化疗后根治性放疗或手术后放疗 (2) 入组人群：Ⅱ～Ⅳ期梨状窝或杓会厌襞鳞状细胞癌患者 (3) 诱导化疗：顺铂 100 mg/m², d1＋5-FU 100 mg/m², d1～5, q3w×3；放疗：50～70 Gy；手术：全喉切除术联合咽部分切除术 (4) 中位随访 10.5 年，诱导组 vs 手术组，10 年总生存率：13% vs 14%；无进展生存率：11% vs 9%；远处失败率：8.5% vs 10.8% (5) 5 年和 10 年诱导组患者保喉生存率：21.9% vs 8.7%	首次对晚期但可切除的下咽癌进行诱导化疗喉保护的随机试验，证明了这种方法的可行性和安全性
EORTC 24954[9,10]	(1) 共有 450 例喉癌和下咽癌患者随机纳入诱导化疗序贯放疗和交替组 (2) 入组人群：T2～4N0～2M0 喉癌和 T2～4N0～2M0 下咽癌 (3) 序贯组：顺铂 100 mg/m², d1＋5-FU 1 000 mg/m², d1～5×2 后评估反应，CR 和 PR 的患者继续 2 疗程化疗后放疗（70 Gy, 2 Gy/d, 5 d/wk）；未达到 PR 的患者进行全喉切除术和术后放疗（50～64 Gy, 2 Gy/d, 5 d/wk）； 交替组：第 1、4、7、10 周顺铂 20 mg/m², d1～5＋5-FU 200 mg/m², d1～5，第 2 和 3 周、第 5 和 6 周、第 8 和 9 周进行 3 个 2 周疗程的放疗（每疗程 20 Gy） (4) 序贯组 vs 交替组的 5 年喉保留生存率、无进展间期率和总生存率：30.5% vs 36.2%、41.04% vs 41.8%、48.5% vs 51.9% (5) 序贯组 vs 交替组的 10 年总生存率、保喉率：33.6% vs 31.6%（P＝0.853）、18.7% vs 18.3%（P＝0.384）	探索保留喉功能的治疗模式，序贯和交替在长期的总生存相似，交替组中可观察到更好的喉功能
RTOG91-11[11]	(1) 共有 520 例喉癌被随机分配到诱导顺铂/5-FU(PF)组序贯放疗、顺铂同期放化疗或单独放疗 (2) 入组人群：Ⅲ、Ⅳ期声门上或声门鳞状细胞癌 (3) 诱导化疗序贯放疗组方案：PF(顺铂 100 mg/m², d1, 5-FU 1 000 mg/m², d1～5, q3w×3)序贯单纯放疗 70 Gy/ 35 Fx； 同期放化疗组：在放疗（70 Gy/35 Fx）的第 1、22 和 43 天（70 Gy）接受顺铂 100 mg/m²； 单纯放疗：70 Gy/35 Fx (4) 与单纯放疗相比，两种化疗方案均显著改善了无喉切除术生存率（诱导化疗与单纯放疗相比：10 年生存率 28.9% vs 17.2%，P＝0.02；同期放化疗与单纯放疗相比：23.5% vs 17.2%，P＝0.03） (5) 总生存率没有显著差异：诱导化疗 38.8% vs 联合化疗 27.5%，P＝0.08 (6) 非喉癌或治疗引起的死亡在同期放化疗中较高：诱导化疗为 20.8% vs 同期放化疗为 30.8% vs 单纯放疗为 16.9%	比较了诱导化疗序贯放疗、顺铂同期放化疗和单独放疗 3 种保喉治疗方式的治疗效果，以期确定化疗对放疗的贡献，以及化疗和放疗的最佳顺序；导致局部晚期头颈鳞状细胞癌保喉治疗方式的改变：顺铂＋5-FU (PF)诱导化疗序贯放疗

（续表）

研究	结果	意义
EORTC 24971/ TAX 323[12]	（1）共 358 名头颈鳞状细胞癌患者随机分至顺铂和 5－FU（PF）及加多西他赛（TPF）2 组 （2）入组人群：Ⅲ、Ⅳ期没有远处转移的头颈鳞状细胞癌 （3）TPF：多西他赛 75 mg/m²，d1＋顺铂 75 mg/m²，d1＋5－FU 750 mg/m²，d1～5；q3w×（3～4）； PF：顺铂 100 mg/m²，d1＋5－FU 1 000 mg/m²，d1～5，q3w×（3～4）； 放疗：常规分割（66～70 Gy）或加速或超分割方案（加速方案的最大总剂量为 70 Gy，超分割方案的最大总剂量为 74 Gy） （4）中位随访 32.5 个月时，TPF vs PF：中位无进展生存期为 11.0 个月 vs 8.2 个月，P＝0.007；中位总生存期为 18.8 个月 vs 14.5 个月，P＝0.007 （5）TPF 组出现较多的 3 级或 4 级白细胞减少症和中性粒细胞减少症，PF 组出现较多的 3 级或 4 级血小板减少症、恶心、呕吐、口炎和听力丧失症；TPF 组和 PF 组的毒性反应死亡率分别为 2.3% 和 5.5%	比较了 2 种诱导化疗方案的疗效及不良反应，为局部晚期不能切除的头颈部鳞状细胞癌患者放疗前诱导化疗方案的选择提供依据
TAX 324[13]	（1）共 501 名头颈鳞状细胞癌患者随机分至顺铂和 5－FU（PF）及加多西他赛（TPF），序贯放化疗 （2）入组人群：Ⅲ、Ⅳ期没有远处转移的，不能手术切除的头颈鳞状细胞癌 （3）TPF：多西他赛 75 mg/m²，d1＋顺铂 100 mg/m²，d1＋5－FU 1 000 mg/m²，d1～4；q3w×3，序贯放化疗； PF：顺铂 100 mg/m²，d1＋5－FU 1 000 mg/m²，d1～5，q3w×3，序贯放化疗； 放化疗：原病灶（70～74 Gy/35～37 Fx），受累淋巴结（60～74 Gy），未受累淋巴结的剂量至少为 50 Gy＋卡铂 AUC＝1.5，qw，最多 7 周 （4）TPF 组和 PF 组的 3 年总生存率：62% vs 48%；中位总生存期：71 个月 vs 30 个月，P＝0.006；局控失败率：30% vs 38%，P＝0.04；远处转移发生率：5% vs 9%，P＝0.14 （5）TPF 组中性粒细胞减少和发热性中性粒细胞减少的发生率较高；PF 组由于血液学不良事件而推迟化疗的频率更高	证实 TPF 诱导化疗方案的效果比 PF 方案好［这两种方案均在诱导化疗后进行了同步放化疗（单周卡铂）］，并在头颈部鳞状细胞癌的广泛患者中进行

2.2.7 根据指南进行下咽癌治疗推荐

基于 2022 年第 1 版 NCCN 指南，表 2－2－5 归纳了不同下咽癌临床分期的诊疗推荐。

表 2－2－5 下咽癌治疗 NCCN 推荐

分期	推荐治疗方案
T1～2N0M0	根治性放疗：高危 PTV 66～70 Gy（2～2.2 Gy/Fx）或 69.96 Gy（2.12 Gy/Fx）；低危 PTV 44～50 Gy（2 Gy/Fx）到 54～63 Gy（1.6～1.8 Gy/Fx） 手术：术后存在淋巴结外侵犯和（或）切缘阳性，全身治疗联合放疗；若切缘阳性，再次手术或术后放疗或全身治疗/放疗（只针对 T2）；若存在其他预后不良因素，术后放疗或全身治疗/放疗 （高危因素：淋巴结包膜外侵犯、切缘阳性。其他预后不良因素还包括肿瘤距切缘较近、原发灶 pT3 或 pT4、淋巴结 pN2 或 pN3、淋巴血管或神经周围浸润、淋巴结外侵犯或者颈淋巴结清扫术后发现淋巴结病理学阳性的患者） ［术后辅助放疗：高危 PTV 60～66 Gy（2 Gy/Fx）；低危 PTV 44～50 Gy（2 Gy/Fx）到 54～63 Gy（1.6～1.8 Gy/Fx）］

（续表）

分期	推荐治疗方案
T2～3,N0～3	诱导化疗后评估疗效:原发灶 CR,和颈部病灶稳定或改善,可选择根治性放疗或全身治疗/放疗;原发灶 PR,颈部病灶稳定或改善,可选择全身治疗/放疗或手术;原发灶小于 PR,可选择手术,术后根据有无预后不良因素,选择术后全身治疗/放疗或单纯放疗 手术:术后存在淋巴结外侵犯和(或)切缘阳性,同期放化疗;若存在其他预后不良因素,术后放疗或全身治疗/放疗 同期全身治疗/放疗:高危 PTV 70 Gy(2 Gy/Fx),低危 PTV 44～50 Gy(2 Gy/Fx)到 54～63 Gy(1.6～1.8 Gy/Fx) 诱导化疗:多西他赛/顺铂/5-FU 同期全身治疗:顺铂,卡铂+5-FU 术后同期全身治疗:顺铂
T4aN0～3	全喉咽切除＋颈清扫＋同侧或双侧气管旁淋巴清扫术后一侧或全甲状腺切除术,术后存在淋巴结外侵犯和/或切缘阳性,同期放化疗;若存在其他高危因素,术后放疗或全身治疗/放疗 诱导化疗后评估,原发灶 CR,和颈部病灶稳定或改善,可选择放疗或全身治疗/放疗;原发灶 PR,颈部病灶稳定或改善,可选择全身治疗/放疗;原发灶小于 PR,可选择手术±颈部淋巴结清扫术,术后根据有无不良特征,选择术后辅助治疗 同期全身治疗/放疗:高危 PTV 70 Gy(2 Gy/Fx),低危 PTV 44～50 Gy(2 Gy/Fx)到 54～63 Gy(1.6～1.8 Gy/Fx)

2.2.8 治疗计划

2.2.8.1 模拟定位

对于下咽癌患者,采用头颈肩热塑膜固定方式,可选择合适的头枕、真空垫和发泡胶作为个体化适形。瑞金医院下咽癌患者固定方式详见 2.1.8.1 模拟定位。

扫描范围:根据肿瘤范围,上界至头顶,下界需至气管分叉,两侧需要显示锁骨上下区及腋窝,层厚 2～3 mm。

2.2.8.2 靶区勾画

大体肿瘤靶区(GTV):由喉镜和影像学检查确定。

高剂量 CTVp(CTVp1):GTVp 外扩 5 mm。

低剂量 CTVp(CTVp2):GTVp 外扩 10 mm 后进行解剖裁剪,由于广泛的黏膜下浸润,GTVp 头脚方向外扩可为 15 mm[14]。

阳性淋巴结(GTVnd):参考鼻咽癌靶区勾画。

高剂量 CTVnd:GTVnd 外扩 3～5 mm。

高危亚临床病灶(CTV1):包括原发部位和高危组淋巴结中可能存在的局部亚临床浸润的部位。

低危亚临床病灶(CTV2):包括可疑临床扩散部位。

PTV:根据各单位标准,在相应的 GTVp、GTVnd、CTV1、CTV2 基础上外扩 3～5 mm。

解剖学、临床、放射和病理学数据表明,在颈部未侵犯时,基于原发肿瘤的位置,淋巴引流遵循一种预测模式:下咽癌优先引流至Ⅱ、Ⅲ 和Ⅳa 区;当淋巴管浸润时,额外的淋巴管水平会有肿瘤细胞扩散的风险,例如咽后淋巴结(Ⅶa 区)、茎突后淋巴结(Ⅶb 区)、后三角淋巴管（Ⅴ区）、锁骨上内侧淋巴管（Ⅳb区）和锁骨上外侧淋巴结（Ⅴc区）。淋巴引流主要为同侧，但软腭、舌根内侧部、咽后壁、喉，尤其是鼻咽等结构有双侧引流。在对侧颈部，有类似的淋巴结浸润模式，但与同侧相比，发生率较低。

基于以上的规律，对于淋巴结阴性的或N1患者，建议进行选择性颈部照射；对于淋巴结阴性的下咽癌患者，应治疗Ⅱ至Ⅳa区，咽后区的肿瘤包括咽后区，对于梨状窦顶端、环状软骨后区或食管浸润的下咽肿瘤，也应包括Ⅵ[15]；对于所有其他患者（即N2a、N2b、N3），应治疗Ⅰb区（前口腔肿瘤为Ⅰa级）至Ⅴ区；下咽癌应包括咽后淋巴结；如果出现Ⅳa或Ⅴb区淋巴结浸润，也应治疗下颈部淋巴结（即Ⅳb和Ⅴc区）；对于N3的淋巴结，除上述所有淋巴结水平外，目标体积中可能还包括其他非淋巴结构（如皮肤、肌肉、腮腺、骨骼）。表2-2-6示下咽癌颈部CTV选择性照射的建议[14]。

表2-2-6　下咽癌颈部CTV选择性照射的建议

N分期 （第8版 AJCC/UICC）	同侧	对侧
N0	Ⅱ，Ⅲ，Ⅳa* 咽后壁肿瘤需包括Ⅶa 梨状窦顶端、环状后区或侵犯至食管需包括Ⅵ	Ⅱ，Ⅲ，Ⅳa 咽后壁肿瘤需包括Ⅶa 梨状窦顶端、环状后区或侵犯至食管需包括Ⅵ
N1，N2a～b	Ⅰb，Ⅱ，Ⅲ，Ⅳa*，Ⅴa，b+Ⅶa# 梨状窦顶端，环状区域或侵犯至食管需包括Ⅵ	Ⅱ，Ⅲ，Ⅳa 咽后壁肿瘤需包括Ⅶa 梨状窦顶端、环状后区或侵犯至食管需包括Ⅵ
N2c	根据颈部两侧的N分期	根据颈部两侧的N分期
N3	Ⅰb，Ⅱ，Ⅲ，Ⅳa*，Ⅴa，b+Ⅶa# 梨状窦尖、环状软骨后区或侵犯至食管±邻近结构（根据临床和放射学数据）需包括Ⅵ	Ⅱ，Ⅲ，Ⅳa 咽后壁肿瘤需包括Ⅶa 梨状窦顶端、环状后区或侵犯至食管需包括Ⅵ

*：Ⅳa侵犯时，需包括Ⅳb区。

\#：若Ⅱ区上部有大范围浸润，需包括Ⅶb区。

2.2.8.3　放疗计划采用技术

近年来，IMRT作为先进的高精度放疗技术，较三维适形放疗相比，其放疗靶区内剂量分布更均匀，同时周围的正常组织受照射剂量更低，已成为下咽癌放疗的首选方式。因此本例患者采用IMRT技术。

2.2.8.4　病例勾画[14-16]

该病例为局部晚期下咽癌，拟接受根治性放化疗治疗，图2-2-4示典型层面靶区勾画。

GTVp：临床和影像学、内镜检查所见的原发肿瘤。

GTVnd：影像学、临床所示的阳性淋巴结。

高危亚临床病灶（CTV1）：高危亚临床病灶[GTVp外扩10 mm进行解剖学裁剪，包括

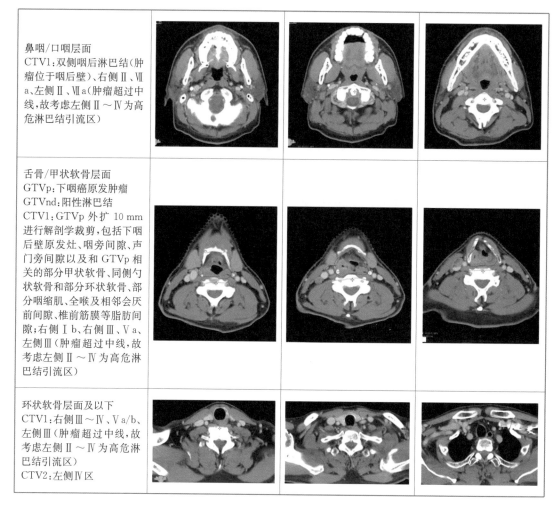

鼻咽/口咽层面
CTV1:双侧咽后淋巴结(肿瘤位于咽后壁),右侧Ⅱ、Ⅶa、左侧Ⅱ、Ⅶa(肿瘤超过中线,故考虑左侧Ⅱ~Ⅳ为高危淋巴结引流区)

舌骨/甲状软骨层面
GTVp:下咽癌原发肿瘤
GTVnd:阳性淋巴结
CTV1:GTVp 外扩 10 mm 进行解剖学裁剪,包括下咽后壁原发灶、咽旁间隙、声门旁间隙以及和 GTVp 相关的部分甲状软骨、同侧勺状软骨和部分环状软骨,部分咽缩肌、全喉及相邻会厌前间隙、椎前筋膜等脂肪间隙;右侧Ⅰb、右侧Ⅲ、Ⅴa、左侧Ⅲ(肿瘤超过中线,故考虑左侧Ⅱ~Ⅳ为高危淋巴结引流区)

环状软骨层面及以下
CTV1:右侧Ⅲ~Ⅳ、Ⅴa/b、左侧Ⅲ(肿瘤超过中线,故考虑左侧Ⅱ~Ⅳ为高危淋巴结引流区)
CTV2:左侧Ⅳ区

图 2-2-4 下咽癌病例的靶区勾画
红色线(GTVp),绿色线(GTVnd),橙色线(CTV1),蓝色线(CTV2)

下咽后壁原发灶、咽旁间隙、声门旁间隙以及和 GTVp 相关的部分甲状软骨、同侧勺状软骨和部分环状软骨、部分咽缩肌、全喉及相邻会厌前间隙、椎前筋膜等脂肪间隙;阳性淋巴结、双侧咽后淋巴结(肿瘤位于咽后壁)、右侧Ⅰb、右侧Ⅱ~Ⅳ、Ⅴa/b、Ⅶa、左侧Ⅱ~Ⅲ、Ⅶa(肿瘤超过中线,故考虑左侧Ⅱ~Ⅳ为高危淋巴结引流区)〕。

低危亚临床病灶(CTV2):左侧Ⅳ区。

PTV:在相应的 GTVp、GTVnd、CTV1、CTV2 基础上外扩 3~5 mm。

2.2.8.5 病例治疗计划

该病例为ⅣA 期(cT2N2bM0)下咽癌,经我院头颈肿瘤多学科团队协作讨论,建议患者手术治疗+术后辅助放疗或同期放化疗,但患者拒绝手术。放疗方案为喉咽病灶 70 Gy/35 Fx,阳性淋巴结 70 Gy/35 Fx,颈部高危引流区 59.4 Gy/33 Fx,颈部低危引流区 54 Gy/33 Fx;同步化疗方案为:顺铂 100 mg/m^2,q3w,采用 IMRT 技术,具体放疗计划见图 2-2-5和图 2-2-6(DVH)。

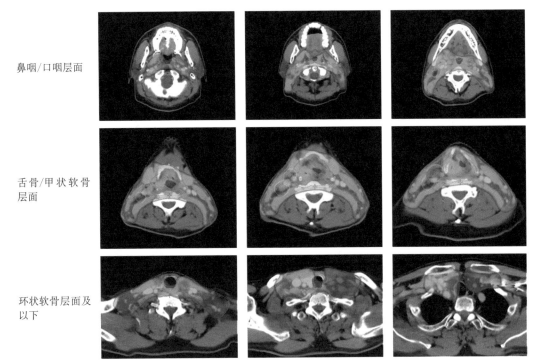

鼻咽/口咽层面

舌骨/甲状软骨
层面

环状软骨层面及
以下

图 2-2-5　下咽癌患者 95% 处方剂量分布图

红色(PTVp)、橙色(PTV-CTV1)、绿色(PTVnd)、蓝色(PTV-CTV2)

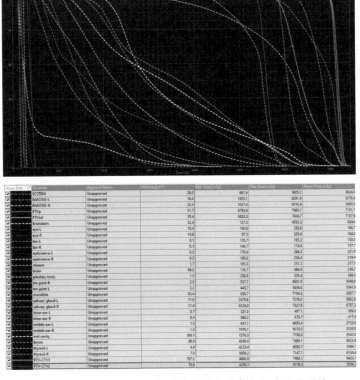

图 2-2-6　DVH 显示靶区覆盖率及正常组织受照射剂量

2.2.8.6 根据 2022 年第 1 版 NCCN 指南进行放疗剂量推荐

（1）根治性放疗：高危 PTV 66～70 Gy（2～2.2 Gy/Fx）或 69.96 Gy（2.12 Gy/Fx）；低危 PTV 44～50 Gy（2 Gy/Fx）到 54～63 Gy（1.6～1.8 Gy/Fx）。

（2）术后辅助放疗：高危 PTV 60～66 Gy（2 Gy/Fx）；低危 PTV 44～50 Gy（2 Gy/Fx）到 54～63 Gy（1.6～1.8 Gy/Fx）。

（3）同期全身治疗/放疗：高危 PTV 70 Gy（2 Gy/Fx）；低危 PTV 44～50 Gy（2 Gy/Fx）到 54～63 Gy（1.6～1.8 Gy/Fx）。

（4）同步化疗方案：高剂量顺铂；卡铂＋5-FU。

（5）关键器官剂量限制[17,18]。脑干：Dmax≤45 Gy，或 V60≤1%；颈髓：Dmax≤45 Gy；视神经、视交叉：Dmax≤45 Gy；晶体：Dmax≤12 Gy；颞叶：Dmax≤60 Gy；垂体：Dmax≤65 Gy；眼球：Dmax≤54 Gy 或 Dmean≤35 Gy；下颌骨、颞颌关节：Dmax≤60 Gy；腮腺：Dmean≤26 Gy，或至少一侧腮腺 V30≤50%；颌下腺：Dmean≤35 Gy；内耳：Dmax≤45 Gy；中耳：鼓室 Dmean≤34 Gy，骨性咽鼓管 Dmean≤54 Gy；口腔：Dmean≤40 Gy，Dmax≤50 Gy；甲状腺：V50≤60%；喉：Dmean≤35 Gy。

2.2.9 随访

下咽癌患者治疗后建议根据表 2-2-7 所示随访频次和检查项目内容进行定期随访。

表 2-2-7 下咽癌随访频次及内容

治疗后间隔时间	随访频率	随访项目	随访内容
1 年	每 1～3 个月 1 次	病史及体格检查	完整的病史评估及体格检查 间接喉镜和纤维喉镜 营养咨询及吞咽功能
2 年	每 2～6 个月 1 次	实验室检验	血常规，肿瘤标记物，促甲状腺激素
3～5 年	每 4～8 个月 1 次	影像学检查	颈部增强 MRI/CT 胸腹部增强 CT 颈部超声 必要时使用 PET/CT 进行治疗后基线成像 其他根据临床所需检查项目
5 年以上	每年 1 次		

（高云生 倪伟琼）

参 考 文 献

[1] Garneau JC, Bakst RL, Miles BA. Hypopharyngeal cancer: A state of the art review[J]. Oral Oncol, 2018, 86: 244-250.

[2] Gatta G, Capocaccia R, Botta L, et al. Burden and centralised treatment in Europe of rare tumours: results of RARECAREnet-a population-based study[J]. Lancet Oncol, 2017, 18(8): 1022-1039.

[3] Bernier J, Cooper JS, Pajak TF, et al. Defining risk levels in locally advanced head and neck cancers: a comparative analysis of concurrent postoperative radiation plus chemotherapy trials of the EORTC (#

22931) and RTOG (＃9501)[J]. Head Neck，2005，27(10)：843－850.

[4] Bernier J，Domenge C，Ozsahin M，et al. Postoperative irradiation with or without concomitant chemotherapy for locally advanced head and neck cancer[J]. N Engl J Med，2004，350(19)：1945－1952.

[5] Hall SF，Groome PA，Irish J，et al. Radiotherapy or surgery for head and neck squamous cell cancer：establishing the baseline for hypopharyngeal carcinoma[J]. Cancer，2009，115(24)：5711－5722.

[6] Weiss BG，Ihler F，Wolff HA，et al. Transoral laser microsurgery for treatment for hypopharyngeal cancer in 211 patients[J]. Head Neck，2017，39(8)：1631－1638.

[7] Lefebvre JL，Chevalier D，Luboinski B，et al. Larynx preservation in pyriform sinus cancer：preliminary results of a European Organization for Research and Treatment of Cancer phase Ⅲ trial. EORTC Head and Neck Cancer Cooperative Group[J]. J Natl Cancer Inst，1996，88(13)：890－899.

[8] Lefebvre JL，Andry G，Chevalier D，et al. Laryngeal preservation with induction chemotherapy for hypopharyngeal squamous cell carcinoma：10－year results of EORTC trial 24891[J]. Ann Oncol，2012，23(10)：2708－2714.

[9] Lefebvre JL，Rolland F，Tesselaar M，et al. Phase 3 randomized trial on larynx preservation comparing sequential vs alternating chemotherapy and radiotherapy[J]. J Natl Cancer Inst，2009，101(3)：142－152.

[10] Henriques De Figueiredo B，Fortpied C，Menis J，et al. Long－term update of the 24954 EORTC phase Ⅲ trial on larynx preservation[J]. Eur J Cancer，2016，65：109－112.

[11] Forastiere AA，Zhang Q，Weber RS，et al. Long-term results of RTOG 91－11：a comparison of three nonsurgical treatment strategies to preserve the larynx in patients with locally advanced larynx cancer [J]. J Clin Oncol，2013，31(7)：845－852.

[12] Vermorken JB，Remenar E，van Herpen C，et al. Cisplatin，fluorouracil，and docetaxel in unresectable head and neck cancer[J]. N Engl J Med，2007，357(17)：1695－1704.

[13] Posner MR，Hershock DM，Blajman CR，et al. Cisplatin and fluorouracil alone or with docetaxel in head and neck cancer[J]. N Engl J Med，2007，357(17)：1705－1715.

[14] Grégoire V，Grau C，Lapeyre M，et al. Target volume selection and delineation (T and N) for primary radiation treatment of oral cavity，oropharyngeal，hypopharyngeal and laryngeal squamous cell carcinoma[J]. Oral Oncol，2018，87：131－137.

[15] de Bree R，Leemans CR，Silver CE，et al. Paratracheal lymph node dissection in cancer of the larynx，hypopharynx，and cervical esophagus：the need for guidelines[J]. Head Neck，2011，33(6)：912－916.

[16] Grégoire V，Evans M，Le QT，et al. Delineation of the primary tumour Clinical Target Volumes (CTV－P) in laryngeal，hypopharyngeal，oropharyngeal and oral cavity squamous cell carcinoma：AIRO，CACA，DAHANCA，EORTC，GEORCC，GORTEC，HKNPCSG，HNCIG，IAG－KHT，LPRHHT，NCIC CTG，NCRI，NRG Oncology，PHNS，SBRT，SOMERA，SRO，SSHNO，TROG consensus guidelines [J]. Radiother Oncol，2018，126(1)：3－24.

[17] 中国医师协会放射肿瘤治疗医师分会，中华医学会放射肿瘤治疗学分会. 中国鼻咽癌放射治疗指南 (2020 版)[J]. 中华肿瘤防治杂志，2021，28(3)：167－177.

[18] 中国临床肿瘤学会指南工作委员会. 中国临床肿瘤学会(CSCO)鼻咽癌诊疗指南 2022[M]. 北京：人民卫生出版社，2022.

3 乳　腺　癌

要点

（1）WHO发布的统计数据显示，乳腺癌的发病率已经超过肺癌，位居全球所有恶性肿瘤的首位，病死率位于女性恶性肿瘤的第1位，位居全球所有恶性肿瘤的第5位[5]。

（2）国家癌症中心的统计数据显示，乳腺癌发病率在我国所有恶性肿瘤中排第6位，病死率在女性恶性肿瘤中排第6位，在所有恶性肿瘤中排第7位[2]。

（3）中国乳腺癌发病率的增速是全球平均增速的2倍，在全世界排第1；在城市和农村地区均呈持续上升趋势，且农村地区上升幅度更为显著[3]。

（4）中国女性乳腺癌发病平均年龄比西方国家提早了10年，高峰在45～49岁[4]。

（5）乳腺癌已知的危险因素包括：年龄增加、特定基因胚系突变、乳腺癌个人史、胸部高剂量辐射暴露史、乳腺癌家族史、初潮年龄早、绝经年龄晚、首胎分娩年龄大、未生育、更年期激素治疗、绝经后肥胖。

（6）无痛性乳房肿块是早期乳腺癌患者最常见的临床表现。乳腺X线和乳房超声检查是最常用的乳腺癌筛查手段，必要时可以应用乳腺MRI。远处转移的评估检查包括胸、腹部增强CT、骨扫描、脑增强MRI，必要时可以应用PET/CT。

（7）治疗汇总：所有保乳术后患者均有全乳腺照射（whole breast irradiation，WBI）指征，放疗方案包括大分割和常规分割，优先选择大分割；对于部分低危患者，在充分评估风险和获益的前提下，可以选择部分乳腺照射或者免除放疗。腋窝淋巴结阳性患者均有联合区域淋巴结放疗指征，目前仍推荐50 Gy/25次的常规分割方案，大分割方案的疗效和安全性正在探索验证中。在严格控制心肺等危及器官剂量的前提下，内乳区应作为区域淋巴结照射野的有机部分。对于新辅助治疗后患者，结合新辅助治疗前的临床分期和新辅助化疗后的病理分期，按照病程中的最高分期参照未接受新辅助治疗患者的放疗指征进行决策。乳房重建术后放疗指征遵循同期别的乳房切除术后患者。

3.1 乳腺癌总论

3.1.1 解剖学

3.1.1.1 乳腺解剖

女性乳房附着于胸大肌筋膜表面,一般位于第 2～6 前肋之间,内起胸骨旁,外到腋中线,外上极可以延伸至腋窝形成乳腺腋尾部。乳腺组织分为 15～20 个腺叶,主要由小叶、导管和基质(脂肪组织、导管和小叶周围的结缔组织、血管、淋巴管)组成。大多数乳腺癌起源于导管内,有些起源于小叶,还有少量则起源于其他组织。

3.1.1.2 乳房淋巴引流区

淋巴液是一种能给细胞提供水分和营养的透明液体,它从乳腺组织引流到间质内的淋巴管,然后再汇入乳房的淋巴引流区。乳房的大部分淋巴结都在腋窝附近,被称为腋窝淋巴结,其他还包括锁骨上淋巴结、内乳淋巴结和胸肌间淋巴结(如表 3-1-1 和图 3-1-1 所示)。

表 3-1-1 乳房淋巴引流区的解剖边界

	上界	下界	内界	外界	前界	后界
腋窝淋巴结Ⅰ站	肱骨头下缘	胸大肌游离缘(第4、5肋水平)	胸小肌外缘	头侧:胸大肌、三角肌外缘连线;脚侧:胸大肌、背阔肌外缘连线	胸大肌、胸小肌背面	背阔肌、肩胛下肌、大圆肌前缘连线
腋窝淋巴结Ⅱ站	胸小肌止点	胸小肌游离缘(下缘)	胸小肌内缘	胸小肌外缘	胸小肌背面	肋骨和前锯肌前缘
腋窝淋巴结Ⅲ站	喙突	腋静脉	锁骨,肋骨,颈-锁骨下静脉交界的外缘	胸小肌内缘	胸大肌背面	肋骨前缘或锁骨下动脉和腋血管背面
锁骨上淋巴结内侧群	环状软骨下缘	锁骨头出现层面上颈-锁骨下静脉交汇处	颈内动脉或颈内静脉的内缘	锁骨头内缘或皮下5mm	胸锁乳突肌深面	颈内动脉背面或前、中斜角肌腹面
锁骨上淋巴结外侧群	环状软骨下缘	锁骨头出现层面上颈-锁骨下静脉交汇处	颈长肌外缘	锁骨头内缘或皮下5mm	颈内动脉背面或前、中斜角肌腹面	斜方肌前缘
内乳淋巴结	颈-锁骨下静脉交汇处	第4肋骨上缘(或第5肋上缘)	内乳血管内侧7mm	内乳血管外侧7mm	胸大肌背面、胸骨背面	胸膜或内乳血管背侧5mm
胸肌间淋巴结	胸小肌止点	胸小肌游离缘	胸小肌内缘	胸小肌外缘	胸小肌背面	胸小肌腹面

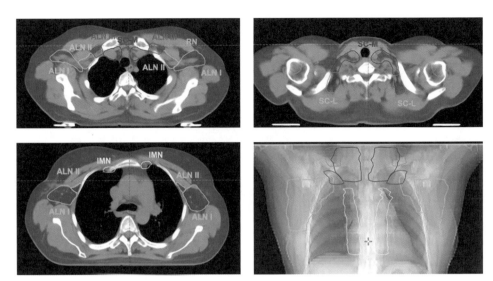

图 3 - 1 - 1 乳房淋巴引流区示意图

ALN Ⅰ:腋窝淋巴结 Ⅰ 站;ALN Ⅱ:腋窝淋巴结 Ⅱ 站;ALN Ⅲ:腋窝淋巴结 Ⅲ 站;RN:胸肌间淋巴结;SC - M:锁骨上淋巴结内侧群;SC - L:锁骨上淋巴结外侧群

3.1.1.3 病理分类（WHO 第 5 版）

（1）原位癌:导管原位癌(ductal carcinoma in-situ,DCIS)（低级别、中级别、高级别）;原位乳头状肿瘤(乳头状 DCIS、包裹性乳头状癌、原位实性乳头状癌)。

（2）浸润性癌:非特殊类型浸润性乳腺癌(导管和其他特殊类型);微浸润癌;浸润性小叶癌;管状癌;筛状癌;黏液癌;黏液性囊腺癌;浸润性微乳头状癌;浸润性乳头状癌;浸润性实性乳头状癌;大汗腺分化癌;化生癌(梭形细胞、鳞状细胞、异源分化、低级别腺鳞癌、低级别纤维瘤样和混合化生);神经内分泌肿瘤(neuroendocrine tumor,NET);神经内分泌癌(neuroendocrine cancer,NEC);唾液腺型(腺泡细胞、腺样囊性、分泌性、黏液表皮样、多形性腺癌);极性反转的高细胞癌。

（3）预后良好的组织学类型:管状癌;筛状癌;黏液癌;腺样囊性;低级别腺鳞癌化生癌;低级别纤维瘤样化生癌。

3.1.1.4 TNM 分期

乳腺癌原发肿瘤(T)的临床分期(cT)和病理分期(pT)标准是一致的,主要根据临床检查(体格检查、影像学检查,如乳房 X 线检查、超声和 MRI 检查)和病理学检查(大体和镜下测量)的浸润性癌病灶最大径确定。区域淋巴结(N)分为临床分期(cN)和病理分期(pN)。小叶原位癌(lobular carcinoma in situ,LCIS)被归为良性疾病,已从第 8 版 AJCC 的 TNM 分期中移除。TNM 分期包括解剖分期,临床预后分期和病理预后分期。解剖分期仅参考 T、N 和 M 分期信息,预后分期在解剖分期的基础上同时考虑分子分型和组织学分级。临床预后分期适用于所有患者,病理预后分期适用于以手术为初始治疗的乳腺癌患者(表 3 - 1 - 2、表 3 - 1 - 3)。

表 3-1-2 乳腺癌 TNM 分期定义(AJCC 第 8 版)

T 分期		
Tx	原发肿瘤无法评估	
T0	无原发肿瘤证据	
Tis (DCIS)	导管原位癌	
Tis (Paget)	乳头 Paget 病,乳腺实质中无浸润癌和(或)原位癌。伴有 Paget 病的乳腺实质肿瘤应根据实质病变的大小和特征进行分期,并对 paget 病加以注明	
T1	肿瘤最大径≤20 mm	
	T1mi	肿瘤最大径≤1 mm
	T1a	1 mm<肿瘤最大径≤5 mm
	T1b	5 mm<肿瘤最大径≤10 mm
	T1c	10 mm<肿瘤最大径≤20 mm
T2	20 mm<肿瘤最大径≤50 mm	
T3	肿瘤最大径>50 mm	
T4	任何肿瘤大小,侵及胸壁或皮肤(溃疡或者卫星结节形成),仅侵犯真皮不归为 T4	
	T4a	侵及胸壁,仅侵犯或者邻近胸肌不归为 T4a
	T4b	皮肤溃疡或者卫星结节形成或者没有达到炎性乳腺癌诊断标准的皮肤水肿(包括橘皮样变)
	T4c	同时存在 T4a 和 T4b
	T4d	炎性乳腺癌
临床 N 分期		
cNx	区域淋巴结无法评估(如已先行切除)	
cN0	无区域淋巴结转移证据(通过影像学检查或者临床体检)	
cN1	患侧第 Ⅰ 或 Ⅱ 站腋窝淋巴结转移,临床体检可移动	
	cN1mi	前哨活检微转移(约 200 个肿瘤细胞,最大直径>0.2 mm,但≤2 mm)
cN2	患侧第 Ⅰ 或 Ⅱ 站腋窝淋巴结转移,临床体检不可移动或淋巴结相互融合;患侧内乳淋巴结转移而无腋窝淋巴结转移	
	cN2a	患侧第 Ⅰ 或 Ⅱ 站腋窝淋巴结转移,临床体检不可移动或淋巴结相互融合
	cN2b	有临床转移征象的患侧内乳淋巴结转移,但无腋窝淋巴结转移
cN3	患侧锁骨下淋巴结(第Ⅲ站腋窝淋巴结)转移,伴或不伴第 Ⅰ 或 Ⅱ 站腋窝淋巴结转移;或患侧内乳淋巴结转移伴第Ⅰ 或Ⅱ 站腋窝淋巴结转移;或患侧锁骨上淋巴结转移,伴或不伴腋窝淋巴结或内乳淋巴结转移	
	cN3a	患侧锁骨下淋巴结转移
	cN3b	患侧内乳淋巴结转移伴腋窝淋巴结转移
	cN3c	患侧锁骨上淋巴结转移

(续表)

病理 N 分期		
pNx	区域淋巴结无法评估(先行切除或未切除)	
pN0	无区域淋巴结转移证据或者只有孤立的肿瘤细胞群	
	pN0(i+)	区域淋巴结中仅见孤立的肿瘤细胞群(孤立的肿瘤细胞群≤0.2 mm)
	pN0(mol+)	无孤立的肿瘤细胞群,但反转录聚合酶链反应阳性
pN1	微转移,或 1~3 枚腋窝淋巴结转移,和(或)临床内乳阴性但是前哨活检发现内乳淋巴结宏转移或者微转移	
	pN1 mi	微转移(单个淋巴结单张组织切片中肿瘤细胞数量约 200 个,最大直径>0.2 mm,但≤2 mm)
	pN1a	1~3 枚腋窝淋巴结转移,至少 1 处转移灶>2 mm
	pN1b	前哨活检发现的内乳淋巴结转移(不包括孤立的肿瘤细胞群)
	pN1c	同时存在 pN1a 和 pN1b
pN2	4~9 个患侧腋窝淋巴结转移;或临床上发现患侧内乳淋巴结转移而无腋窝淋巴结转移	
	pN2a	4~9 个患侧腋窝淋巴结转移,至少 1 处转移灶>2 mm
	pN2b	有临床转移征象的同侧内乳淋巴结转移(不需要病理证实),但无腋窝淋巴结转移
pN3	10 个或 10 个以上患侧腋窝淋巴结转移; 或锁骨下淋巴结(第Ⅲ站腋窝淋巴结)转移; 或临床表现有患侧内乳淋巴结转移伴 1 个以上第Ⅰ/Ⅱ站腋窝淋巴结转移; 或 3 个以上腋窝淋巴结转移伴无临床表现的前哨内乳淋巴结宏转移或者微转移; 或患侧锁骨上淋巴结转移	
	pN3a	10 个或 10 个以上同侧腋窝淋巴结转移(至少 1 处转移灶>2 mm); 或锁骨下淋巴结(第Ⅲ站腋窝淋巴结)转移
	pN3b	pN1a 或者 pN2a,合并 cN2b(有临床征象的同侧内乳淋巴结转移); 或者 pN2a 合并 pN1b,并伴 1 个以上腋窝淋巴结转移
	pN3c	同侧锁骨上淋巴结转移
远处转移		
M0	没有远处转移的临床或者影像学证据	
	cM0(I+)	无远处转移的临床或者影像学证据,但是存在通过外周血分子检测、骨髓穿刺,或非区域淋巴结区软组织发现≤0.2 mm 的转移灶,无转移症状或体征
cM1	远处转移的临床或者影像学证据	
pM1	任何组织学证实的远处器官转移,或者非区域淋巴结区软组织发现>0.2 mm 的转移灶	

表 3-1-3　乳腺癌 TNM 解剖分期（AJCC 分期第 8 版）

分期	T	N	M
0	Tis	N0	M0
ⅠA	T1	N0	M0
ⅠB	T0	N1 mi	M0
ⅠB	T1	N1 mi	M0
ⅡA	T0	N1	M0
ⅡA	T1	N1	M0
ⅡA	T2	N0	M0
ⅡB	T2	N1	M0
ⅡB	T3	N0	M0
ⅢA	T0	N2	M0
ⅢA	T1	N2	M0
ⅢA	T2	N2	M0
ⅢA	T3	N1	M0
ⅢA	T3	N2	M0
ⅢB	T4	N0	M0
ⅢB	T4	N1	M0
ⅢB	T4	N2	M0
ⅢC	AnyT	N3	M0
Ⅳ	AnyT	AnyN	M1

3.1.1.5　分子分型

St. Gallen 会议提出基于免疫组化结果的分子分型，具体标准如表 3-1-4 所示[5]。

表 3-1-4　乳腺癌分子分型

分子分型	ER	PR	HER2	CK5/6	EGFR	Ki67	其他
阳性标准	细胞核 >1%	2011 年及以前：细胞核>1%	免疫组化＋＋＋或免疫组化＋＋及FISH>2.0	任何细胞质或胞膜染色	任何细胞质或细胞染色	2011 年及以前：细胞核≥14%；2013 年及以后：细胞核≥20%	
Luminal A	阳性	阳性	阴性	任何状态	任何状态	阴性	多基因预后模型如 21 基因低危型
Luminal B 非 HER2 阳性型*	阳性	阴性或低表达（细胞核＜20%）	阴性	任何状态	任何状态	阳性	多基因预后模型如 21 基因中-高危

（续表）

分子分型	ER	PR	HER2	CK5/6	EGFR	Ki67	其他
Lumina B HER2 阳性型	阳性	任何状态	阳性	任何状态	任何状态	任何状态	
HER2 阳性型	阴性	阴性	阳性	任何状态	任何状态	任何状态	
基底型	阴性	阴性	阴性	任何一项阳性		任何状态	
三阴性非基底型	阴性	阴性	阴性	阴性	阴性	任何状态	

* 在 PR、Ki67 和多基因预后模式中有一项阳性即符合。

3.1.1.6 多基因模型

多基因模型的放疗决策指导价值尚缺乏高级别循证证据，在国际指南中也尚未纳入辅助放疗的重要依据。回顾性研究提示 DCISionRT、Rst 和 DCIS score 等多基因模型可区分 DCIS 保乳术后的个体化局部复发风险，多基因模型评分低危患者的放疗获益有限[6]。POLAR 研究基于 SweBCG91 - RT 和 Princess Margaret 临床研究入组人群，利用 16 基因的多基因模型筛选低复发风险人群，显示 POLAR - low 患者的自然病程复发率低，10 年局部区域复发（local-regional recurrence，LRR）仅为 6%～7%，且放疗获益有限（10 年 LRR：放疗 5% *vs* 未放疗 6%，$P=0.81$）[7]。符合 CALGB 9343 研究入组条件的患者，当 21 基因 RS 评分≥11 分时，在接受内分泌治疗基础上，仍然可以从保乳术后放疗中得到生存获益，5 年总生存率由 88% 提升至 93%[8]。28 基因 RecurIndex 是基于中国人群数据，由肿瘤基因信息与临床病理因素相结合的乳腺癌复发风险评估模型。一项研究证实，28 基因对于 N1 患者的乳房切除术后放疗（post-mastectomy radiotherapy，PMRT）决策可以起到辅助作用[9]。现阶段建议在结合患者意愿的前提下，综合年龄、患者一般状态、合并症、组织学分级、切缘距离、激素受体状态、内分泌治疗等临床病理预后因素，同时参考多基因模型评估结果，对患者进行个体化术后放疗决策。

（陈佳艺　曹璐）

参 考 文 献

[1] Sung H, Ferlay J, Siegel RL, et al. Global Cancer Statistics 2020: GLOBOCAN Estimates of Incidence and Mortality Worldwide for 36 Cancers in 185 Countries[J]. CA Cancer J Clin, 2021, 71(3): 209 - 249.

[2] Chen W, Zheng R, Baade PD, et al. Cancer statistics in China, 2015 [J]. CA Cancer J Clin, 2016, 66 (2): 115 - 132.

[3] 李贺, 郑荣寿, 张思维, 等. 2014 年中国女性乳腺癌发病与死亡分析[J]. 中华肿瘤杂志, 2018, 40(3): 166 - 171.

[4] Chen C, Sun S, Yuan JP, et al. Characteristics of breast cancer in Central China, literature review and comparison with USA[J]. Breast, 2016, 30: 208 - 213.

[5] Goldhirsch A, Winer EP, Coates AS, et al. Personalizing the treatment of women with early breast cancer: highlights of the St Gallen International Expert Consensus on the Primary Therapy of Early Breast Cancer 2013 [J]. Ann Oncol, 2013, 24(9): 2206 - 2223.

［6］Vicini F，Shah C，Whitworth P，et al. A novel biosignature identifies DCIS patients with a poor biologic subtype with an unacceptably high rate of local recurrence after breast conserving surgery and radiotherapy［J］. Journal of Clinical Oncology，2021，39(15)：S513.

［7］Sjöström M，Fyles A，Liu FF，et al. Development and Validation of a Genomic Profile for the Omission of Local Adjuvant Radiation in Breast Cancer［J］. J Clin Oncol，2023，41(8)：1533-1540.

［8］Chevli N，Haque W，Tran KT，et al. 21-Gene recurrence score predictive for prognostic benefit of radiotherapy in patients age ≥ 70 with T1N0 ER/PR + HER2- breast cancer treated with breast conserving surgery and endocrine therapy［J］. Radiother Oncol，2022，174：37-43.

［9］Zhang L，Zhou M，Liu Y，et al. Is it beneficial for patients with pT1-2N1M0 breast cancer to receive postmastectomy radiotherapy? An analysis based on RecurIndex assay［J］. International journal of cancer，2021，149(10)：1801-1808.

3.2 乳腺癌保乳术后放疗

3.2.1 病例介绍

女性，58岁，因"乳房 X 线体检发现右乳外上象限肿物 1 周"就诊。乳房体检可触及 1.8 cm 大小的可移动肿块，双侧腋窝及锁骨上未触及肿大淋巴结。患者于 28 岁时足月妊娠 1 次，双侧乳房母乳喂养约 1 年，否认口服避孕药。53 岁绝经，否认既往辐射暴露史，否认吸烟、饮酒等不良生活嗜好，否认内科疾病史，否认肿瘤家族史。

乳房肿物空心针穿刺活检显示：浸润性导管癌(invasive ductal carcinoma，IDC)，组织学分级Ⅱ级，ER(95%＋，染色强)，PR(95%＋，染色强)，HER2(＋)，Ki67(12%＋)。完善乳房及淋巴结超声和腹部超声检查，未发现淋巴结转移和其他内脏转移。根据 AJCC 第 8 版临床解剖分期为 cT1cN0M0，ⅠA 期，临床预后分期为ⅠA 期。

患者接受了右乳保乳手术＋前哨淋巴结活检术，术后病理：外上象限肿块，直径为 1.7 cm，IDC，组织学分级Ⅱ级，切缘阴性，肿瘤周围无神经、脉管侵犯，共 2 枚前哨淋巴结，均未见癌转移(0/2)。免疫组化：ER(95%＋，染色强)，PR(95%＋，染色强)，HER2(＋)，Ki67(8%＋)。Oncotype Dx 评分为 10 分。根据 AJCC 第 8 版病理解剖分期为 pT1cN0，ⅠA 期；病理预后分期为ⅠA 期，分子分型为 Luminal A 型。

乳腺癌多学科团队协作讨论认为，患者为 Luminal A 型早期乳腺癌，不需要接受辅助化疗，术后直接行辅助放疗，放疗结束后开始芳香化酶抑制剂的辅助内分泌治疗共 5 年。

3.2.2 放疗前评估

体格检查：坐姿和仰卧位的乳房检查，观察双乳对称性和乳房皮肤，触诊排除双乳结节，确认手术切口愈合良好，无明显术腔积液。双侧腋窝和锁骨上淋巴结的触诊检查，排除淋巴结转移。检查双侧上肢的伸展和运动情况，放疗体位固定时要求双侧上肢至少向上外展 90°。

实验室检查：血常规、肝肾功能、肿瘤标志物、心脏血清生物标记物(cTnI、cTnT、NT-proBNP、CK-MB 等)。

影像学检查：心电图、心脏超声、乳房及区域淋巴结超声和腹部超声检查。如患者存在可疑远处转移症状,可考虑进行相应的胸部、腹部和盆腔增强 CT 检查和头部增强 MRI 检查。若患者有骨骼症状或碱性磷酸酶升高,可考虑骨扫描,也可以选择 PET/CT 扫描。

复核术前影像学检查和术后病理报告,明确术前病灶位置、TNM 解剖和预后分期、分子分型,确认放疗指征。

3.2.3 基于循证医学的治疗推荐

WBI 降低保乳术后复发和延长生存的获益已十分明确,其可降低 70% 的同侧乳腺癌复发(ipsilateral breast tumor recurrence,IBTR)风险和 15.7% 的 10 年任何首次复发率,并以 4∶1 的比例转化为乳腺癌生存获益[1-6]。在早期乳腺癌中,保乳手术联合术后放疗可以获得与乳房切除手术相似甚至更佳的生存预后[7-10]。在 4 项大型Ⅲ期随机对照研究的长期随访结果和全球大范围长期临床实践数据支持下,40~42 Gy/15~16 次的大分割放疗已经成为各大指南优先推荐的 WBI 方案[4,11,12]。在 WBI 基础上追加瘤床加量,可进一步降低 40% 的 LRR[13]。

该病例采用全乳大分割放疗方案,全乳大分割方案:4 005 cGy/15 次/每日 1 次/每周 5 次,序贯瘤床加量:1 000 cGy/4 次/每日 1 次。保乳术后放疗推荐如表 3-2-1 所示,保乳术后区域淋巴结放疗推荐和相关循证证据详见 3.3 乳腺癌改良根治术后放疗。

表 3-2-1 保乳术后放疗推荐

分层	推荐	备注
导管原位癌	全乳放疗 ± 瘤床加量	(1) 常规分割或大分割方案 (2) 部分低危者可选择加速部分乳腺照射/部分乳腺照射
浸润性癌(N0)	全乳放疗± 瘤床加量	(1) 常规分割或大分割方案 (2) 部分低危者可选择加速部分乳腺照射/部分乳腺照射 (3) 低危老年患者可考虑免除放疗 (4) 部分高危者可考虑全乳放疗 ＋ 瘤床加量 ＋ 区域淋巴结放疗
浸润性癌(N1~3)已行腋窝清扫	全乳放疗 ＋ 瘤床加量 ＋ 区域淋巴结放疗	区域淋巴结放疗范围包括患侧锁骨上/下区±内乳淋巴结(第1~3肋间)
浸润性癌,前哨淋巴结 1~2 枚阳性,未行腋窝清扫	低危:全乳(包括低位腋窝淋巴结的乳房高位切线野) ＋ 瘤床加量 高危:全乳 ＋ 瘤床 ＋ 包括腋窝的区域淋巴结放疗	
浸润性癌,前哨淋巴结≥3 枚阳性,未行腋窝清扫	全乳 ＋ 瘤床 ＋ 包括腋窝的区域淋巴结放疗	

注:(1) 加速部分乳腺照射/部分乳腺照射,建议对于 BRCA 阴性患者,参照美国放射肿瘤学会(American Society of Therapeutic Radiation Oncology,ASTRO)推荐选择合适的患者[14],或参照 RAPID,NSABP B-39 以及 APBI-IMRT-Florence 研究的入组标准[15,16]。可采用 IMRT 或者组织间插植技术实施,外照射优先推荐 IMRT 技术。分割方案推荐首选 30 Gy/(5 次×2 周),或者也可以考虑 40 Gy/15 次或者 38.5 Gy/10 次/每日 2 次方案。

(2) 对于符合年龄≥70 岁、分期 T1N0M0、激素受体阳性、HER2(—)、接受内分泌治疗的老年患者,在结合患者意愿的前提下,综合多项因素充分评估放疗的风险和获益后可考虑减免术后放疗。

　　(3) 全乳放疗:常规分割 45～50 Gy、25～28 次,大分割 40～42.5 Gy、15～16 次;瘤床加量方案:常规分割 10～16 Gy、5～8 次;大分割 8.7～10 Gy、3～4 次。

　　(4) 乳房高位切线野:指将乳房切线野上界向上延伸,以包括更多的低位腋窝淋巴结,一般定义为距离肱骨头下缘≤2 cm。

　　(5) 腋窝淋巴结区预防性照射:已经行完整清扫的腋窝淋巴结范围,术后无须再行预防性照射。对于腋窝前哨淋巴结宏转移但没有接受腋窝清扫的患者,符合 Z0011 研究入组条件的前提下建议采用乳房高位切线野照射。也可参考权威的前哨淋巴结预测列线图,综合考虑患者年龄、T 分期、前哨淋巴结活检数目和前哨淋巴结阳性数目、分子分型、组织学分级和脉管侵犯等预后因素。如果预测非前哨淋巴结转移概率超过 25%～30%,建议将完整的腋窝淋巴结包括在区域淋巴结照射范围内。对于前哨淋巴结微转移未行腋窝清扫的患者,结合临床病理风险因素评估,高危患者参考前哨淋巴结宏转移的治疗原则。

　　(6) 对于手术之后不计划做辅助化疗的患者,放疗推荐在手术之后 4～8 周内开始。

　　(7) 区域淋巴结放疗推荐和相关循证证据详见 3.3　乳腺癌改良根治术后放疗。

　　(8) 对于肿瘤位于中央或者内侧象限,或者分期为 pT3,或者 pT2 同时合并以下因素之一:组织学分级Ⅲ级、ER 阴性或者广泛脉管内癌栓(lymphovascular infiltration,LVI),可以考虑联合区域淋巴结照射。

3.2.4　文献综述

3.2.4.1　浸润性癌保乳术后放疗的临床循证证据

　　多项大型 3 期随机对照临床研究(表 3-2-2)均证实,WBI 显著降低保乳术后的复发风险,并转化为乳腺癌特异性生存获益。术后放疗是保障保乳治疗疗效的有机组成部分。

表 3-2-2　浸润性癌保乳术后放疗的临床循证证据

研究	结果	意义
EBCTCG 荟萃分析[7]	(1) 纳入来自 17 个随机对照临床研究的 10 801 例浸润性乳腺癌,接受保乳手术或者保乳手术＋术后放疗 (2) 10 年任何复发率:保乳手术＋WBI vs 保乳手术为 19.3% vs 35.0%($2P<0.000\ 01$); 15 年乳腺癌特异性死亡率:保乳手术＋WBI vs 保乳手术为 21.4% vs 25.2%($2P=0.000\ 05$) (3) 每避免 4 个 10 年任何复发事件,即可转化为避免 1 个 15 年乳腺癌特异性死亡事件。腋窝淋巴结状态、年龄、组织学分级、激素受体状态、内分泌治疗和手术范围均对保乳术后放疗获益无影响	该荟萃分析提供了最高级别循证依据,明确保乳术后放疗获益。WBI 可以使保乳术后复发风险减半,并降低 1/6 的乳腺癌特异性死亡率,且不同预后亚组放疗获益均相似
NSABP B06 研究[9,18,19]	(1) 1851 例乳腺癌患者随机分为:乳房切除($n=713$)、保乳手术($n=719$)和保乳手术＋WBI($n=731$);WBI 50 Gy/25 次。所有患者均接受Ⅰ～Ⅱ站腋窝淋巴结清扫,腋窝淋巴结阳性患者接受术后化疗 (2) 入组人群:1976—1984 年,Ⅰ～Ⅱ期,肿块≤4 cm,切缘阴性 (3) 20 年随访结果: IBTR:保乳手术＋WBI vs 保乳手术为 14.3% vs 39.2%($P<0.001$); 无病生存率:全乳切除 vs 保乳手术 vs 保乳手术＋WBI 为 36%±2% vs 35%±2% vs 35%±2%($P=0.26$); 无远处转移生存:全乳切除 vs 保乳手术 vs 保乳手术＋WBI 为 49%±2% vs 45%±2% vs 46%±2%($P=0.34$); 总生存:全乳切除 vs 保乳手术 vs 保乳手术＋WBI 为 47%±2% vs 46%±2% vs 46%±2%($P=0.57$)	该研究首次证实 WBI 显著降低保乳术后局部复发风险,确立了保乳手术＋术后放疗的保乳治疗地位

（续表）

研究	结果	意义
米兰研究[20,21]	(1) 701 例乳腺癌患者随机分为：Halsted 根治术($n=349$)和保乳手术＋术后放疗($n=352$)；术后放疗包括 WBI 50 Gy/25 次＋续贯瘤床加量 10 Gy/5 次。所有患者均接受Ⅰ～Ⅱ站腋窝淋巴结清扫 (2) 入组人群：1973—1980 年，T1，cN0，切缘阴性 (3) 25 年随访结果： IBTR：保乳手术＋术后放疗 *vs* Halsted 根治术为 8.8%±3.2% *vs* 2.3%±0.8%($P<0.001$)； 总生存率：保乳手术＋术后放疗 *vs* Halsted 根治术为 37.9% *vs* 43.8%($P=0.38$)； 乳腺癌特异性死亡率：保乳手术＋术后放疗 *vs* Halsted 根治术为 26.1% *vs* 24.3%($P=0.8$)； 两组的对侧乳腺癌、远处转移和第二原发肿瘤发生率均无显著差异	该研究的长期随访结果再次确认保乳手术联合术后放疗可以获得与乳房切除相似的生存预后，夯实保乳治疗地位
NCIBC 研究[22,23]	(1) 247 例乳腺癌患者随机分为：Patey 根治术($n=122$)和保乳手术＋术后放疗($n=125$)；术后放疗为 WBI±区域淋巴结放疗(45～50.4Gy/25～28 次)＋续贯瘤床加量(15～20 Gy)。所有患者均接受Ⅰ～Ⅲ站腋窝淋巴结清扫，腋窝淋巴结阳性患者接受术后化疗 (2) 入组人群：1979—1987 年，浸润性癌，肿块≤5 cm，单中心病灶 (3) 25 年随访结果： IBTR：保乳手术＋术后放疗 *vs* Patey 根治为 21.9% *vs* 0.9%($P<0.001$)； 总生存率：保乳手术＋术后放疗 *vs* Patey 根治术为 37.9% *vs* 43.8%($P=0.38$)； 无病生存事件率：保乳手术＋术后放疗 *vs* Patey 根治术为 56.4% *vs* 29.0%($P=0.0017$)； 两组间的远处转移和对侧乳腺癌风险无显著差异	该研究长达 25 年的随访结果证实，保乳手术联合术后放疗可以获得与乳房切除相似的长期生存
EORTC 10801[24,25]	(1) 902 例乳腺癌患者随机分为：乳房切除($n=436$)和保乳手术＋术后放疗($n=466$)；术后放疗为 WBI(50 Gy/5 周)＋续贯瘤床加量(25 Gy)；<55 岁腋窝淋巴结阳性患者接受术后化疗 (2) 入组人群：1980—1986 年，Ⅰ～Ⅱ期(肿块≤5 cm，cN0，cN1A，cN1B)，单中心病灶 (3) 13.4 年随访结果： 10 年局部区域复发：保乳手术＋术后放疗 *vs* 乳房切除为 19.7% *vs* 12.2%($P<0.0097$) (4) 22.1 年随访结果。 远处转移率：保乳手术＋术后放疗 *vs* 乳房切除为 46% *vs* 42%($P>0.05$) 死亡率：保乳手术＋术后放疗 *vs* 乳房切除为 61% *vs* 55%($P>0.05$)	该研究结果发现，尽管保乳手术联合术后放疗的局部复发风险高于乳房切除，但是这种风险并未转化成远处转移和死亡风险的增加，明确保乳治疗是安全有效的选择

3.2.4.2　DCIS 保乳术后放疗的临床循证证据

多项Ⅲ期随机临床试验结果（表 3 - 2 - 3）一致明确，DCIS 保乳术后 WBI 显著降低 IBTR 风险，且不增加对侧乳腺癌风险。即使是低危 DCIS，WBI 的局控获益仍十分显著，免除 DCIS 保乳术后放疗须十分谨慎。

表 3-2-3 DCIS 保乳术后放疗的临床循证证据

研究	结果	意义
NSABP-17[26,27]	(1) 818 例 DCIS 保乳术后患者,随机分为:WBI($n=413$)和无放疗($n=405$)。WBI 50 Gy/25 次 (2) 入组人群:1985—1990 年,DCIS,切缘阴性 (3) 17.3 年随访结果: IBTR:WBI vs 无放疗为 19.8% vs 35%; 对侧乳腺癌:WBI vs 无放疗为 9.3% vs 7.9%; 死亡率:WBI vs 无放疗为 8.0% vs 8.2%	
EORTC-10853[28]	(1) 1 010 例 DCIS 保乳术后患者,随机分为:WBI($n=507$)和无放疗($n=503$)。WBI 50 Gy/25 次 (2) 入组人群:1986—1996 年,单侧或双侧 DCIS,肿块<5 cm,适合保乳手术 (3) 15.8 年随访结果: WBI 降低 48% 的局部复发风险,$HR=0.52$(95% CI 0.40~0.68),$P<0.001$; 15 年无局部复发生存:WBI vs 无放疗为 82% vs 69%; 15 年无局部浸润性癌复发生存:WBI vs 无放疗为 90% vs 84%,$HR=0.61$(95% CI 0.42~0.87); 乳腺癌特异性生存:WBI vs 无放疗,$HR=1.07$(95% CI 0.60~1.91); 总生存:WBI vs 无放疗,$HR=1.02$(95% CI 0.71~1.44)	这 4 项Ⅲ期随机对照临床试验结果一致明确,DCIS 保乳术后 WBI 显著降低 IBTR 风险,且不影响对侧乳腺癌风险
SweDCIS[29,30]	(1) 1 046 例 DCIS 保乳术后患者,随机分为:WBI($n=526$)和无放疗($n=520$)。WBI 50 Gy/25 次或者 54 Gy(疗程中间中断 2 周,生物等效剂量为 46 Gy) (2) 入组人群:1987—1999 年,DCIS,cN0 (3) 17 年随访结果: 局部复发率:WBI vs 无放疗为 20% vs 32.0%; WBI 降低 37.5% 的局部复发风险,降低 10% 的 DCIS 局部复发率,2% 的浸润性癌局部复发率; 对侧乳腺癌:WBI($n=67$) vs 无放疗($n=48$),$HR=1.38$(95% CI 0.95~2.00) 20 年累积乳腺癌特异性死亡率:WBI vs 无放疗为 4.1% vs 4.2%,$P>0.05$ 20 年累积死亡率:WBI vs 无放疗为 22.8% vs 27.0%,$P>0.05$	
UK/ANZ DCIS[31]	(1) 1 694 例 DCIS 保乳术后患者,随机分为:无术后治疗($n=544$)、单纯内分泌治疗($n=567$)、单纯 WBI($n=267$)和 WBI+内分泌治疗($n=316$)。WBI 50 Gy/25 次,内分泌治疗方案为他莫昔芬 (2) 入组人群:1990—1998 年,单侧或双侧 DCIS,适合保乳手术切缘阴性 (3) 12.7 年随访结果: IBTR:WBI($n=522$) vs 无放疗($n=508$)为 7.1% vs 19.4%,$P<0.0001$; 浸润性 IBTR:WBI vs 无放疗为 3.3% vs 9.1%,$P<0.0001$; 对侧乳腺癌:WBI vs 无放疗为 3.3% vs 4.1%,$P=0.6$	

(续表)

研究	结果	意义
RTOG 9804[32]	(1) 636 例保乳术后患者,随机分为:WBI($n=287$)和免除放疗($n=298$)。WBI 包括 50 Gy/25 次,50.4 Gy/28 次和 42.6 Gy/16 次,均无临床加量 (2) 入组人群:1998—2006 年,乳房 X 线筛查发现,低-中级别 DCIS,<2.5 cm,切缘>3 mm (3) 7.17 年随访结果: 7 年局部复发:WBI vs 免除放疗为 0.9% vs 6.7%($HR=0.11$,$P<0.001$); 1～2 度急性毒性反应:WBI vs 免除放疗为 76% vs 30%; 3～4 度急性毒性反应:WBI vs 免除放疗为 4.2% vs 4.0%	该研究首次证实即使是低危 DCIS,WBI 的局控获益仍十分显著。免除 DCIS 保乳术后放疗须十分谨慎,个体化决策需要更加精准化的预后模型指导

3.2.4.3 保乳术后瘤床加量的循证证据

多项Ⅲ期随机对照临床研究(表3-2-4)证实,WBI 后续贯瘤床加量可以进一步显著降低局部复发风险,在年轻、组织学Ⅲ级、大肿块等局部复发高危患者中获益尤其明显。

表 3-2-4　保乳术后瘤床加量的临床循证证据

研究	结果	意义
里昂研究[13]	(1) 1 024 例保乳术后 WBI(50 Gy/20 次/5 周)患者,随机分为:瘤床加量 10 Gy/4 次($n=521$)和无瘤床加量($n=503$)。所有患者均接受腋窝淋巴结清扫术。采样 9 或 12 MeV 的 X 线外照射 (2) 入组人群:1986—1992 年,肿块<3 cm,切缘阴性 (3) 5 年随访结果: 局部复发:瘤床加量 vs 无瘤床加量为 3.6% vs 4.5%($P=0.044$); 1～2 度毛细血管扩张:瘤床加量 vs 无瘤床加量为 12.4% vs 5.9%; 两组间的患者自评美容效果无显著差异	该研究是首个证实瘤床加量局控获益的随机对照临床研究
EORTC 22881-10882[33,34]	(1) 5 318 例保乳术后 WBI(50 Gy/25 次)患者,随机分为:瘤床加量 16 Gy/8 次($n=2\,661$)和无瘤床加量($n=2\,657$)。所有患者均接受腋窝淋巴结清扫术。瘤床加量采用电子线、光子线切线野或者^{192}Ir 插植技术 (2) 入组人群:1989—1996 年,切缘阴性(>1 cm),T1～2,N0～1 (3) 10.8 年随访结果: 10 年局部复发:瘤床加量 vs 无瘤床加量为 10.2% vs 6.2%($P<0.0001$);<40 岁人群的局控获益最大,10 年局部复发率分别为 23.9% 和 13.5%($P<0.0014$); 10 年总生存率:瘤床加量 vs 无瘤床加量为 82% vs 82%; 10 年重度乳房纤维化发生率:瘤床加量 vs 无瘤床加量为 4.4% vs 1.6%($P<0.0001$)	该研究是证实 WBI 后续贯瘤床加量显著降低局部复发风险的最大样本量研究

（续表）

研究	结果	意义
Polgár C, et al.[34]	（1）207 例保乳术后 WBI（50 Gy/25 次）患者，随机分为：瘤床加量（$n=104$）和无瘤床加量（$n=103$）。电子线瘤床加量 16 Gy（$n=52$）或者高剂量率间质插植 12～14.25 Gy（$n=52$）。所有患者均接受腋窝淋巴结清扫术 （2）入组人群：1995—1998 年，Ⅰ～Ⅱ期（T1～2，N0～1） （3）5 年随访结果： 无局部复发生存：瘤床加量 vs 无瘤床加量为 92.7% vs 84.9%（$P=0.049$）； 无复发生存：瘤床加量 vs 无瘤床加量为 76.6% vs 66.2%（$P=0.044$）； 乳腺癌特异性生存：瘤床加量 vs 无瘤床加量为 90.4% vs 82.1%（$P=0.053$）	该研究再次证实瘤床加量在降低复发风险的获益，并提示电子线外照射和间质插植两种技术在局控和美容效果方面是相似的

3.2.4.4 大分割 WBI 的循证证据

多项随机对照临床研究的长期随访结果（表 3-2-5）均证实，大分割 WBI 可以获得与常规分割放疗相似的疗效和安全性，目前大分割方案已经成为国内外指南推荐的 WBI 优选方案。

表 3-2-5 大分割 WBI 的循证证据

研究	结果	意义
START-P[4]	（1）1410 例保乳术后患者随机分为：常规分割组 50 Gy/25 次/5 周（$n=470$），大分割组 A 42.9 Gy/13 次/5 周（$n=466$），大分割组 B 39 Gy/13 次/5 周（$n=474$）。均接受瘤床加量 14 Gy/7 次 （2）入组人群：1986—1998 年，年龄<75 岁，pT1～3 N0～1M0，浸润性癌，切缘阴性 （3）9.7 年随访结果： 10 年 IBTR：常规分割组 vs 大分割组 A vs 大分割组 B 为 12.1% vs 9.6% vs 14.8%； 大分割组 A 和大分割组 B 的局部复发率存在显著差异，差异绝对值为 3.7%（95% CI 0.3～8.3，$P=0.027$）	该研究首次证实乳腺癌组织对单次分割剂量的敏感性，确定了乳腺癌组织的 α/β 值，为后续 START A 和 START B 系列研究的开展提供了放射生物学基础
加拿大研究[35,36]	（1）1234 例保乳术后患者随机分为：常规分割组 50 Gy/25 次/35 天（$n=612$）和大分割组 42.5 Gy/16 次/22 天（$n=622$）。均无瘤床加量 （2）入组人群：1993—1996 年，pT1～2N0M0，浸润性癌，切缘阴性 （3）10 年随访结果： 局部复发：常规分割组 vs 大分割组为 6.7% vs 6.2%（下降 0.5%，95% CI −2.5～3.5）； 优-良美容效果：常规分割组 vs 大分割组为 71.3% vs 69.8%（下降 1.5%，95% CI −6.9～9.8）	首个证实大分割 WBI 的疗效和安全性与常规分割放疗相似的Ⅲ期随机对照临床研究，其所采用的 42.5 Gy/16 次大分割方案成为指南推荐

（续表）

研究	结果	意义
START A[12,37]	(1) 2 236 例保乳或乳房切除术后患者随机分为：常规分割组 50 Gy/25 次/5 周(n=749)，大分割组 A 39 Gy/13 次/5 周(n=737)，大分割组 B 41.6 Gy/13 次/5 周(n=750)。允许瘤床加量 10 Gy/5 次 (2) 入组人群：1998—2002 年，>18 岁，pT1～3aN0～1M0，浸润性癌，切缘≥1 mm (3) 9.3 年随访结果： 局部复发：常规分割组 vs 大分割组 A 为 7.4% vs 8.8% (P=0.41)；常规分割组 vs 大分割组 B 为 7.4% vs 6.3% (P=0.65)； 正常组织反应：常规分割组 vs 大分割组 A，中-重度乳房硬化、毛细血管扩张和乳房水肿在大分割组明显减少；常规分割组 vs 大分割组 B，两组的正常组织反应无差异	该研究是 START B 的平行研究，仅改变分割剂量不改变总疗程时间。结果确认前期研究发现的乳腺癌和正常乳腺组织对单次分割剂量敏感性相似，并证实大分割 WBI 的疗效和安全性与常规分割放疗相似
START B[12,38]	(1) 2 215 例保乳或乳房切除术后患者随机分为：常规分割组 50 Gy/25 次/5 周(n-1105)和大分割组 40 Gy/15 次/3 周(n=1110)。允许瘤床加量 10 Gy/5 次 (2) 入组人群：1999—2001 年，>18 岁，pT1～3aN0～1M0，浸润性癌，切缘≥1 mm (3) 9.9 年随访结果： 局部复发：常规分割组 vs 大分割组为 5.5% vs 4.3% (P=0.21)； 正常组织反应：大分割组的乳房萎缩、毛细血管扩张和乳腺水肿发生率均显著低于常规分割组	与 START A 的研究结果相互印证，明确大分割 WBI 的疗效和安全性与常规分割放疗相似，其所采用的 40 Gy/15 次/3 周分割方案是指南优选推荐

3.2.4.5　保乳术后老年低危患者免除放疗的循证证据

两项Ⅲ期随机对照临床研究的长期随访结果（表 3-2-6）证实，对于低危老年患者，免除 WBI 对长期生存预后没有显著影响。但是结果也发现 WBI 仍可以显著降低这部分患者的局部复发风险。因此，对于接受内分泌治疗的低危老年患者，在结合患者意愿的前提下，需综合多项因素充分评估放疗的风险和获益后，谨慎考虑减免保乳术后放疗。

表 3-2-6　保乳术后老年低危患者免除放疗的循证证据

研究	结果	意义
CALGB 9343[39,40]	(1) 636 例老年保乳术后患者随机分为：WBI(n=317)和免除放疗(n=319)。WBI 45 Gy/25 次＋续贯瘤床加量 14 Gy/7 次。所有患者均接受他莫昔芬内分泌治疗 (2) 入组人群：1994—1999 年，≥70 岁，T1N0M0，切缘阴性，激素受体阳性 (3) 12.6 年随访结果： 10 年无局部区域复发生存：WBI vs 免除放疗为 98% vs 90% (P<0.001)； 10 年无 IBTR 生存：WBI vs 免除放疗为 98% vs 91%； 10 年无远处转移生存：WBI vs 免除放疗为 95% vs 95% (P=0.5)； 10 年总生存：WBI vs 免除放疗为 67% vs 66%； 10 年乳腺癌特异性生存：WBI vs 免除放疗为 97% vs 98%	首个证实在低危老年患者接受内分泌治疗的前提下，免除放疗并未显著影响患者长期生存的Ⅲ期随机对照临床研究。NCCN 指南推荐，对于符合该研究入组标准的低危老年患者可以考虑免除保乳术后放疗

（续表）

研究	结果	意义
PRIME II[41-43]	(1) 1 326 例老年低危保乳术后患者随机分为：WBI 40～50 Gy/15～25 次（$n=658$）和免除放疗（$n=668$） (2) 入组人群：2003—2009 年，≥65 岁，低危定义：激素受体阳性，N0，肿块<3 cm，切缘阴性，允许组织学 3 级或者脉管阳性，但是不能两者均有。接受内分泌治疗 (3) 9.1 年随访结果： 10 年 IBTR：WBI vs 免除放疗为 0.9% vs 9.5%（$P<0.001$）； 10 年区域复发相似； 10 年远处转移率：WBI vs 免除放疗为 3.0% vs 1.6%； 10 年总生存率：WBI vs 免除放疗为 80.7% vs 80.8%； 10 年乳腺癌特异性生存：WBI vs 免除放疗为 97.9% vs 97.4%	该研究结果再次证实对于低危老年患者，WBI 没有生存获益。但 与 CALGB 9343 研究结果相似，WBI 仍可以显著降低局部复发风险

3.2.4.6　保乳术后部分乳腺照射的循证证据

对于早期低危保乳术后患者，仅针对瘤床周围的部分乳腺进行照射，可能获得与 WBI 相似的局部控制和美容效果。但是既往临床研究结果存在不一致性，部分乳腺照射的最佳剂量分割模式仍需继续探索（表 3-2-7）。外照射优选推荐 IMRT 技术，分割方案推荐首选 30 Gy/（5 次×2 周），或者也可以采用 38.5 Gy/10 次，每日两次，或者 40 Gy/15 次。

表 3-2-7　保乳术后部分乳腺照射的循证证据

研究	结果	意义
NSABP B-39/RTOG 0413[44]	(1) 4 216 例保乳术后患者随机分为：WBI（$n=2$ 109）和加速部分乳腺照射（APBI）（$n=2107$）。WBI50 Gy/25 次±续贯瘤床加量（80%患者接受瘤床加量）；APBI：间质插植技术 34 Gy/10 次/5 天，3DCRT 技术外照射 38.5 Gy/10 次/每日 2 次/5 天 (2) 入组人群：2005—2013 年，≥18 岁，Tis 或 T1～2（肿块≤3 cm），N0～1，切缘阴性 (3) 10.2 年随访结果： IBTR：WBI vs APBI 为 3% vs 4%，$HR=1.22$（90% CI 0.94～1.58），超过预设的非劣效 HR（0.667～1.5）的范围，未达到非劣效终点 乳腺癌特异性死亡：WBI vs APBI 为 2% vs 2%； 3 度毒性反应：WBI vs APBI 为 7.1% vs 9.6%	该研究是样本量最大的 APBI 研究，但是并未证实 APBI 可以获得与 WBI 相似的局控，提示 APBI 的最佳适应人群仍需更精准化选择。ASTRO 指南推荐对符合该研究入组标准的低危 DCIS 实施 APBI
GEC-ESTRO[45,46]	(1) 1 184 例保乳术后患者随机分为：WBI（$n=551$）和 APBI（$n=633$）。WBI 50～50.4 Gy/25～28 次+续贯瘤床加量 10 Gy/5 次；APBI 采用间质插植技术，HDR 32Gy/8 次或 30.3 Gy/7 次，每日 2 次；PDR 50 Gy（0.6～0.8 Gy/h） (2) 入组人群：2004—2009 年，≥40 岁，DCIS（低-中级别）或 T1～2（≤3 cm），N0，浸润性癌切缘≥2 mm，DCIS 切缘≥5 mm，LVI 阴性 (3) 10.36 年随访结果： 10 年 IBTR：WBI vs APBI 为 1.58% vs 3.51%（$P=0.074$）；	该研究首次证实在早期乳腺癌中，采用间质插植技术实施的 APBI 可以获得与 WBI 相似的疗效、毒性和美容外观

(续表)

研究	结果	意义
	累积 1～2 度晚期毒性反应: WBI *vs* APBI 为 60% *vs* 67%; 3 度晚期毒性反应: WBI *vs* APBI 为 4% *vs* 1% ($P=0.021$); 10 年乳房纤维化: WBI *vs* APBI 为 2% *vs* 1% ($P=0.056$); 患者自评优美容外观: WBI *vs* APBI 为 34% *vs* 45% ($P=0.001$)	
RAPID[15]	(1) 2 135 例保乳术后患者随机分为: WBI($n=1\,065$) 和 APBI($n=1\,070$)。WBI 42.5 Gy/16 次或 50 Gy/25 次,中高危患者续贯瘤床加量 10 Gy/4～5 次;APBI 采用 3DCRT 或 IMRT 技术外照射,38.5 Gy/10 次/每日 2 次/5 天 (2) 入组人群:2006—2011 年,≥40 岁,Tis 或 T1～2(≤3 cm),N0,切缘阴性 (3) 8.6 年随访结果: 8 年累积 IBTR: WBI *vs* APBI 为 2.8% *vs* 3.0%,$HR=1.27$ (90% CI 0.84～1.91); ≥2 度急性放射性毒性: WBI *vs* APBI 为 45% *vs* 28% ($P<0.0001$); ≥2 度晚期放射性毒性: WBI *vs* APBI 为 13% *vs* 32% ($P<0.0001$); 不良美容效果在部分乳腺照射组更常见,两组的 3 年发生率绝对差异为 11.3%,5 年为 16.5%,7 年为 17.7%	该研究采用外照射技术实施 APBI。尽管 APBI 与 WBI 的局控相似,但是其晚期放射性毒性和美容效果均显著劣于 WBI。提示每日 2 次的分割模式有待优化,APBI 的最佳分割方式还需进一步探索
Florence 研究	(1) 520 例保乳术后患者随机分为: WBI 50 Gy/25 次+续贯瘤床加量 10 Gy/5 次($n=260$),以及部分乳腺照射 30 Gy/5 次/每日 1 次/2 周($n=260$)。均采用 IMRT 技术 (2) 入组人群:2005—2013 年,>40 岁,Tis 或 T1～2(≤2.5 cm),N0～1,切缘≥5 mm (3) 10.7 年随访结果: 10 年累积 IBTR: WBI *vs* APBI 为 2.5% *vs* 3.7% ($P=0.4$); 10 年总生存: WBI *vs* APBI 为 91.9% *vs* 91.9% ($P=0.86$); 10 年乳腺癌特异性生存率: WBI *vs* APBI 为 96.7% *vs* 97.8% ($P=0.45$); ≥1 度晚期毒性反应: WBI *vs* APBI 为 27.3% *vs* 4.5% ($P=0.001$); 较差美容效果比例: WBI *vs* APBI 为 1.9% *vs* 0% ($P=0.001$)	该研究是首个采用外照射技术且获得与 WBI 相似的局控以及更佳的安全性和美容效果的 APBI 研究。本研究采用的 IMRT 技术和 30 Gy/(5 次×2 周)剂量模式值得借鉴
IMPORT LOW[47]	(1) 2 018 例保乳术后患者随机分为: WBI 40 Gy/15 次($n=674$),阶梯减量,全乳 36 Gy/15 次+同步瘤床至 40 Gy/15 次($n=673$),以及 APBI 40 Gy/15 次($n=669$) (2) 入组人群:2007—2010 年,≥50 岁,pT1～2aN0～1M0(肿块<3 cm),浸润性导管癌,切缘≥2 mm (3) 6 年随访结果: 5 年累积局部复发率: WBI *vs* 阶梯减量 *vs* APBI 为 1.1% (95% CI 0.5～2.3) *vs* 0.2% (95% CI 0.02～1.2) *vs* 0.5% (95% CI 0.2～1.4),无统计学显著差异; 正常组织反应:APBI 组的乳房外形($P=0.007$)和乳房硬化($P<0.0001$)显著优于 WBI 组	该研究采用阶梯减量设计,证实采用大分割方案的 APBI 可以获得与 WBI 相似的局控和更佳美容效果

3.2.4.7 超大分割 WBI 的循证证据

在大分割方案确立优选地位后,如何在保证疗效和安全性的前提下,进一步增加单次剂量和缩短疗程成为研究热点。全球首个全乳单周超大分割方案的Ⅲ期随机对照研究(FAST - Forward)结果提示,超大分割方案可以获得与大分割方案相似的疗效和安全性。对符合 FAST - Forward 研究入组标准的患者,可考虑实施 26 Gy/5 次/1 周的超大分割方案。在使用单周方案时应该谨慎评估靶区剂量并严格限制危及器官剂量(表 3 - 2 - 8)。

表 3 - 2 - 8 超大分割 WBI 的循证证据

研究	结果	意义
FAST[48]	(1) 915 例 WBI 患者随机分为:常规分割组 50 Gy/25 次/5 周($n=302$),超大分割组 A 30 Gy/5 次/5 周($n=308$)和超大分割组 B 28.5 Gy/5 次/5 周($n=305$) (2) 入组人群:2004—2007 年,≥50 岁,pT1～2 pN0 (3) 9.9 年随访结果: 10 年中重度乳房正常组织效应:28.5 Gy 组 vs 50 Gy 组为 15% vs 9%,$P=0.23$;30 Gy 组 vs 50 Gy 组 18% vs 9%,$P=0.04$ 10 年 IBTR:LRR 均非常低(50 Gy 组 vs 30 Gy 组 vs 28.5 Gy 组:0.7% vs 1.4% vs 1.7%)	首次证实 28.5 Gy/5 次的超大分割方案可以取得和常规分割方案相似的安全性,该研究结果为后续 FAST Forward 临床研究的开展奠定了基础
FAST Forward[49]	(1) 4 096 例保乳或者乳房切除术后患者随机分为:大分割组 40 Gy/15 次/3 周($n=1361$),超大分割组 A 27 Gy/5 次/1 周($n=1367$)和超大分割组 B 26 Gy/5 次/1 周($n=1368$) (2) 入组人群:2011—2014 年,≥18 岁,pT1～3,pN0～1,M0 (3) 6 年随访结果: 5 年 IBTR:26 Gy 组 vs 40 Gy 组为 1.4% vs 2.1%,$P=0.86$;27 Gy 组 vs 40 Gy 组 1.7% vs 2.1%,$P=0.67$; 5 年累积中重度乳房正常组织效应:26 Gy 组 vs 40 Gy 组为 $HR=1.12$,$P=0.20$;27 Gy 组 vs 40 Gy 组为 $HR=1.55$,$P<0.01$	首次证实 26 Gy/5 次/1 周的超大分割方案可以获得与大分割方案相似的疗效和安全性,是 WBI 的可选方案

3.2.5 放疗计划

3.2.5.1 模拟定位

患者取仰卧位,双侧上肢上举外展,采用合适的固定装置(包括乳腺托架、一体板、真空垫、发泡胶或其他装置)进行体位固定。体位固定装置由主诊医生根据临床实际情况进行选择,需保证体位的稳定和重复性,同时考虑对治疗靶区剂量分布的影响。建议使用热塑膜对头部进行固定。在治疗体位,进行定位 CT 平扫,扫描范围:上界至锁骨上 4 cm,下界至乳房皱褶下 4 cm,3～5 mm 层厚,关键区域层厚 1～3 mm,涵盖同侧全肺。建议使用不透射线的标记物对定位线、手术瘢痕和乳房轮廓等进行标记。图 3 - 2 - 1 所示为瑞金医院保乳术后放疗患者的体位固定方式。

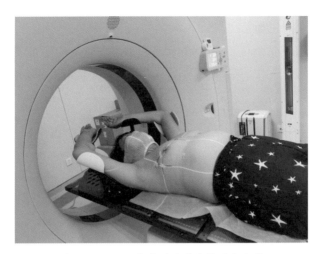

图 3 - 2 - 1   保乳术后放疗体位固定方式

3.2.5.2 靶区勾画

3.2.5.2.1 全乳 CTV 勾画

参考临床可及乳房(体表标记),手术瘢痕,术前乳房影像[X 线摄片、乳房超声、胸部 CT 和(或)乳房 MRI]上原发肿块的大小和位置,定位 CT 影像上的乳腺组织,结合解剖边界推荐共识进行勾画。全乳 CTV 的上界、外界和内界变异较大,主要受患者体位和乳房体积影响,应包括瘤床 CTV 在内(表 3 - 2 - 9)。全乳 CTV 三维外扩 5~8 mm 形成 PTV,将 PTV 限制在皮下 5 mm 和胸肌及胸壁表面,形成 PTV_eval,进行 DVH 和处方剂量覆盖评估。

表 3 - 2 - 9   全乳 CTV 勾画参考解剖边界

上界	临床体表标记乳房上界,或胸肋关节下缘
下界	临床体表标记乳房下界,或 CT 上明确显示乳腺组织消失层面
内界	内乳血管分支或胸肋关节
外界	参考临床体检+腋中线
前界	皮下 0.5 cm
后界	胸肌,肋间肌或者肋骨表面

注:对于 TNM 分期(AJCC 第 8 版)为Ⅲ期的保乳术后患者,CTV 的后界可按情况扩至肋胸膜交界处。

3.2.5.2.2 瘤床 GTV 和 CTV 勾画

瘤床 GTV 勾画参考术前乳房影像[X 线摄片、乳房超声、胸部 CT 和(或)乳房 MRI]上原发肿块的大小和位置,血清肿,术后改变,手术瘢痕,术腔金属夹,手术记录,切缘距离。由于术后 4 周内血清肿体积动态上升又回落的过程,定位 CT 建议时间不要短于术后 4 周。金属夹如果严格放置在术腔的最远端,则是瘤床 GTV 的最佳参考标准。但是术腔金属夹存在移位可能,存在血清超出金属夹范围的可能性,需要结合两者进行勾画。瘤床 GTV 结合勾画原则外扩形成瘤床 CTV,CTV 三维外扩 5 mm 形成 PTV,将 PTV 限制在皮下 5 mm 和胸肌及胸壁表面,形成 PTV_eval,进行 DVH 和处方剂量覆盖评估(表 3 - 2 - 10)。

表 3‑2‑10 瘤床靶区勾画原则

GTV	包括血清肿和术腔金属夹
CTV	GTV 外扩 1 cm,范围不超过全乳 CTV,前界不超过皮下 5 mm,不跨越体中线

3.2.5.2.3 部分乳腺照射 CTV 勾画

瘤床 GTV 三维外扩 15 mm 形成 CTV,CTV 三维外扩 5 mm 形成 PTV,将 PTV 限制在皮下 5 mm 和胸肌及胸壁表面,形成 PTV_eval,进行 DVH 和处方剂量覆盖评估。

3.2.5.2.4 危及器官勾画

(1)心脏:上界至肺动脉干分叉下,下界至心尖,包括心包,不包括肺动脉干、升主动脉和上腔静脉(在平扫定位 CT 上推荐窗宽 50 HU,窗位 500 HU)。

(2)双侧肺组织:在肺窗上勾画,左右肺分开勾画,包括从肺门伸入肺组织的小血管,不包括肺门、气管、支气管等纵隔结构,可以利用计划系统中的肺组织自动勾画功能进行快速勾画。

(3)脊髓:基于椎管的骨性界限勾画,上界至颅底,下界至第二腰椎下缘。

(4)肱骨头:在骨窗上勾画,包括整个肱骨头。

(5)对侧乳腺:包括定位 CT 上所有可见的乳腺组织,前界位于皮下 5 mm,后界为胸大肌、胸小肌、肋间肌或者肋骨表面。

3.2.5.3 放疗计划采用技术

传统的 WBI 采用切线野照射。近年来,IMRT 作为先进的高精度放疗技术,较传统技术相比,其治疗靶区内剂量分布更均匀,OARs 受照射剂量更低,已经被越来越多地应用于 WBI。

3.2.5.4 病例勾画

保乳术后放疗的 CTV 靶区勾画如图 3‑2‑2 所示,图中所示为典型层面的 CTV 勾画。

胸锁关节下界层面:
全乳 CTV

瘤床层面1:
瘤床 GTV
瘤床 CTV:瘤床 GTV 三维外扩 1 cm, 前界不超过皮下 5 mm, 不超过全乳 CTV 范围
全乳 CTV

瘤床层面2:
瘤床 GTV
瘤床 CTV
全乳 CTV

腺体逐渐消失层面:
全乳 CTV

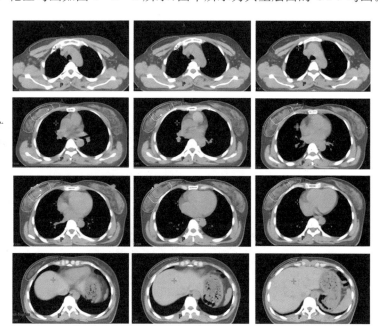

图 3‑2‑2 保乳术后放疗 CTV 靶区勾画典型层面示意图
绿色线(全乳 CTV),红色线(瘤床 GTV),黄色线(瘤床 CTV)

3.2.5.5 病例治疗计划

该病例采用全乳大分割放疗方案,全乳 PTV 给予 4 005 cGy/15 次/每日 1 次/每周 5 次,序贯瘤床加量 1 000 cGy/4 次/每日 1 次。采用 IMRT 技术。全乳放疗计划和续贯瘤床加量计划的 95% 处方剂量等剂量线典型层面覆盖如图 3-2-3 和图 3-2-4 所示。图 3-2-5 所示为全乳联合续贯瘤床加量计划的 DVH。图 3-2-6 所示为放疗计划的射野方向观。

胸锁关节下界层面

瘤床层面

腺体逐渐消失层面

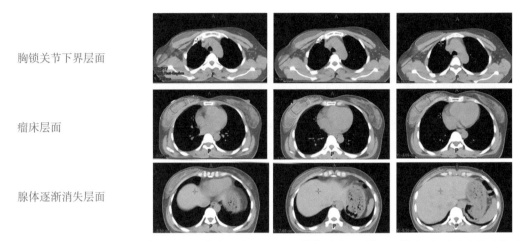

图 3-2-3　保乳术后放疗病例全乳放疗计划的 3 805 cGy 等剂量线(95% 处方剂量)典型层面覆盖范围

瘤床CTV上界层面

瘤床CTV上界层面

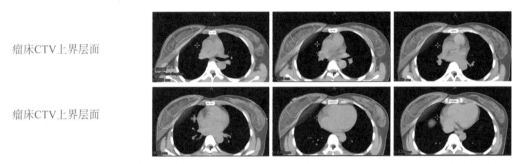

图 3-2-4　保乳术后放疗续贯瘤床加量计划的 950 cGy 等剂量线(95% 处方剂量)典型层面覆盖范围

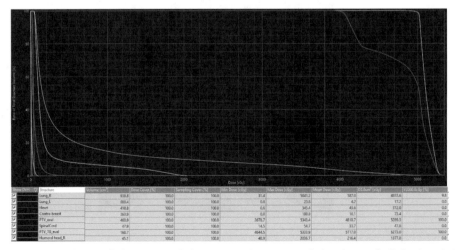

图 3-2-5　保乳术后放疗病例全乳＋瘤床加量联合计划的靶区覆盖和危及器官剂量-体积的 DVH

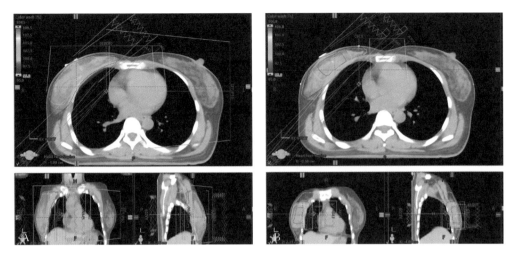

图 3-2-6　保乳术后放疗病例放疗计划的射野方向观

A. 全乳放疗计划射野方向观的 3 805 cGy 等剂量线（95％处方剂量）覆盖范围；B. 瘤床加量计划射野方向观的 950 cGy 等剂量线（95％处方剂量）覆盖范围

3.2.5.6　靶区评估标准

表 3-2-11 所示为放疗计划评估时，对靶区剂量覆盖的要求。应尽可能满足目标要求，不得低于评估标准。

表 3-2-11　靶区剂量覆盖评估标准

靶区	剂量学指标	限值
全乳和瘤床 PTV 剂量评估*	V95％处方剂量	＞100％
	V103％处方剂量	＜5％
	V105％处方剂量	＜2％

＊同侧全乳 PTV 剂量评估时，不考虑序贯瘤床加量剂量。

3.2.5.7　危及器官剂量限制标准（大分割方案和常规分割方案）

表 3-2-12 所示为放疗计划评估时，对 OARs 剂量限制标准要求，对大分割方案和常规分割方案分别设置要求。

表 3-2-12　危及器官剂量限制评估标准

正常组织	大分割方案（40 Gy/15 次）		常规分割方案（50 Gy/25 次）	
	剂量学指标	限值	剂量学指标	限值
心脏（左侧）	平均剂量	＜2 Gy	平均剂量	＜3 Gy
	V16 Gy	＜3％	V20 Gy	＜3％
	V4 Gy	＜8％	V5 Gy	＜8％

（续表）

正常组织	大分割方案（40 Gy/15 次）		常规分割方案（50 Gy/25 次）	
	剂量学指标	限值	剂量学指标	限值
心脏（右侧）	平均剂量	＜1 Gy	平均剂量	＜1.5 Gy
	V4 Gy	＜5％	V5 Gy	＜5％
同侧肺	平均剂量	＜5 Gy	平均剂量	＜6 Gy
	V4 Gy	＜25％	V5 Gy	＜25％
	V17 Gy	＜10％	V20 Gy	＜10％
	V25 Gy	＜6％	V30 Gy	＜6％
对侧肺	平均剂量	＜1 Gy	平均剂量	＜1 Gy
	V4 Gy	＜5％	V5 Gy	＜5％
脊髓	最大剂量	＜16 Gy	最大剂量	＜20 Gy
同侧肱骨头	平均剂量	＜7 Gy	平均剂量	＜8 Gy
对侧乳腺	平均剂量	＜2.5 Gy	平均剂量	＜3 Gy

3.2.6 随访

放疗后建议根据表 3-2-13 所示随访周期和检查项目进行定期随访。

表 3-2-13　保乳术后放疗后随访推荐

治疗后间隔时间	随访频率	随访项目	随访内容
2 年	每 3～6 个月 1 次	病史及体格检查	完整的病史评估及体格检查（重点关注乳房及区域淋巴结异常肿物、患侧乳房的美容外观、皮肤和乳腺纤维化等改变）
2～5 年	每 6 个月 1 次	实验室检验	血常规、肝肾功能、肿瘤标志物、心脏血清生物标记物（cTnI、cTnT、NT-proBNP、CK-MB 等）
5 年以上	每年 1 次	影像学检查	乳房＋双侧腋窝＋双侧锁骨上超声 腹部超声 心电图 心脏超声 乳腺 X 线检查（每年 1 次） 胸部 CT 平扫（放疗结束半年后第一次，此后每年 1 次） 其他根据临床所需检查项目

（陈佳艺　曹璐）

参 考 文 献

[1] Castaneda SA，Strasser J. Updates in the Treatment of Breast Cancer with Radiotherapy [J]. Surg

Oncol Clin N Am，2017，26(3)：371－382.

[2] Janni W，Dimpfl T，Braun S，et al. Radiotherapy of the chest wall following mastectomy for early-stage breast cancer：impact on local recurrence and overall survival [J]. Int J Radiat Oncol Biol Phys，2000，48(4)：967－975.

[3] Clarke M，Collins R，Darby S，et al. Effects of radiotherapy and of differences in the extent of surgery for early breast cancer on local recurrence and 15－year survival：an overview of the randomised trials [J]. Lancet，2005，366(9503)：2087－2106.

[4] Owen JR，Ashton A，Bliss JM，et al. Effect of radiotherapy fraction size on tumour control in patients with early-stage breast cancer after local tumour excision：long-term results of a randomised trial [J]. Lancet Oncol，2006，7(6)：467－471.

[5] Ebctcg，Mcgale P，Taylor C，et al. Effect of radiotherapy after mastectomy and axillary surgery on 10－year recurrence and 20－year breast cancer mortality：meta-analysis of individual patient data for 8135 women in 22 randomised trials [J]. Lancet，2014，383(9935)：2127－2135.

[6] Early Breast Cancer Trialists' Collaborative Group (EBCTCG)，Darby S，McGale P，et al. Effect of radiotherapy after breast-conserving surgery on 10－year recurrence and 15－year breast cancer death：meta-analysis of individual patient data for 10,801 women in 17 randomised trials [J]. Lancet，2011，378(9804)：1707－1716.

[7] Agarwal S，Pappas L，Neumayer L，et al. Effect of breast conservation therapy vs mastectomy on disease-specific survival for early-stage breast cancer [J]. JAMA surgery，2014，149(3)：267－274.

[8] Almahariq MF，Quinn TJ，Siddiqui Z，et al. Breast conserving therapy is associated with improved overall survival compared to mastectomy in early-stage，lymph node-negative breast cancer [J]. Radiother Oncol，2020,142：186－194.

[9] Fisher B，Anderson S，Bryant J，et al. Twenty-year follow-up of a randomized trial comparing total mastectomy，lumpectomy，and lumpectomy plus irradiation for the treatment of invasive breast cancer [J]. N Engl J Med，2002，347(16)：1233－1241.

[10] van Maaren MC，de Munck L，de Bock GH，et al. 10 year survival after breast-conserving surgery plus radiotherapy compared with mastectomy in early breast cancer in the Netherlands：a population-based study [J]. Lancet Oncol，2016，17(8)：1158－1170.

[11] Ratosa I，Chirila ME，Steinacher M，et al. Hypofractionated radiation therapy for breast cancer：Preferences amongst radiation oncologists in Europe — Results from an international survey [J]. Radiother Oncol，2021,155：17－26.

[12] Haviland J S，Owen J R，Dewar J A，et al. The UK Standardisation of Breast Radiotherapy (START) trials of radiotherapy hypofractionation for treatment of early breast cancer：10－year follow-up results of two randomised controlled trials [J]. Lancet Oncol，2013，14(11)：1086－1094.

[13] Romestaing P，Lehingue Y，Carrie C，et al. Role of a 10－Gy boost in the conservative treatment of early breast cancer：results of a randomized clinical trial in Lyon，France [J]. J Clin Oncol，1997，15(3)：963－968.

[14] Correa C，Harris E E，Leonardi M C，et al. Accelerated Partial Breast Irradiation：Executive summary for the update of an ASTRO Evidence-Based Consensus Statement [J]. Practical radiation oncology，2017，7(2)：73－79.

[15] Whelan T J，Julian J A，Berrang T S，et al. External beam accelerated partial breast irradiation versus whole breast irradiation after breast conserving surgery in women with ductal carcinoma in situ and node-negative breast cancer (RAPID)：a randomised controlled trial [J]. Lancet，2019，394(10215)：2165－2172.

[16] Meattini I，Marrazzo L，Saieva C，et al. Accelerated Partial-Breast Irradiation Compared With Whole-Breast Irradiation for Early Breast Cancer：Long-Term Results of the Randomized Phase Ⅲ APBI-IMRT-Florence Trial [J]. J Clin Oncol. 2020,38(35)：4175－4183.

［17］Darby S, Mcgale P, Correa C, et al. Effect of radiotherapy after breast-conserving surgery on 10 - year recurrence and 15 - year breast cancer death: meta-analysis of individual patient data for 10,801 women in 17 randomised trials ［J］. Lancet, 2011, 378(9804): 1707 - 1716.

［18］Fisher B, Redmond C. Lumpectomy for breast cancer: an update of the NSABP experience. National Surgical Adjuvant Breast and Bowel Project ［J］. J Natl Cancer Inst Monogr, 1992, 11: 7 - 13.

［19］Fisher B, Redmond C, Poisson R, et al. Eight-year results of a randomized clinical trial comparing total mastectomy and lumpectomy with or without irradiation in the treatment of breast cancer ［J］. N Engl J Med, 1989, 320(13): 822 - 828.

［20］Veronesi U, Cascinelli N, Mariani L, et al. Twenty-year follow-up of a randomized study comparing breast-conserving surgery with radical mastectomy for early breast cancer ［J］. N Engl J Med, 2002, 347(16): 1227 - 1232.

［21］Veronesi U, Saccozzi R, Del Vecchio M, et al. Comparing radical mastectomy with quadrantectomy, axillary dissection, and radiotherapy in patients with small cancers of the breast ［J］. N Engl J Med, 1981, 305(1): 6 - 11.

［22］Lichter AS, Lippman ME, Danforth DN Jr, et al. Mastectomy versus breast-conserving therapy in the treatment of stage Ⅰ and Ⅱ carcinoma of the breast: a randomized trial at the National Cancer Institute ［J］. J Clin Oncol, 1992, 10(6): 976 - 983.

［23］Simone N L, Dan T, Shih J, et al. Twenty-five year results of the national cancer institute randomized breast conservation trial ［J］. Breast Cancer Res Treat, 2012, 132(1): 197 - 203.

［24］van Dongen J A, Voogd A C, Fentiman I S, et al. Long-term results of a randomized trial comparing breast-conserving therapy with mastectomy: European Organization for Research and Treatment of Cancer 10801 trial ［J］. J Natl Cancer Inst, 2000, 92(14): 1143 - 1150.

［25］Litière S, Werutsky G, Fentiman I S, et al. Breast conserving therapy versus mastectomy for stage Ⅰ - Ⅱ breast cancer: 20 year follow-up of the EORTC 10801 phase 3 randomised trial ［J］. Lancet Oncol, 2012, 13(4): 412 - 419.

［26］Wapnir I L, Dignam J J, Fisher B, et al. Long-term outcomes of invasive ipsilateral breast tumor recurrences after lumpectomy in NSABP B - 17 and B - 24 randomized clinical trials for DCIS ［J］. J Natl Cancer Inst, 2011, 103(6): 478 - 488.

［27］Fisher B, Dignam J, Wolmark N, et al. Lumpectomy and radiation therapy for the treatment of intraductal breast cancer: findings from National Surgical Adjuvant Breast and Bowel Project B - 17 ［J］. J Clin Oncol, 1998, 16(2): 441 - 452.

［28］Donker M, Litiere S, Werutsky G, et al. Breast-conserving treatment with or without radiotherapy in ductal carcinoma in situ: 15 - year recurrence rates and outcome after a recurrence, from the EORTC 10853 randomized phase Ⅲ trial ［J］. J Clin Oncol, 2013, 31(32): 4054 - 4059.

［29］Wärnberg F, Garmo H, Emdin S, et al. Effect of radiotherapy after breast-conserving surgery for ductal carcinoma in situ: 20 years follow-up in the randomized SweDCIS Trial ［J］. J Clin Oncol, 2014, 32(32): 3613 - 3618.

［30］Holmberg L, Garmo H, Granstrand B, et al. Absolute risk reductions for local recurrence after postoperative radiotherapy after sector resection for ductal carcinoma in situ of the breast ［J］. J Clin Oncol, 2008, 26(8): 1247 - 1252.

［31］Cuzick J, Sestak I, Pinder S E, et al. Effect of tamoxifen and radiotherapy in women with locally excised ductal carcinoma in situ: long-term results from the UK/ANZ DCIS trial ［J］. Lancet Oncol, 2011, 12(1): 21 - 29.

［32］Mccormick B, Winter K, Hudis C, et al. RTOG 9804: a prospective randomized trial for good-risk ductal carcinoma in situ comparing radiotherapy with observation ［J］. J Clin Oncol, 2015, 33(7): 709 - 715.

［33］Bartelink H, Horiot J C, Poortmans P M, et al. Impact of a higher radiation dose on local control and survival in breast-conserving therapy of early breast cancer: 10 - year results of the randomized boost versus no boost EORTC 22881 - 10882 trial [J]. J Clin Oncol, 2007, 25(22): 3259 - 3265.

[34] Polgár C, Fodor J, Orosz Z, et al. Electron and high-dose-rate brachytherapy boost in the conservative treatment of stage Ⅰ - Ⅱ breast cancer first results of the randomized Budapest boost trial [J]. Strahlenther Onkol, 2002, 178(11): 615 - 623.

[35] Whelan T, Mackenzie R, Julian J, et al. Randomized trial of breast irradiation schedules after lumpectomy for women with lymph node-negative breast cancer [J]. J Natl Cancer Inst, 2002, 94(15): 1143 - 1150.

[36] Whelan T J, Pignol J P, Levine M N, et al. Long-term results of hypofractionated radiation therapy for breast cancer [J]. N Engl J Med, 2010, 362(6): 513 - 520.

[37] START Trialists' Group, Bentzen SM, Agrawal RK, et al. The UK Standardisation of Breast Radiotherapy (START) Trial A of radiotherapy hypofractionation for treatment of early breast cancer: a randomised trial [J]. Lancet Oncol, 2008, 9(4):331 - 341.

[38] START Trialists' Group, Bentzen SM, Agrawal RK, et al. The UK Standardisation of Breast Radiotherapy (START) Trial B of radiotherapy hypofractionation for treatment of early breast cancer: a randomised trial [J]. Lancet, 2008, 371(9618): 1098 - 1107.

[39] Hughes K S, Schnaper L A, Berry D, et al. Lumpectomy plus tamoxifen with or without irradiation in women 70 years of age or older with early breast cancer [J]. N Engl J Med, 2004, 351(10): 971 - 977.

[40] Hughes K S, Schnaper L A, Bellon J R, et al. Lumpectomy plus tamoxifen with or without irradiation in women age 70 years or older with early breast cancer: long-term follow-up of CALGB 9343 [J]. J Clin Oncol, 2013, 31(19): 2382 - 2387.

[41] Kunkler I H, Williams L J, Jack W J, et al. Breast-conserving surgery with or without irradiation in women aged 65 years or older with early breast cancer (PRIME Ⅱ): a randomised controlled trial [J]. Lancet Oncol, 2015, 16(3): 266 - 273.

[42] Kunkler I H, Williams L J, Jack W, et al. Abstract GS2 - 03: Prime 2 randomised trial (postoperative radiotherapy in minimum-risk elderly): Wide local excision and adjuvant hormonal therapy+/- whole breast irradiation in women=/> 65 years with early invasive breast cancer: 10 year results[J/OL]. Cancer Res, 2021, 81 (4_Supplement): GS2 - 03.

[43] Kunkler I H, Williams L J, Jack W J L, et al. Breast-Conserving Surgery with or without Irradiation in Early Breast Cancer [J]. N Engl J Med, 2023, 388(7): 585 - 594.

[44] Vicini F A, Cecchini R S, White J R, et al. Long-term primary results of accelerated partial breast irradiation after breast-conserving surgery for early-stage breast cancer: a randomised, phase 3, equivalence trial [J]. Lancet, 2019, 394(10215): 2155 - 2164.

[45] Polgár C, Ott O J, Hildebrandt G, et al. Late side-effects and cosmetic results of accelerated partial breast irradiation with interstitial brachytherapy versus whole-breast irradiation after breast-conserving surgery for low-risk invasive and in-situ carcinoma of the female breast: 5 - year results of a randomised, controlled, phase 3 trial [J]. Lancet Oncol, 2017, 18(2): 259 - 268.

[46] Strnad V, Polgár C, Ott O J, et al. Accelerated partial breast irradiation using sole interstitial multicatheter brachytherapy compared with whole-breast irradiation with boost for early breast cancer: 10 - year results of a GEC - ESTRO randomised, phase 3, non-inferiority trial [J]. 2023, 24(3):262 - 272.

[47] Coles C E, Griffin C L, Kirby A M, et al. Partial-breast radiotherapy after breast conservation surgery for patients with early breast cancer (UK IMPORT LOW trial): 5 - year results from a multicentre, randomised, controlled, phase 3, non-inferiority trial [J]. Lancet, 2017, 390(10099): 1048 - 1060.

[48] Brunt A M, Haviland J S, Sydenham M, et al. Ten-Year Results of FAST: A Randomized Controlled Trial of 5 - Fraction Whole-Breast Radiotherapy for Early Breast Cancer [J]. J Clin Oncol, 2020, 38 (28):3261 - 3272.

[49] Murray Brunt A，Haviland J S，Wheatley D A，et al. Hypofractionated breast radiotherapy for 1 week versus 3 weeks（FAST-Forward）：5 - year efficacy and late normal tissue effects results from a multicentre，non-inferiority，randomised，phase 3 trial [J]. Lancet，2020，395(10237)：1613 - 1626.

3.3 乳腺癌改良根治术后放疗

3.3.1 病例介绍

患者，女性，36 岁，因"自行扪及左乳肿物 1 个月"就诊。乳房体检可触及左乳乳晕区下方约 4 cm 大小、活动度欠佳的肿块，左侧腋窝可触及多枚融合的肿大淋巴结。乳房 X 线检查发现左乳中央象限局部腺体结构扭曲伴弥漫性微钙化灶。超声显示左乳乳晕区下方肿块，大小为 4.3 cm×3.9 cm，左腋窝多枚肿大淋巴结，淋巴结皮质增厚，淋巴门结构消失，最大一枚 29 mm×22 mm。患者否认生育史，过去 5 年一直口服激素类避孕药。自诉月经周期规律。否认既往辐射暴露史，否认吸烟、饮酒等不良生活嗜好，否认内科疾病史。否认肿瘤家族史。

左侧乳房肿物的空心针穿刺活检显示：浸润性导管癌（IDC），组织学分级 Ⅲ 级，ER（95％＋，染色强），PR（95％＋，染色强），HER2（＋＋＋），Ki67（25％＋）。左腋窝肿大淋巴结细针穿刺可见癌细胞。完善头颅增强 MRI 检查以及胸、腹、盆腔增强 CT 检查，未见远处转移征象。PET/CT 检查显示：左乳乳晕区下方高代谢肿块（SUV 最大值：9.3），肿块最大径 4.5 cm，左侧腋窝多枚 FDG 高摄取淋巴结，全身其他部位未见异常 FDG 高摄取病灶。根据 AJCC 第 8 版临床解剖分期为 cT2N2M0，ⅢA 期，临床预后分期为 ⅡB 期。

给予新辅助治疗，具体方案为：EC 方案（表柔比星/环磷酰胺）化疗 4 周期，续贯 3 周方案多西他赛化疗 4 周期，多西他赛化疗期间同期联合曲妥珠单抗加帕妥珠单抗的双靶治疗（每 3 周 1 次）。新辅助治疗后完善影像学检查，临床疗效评估为：PR。新辅助治疗后行左侧全乳切除术＋左侧腋窝淋巴结清扫术，术后病理提示：中央象限，单个病灶，病灶范围 0.8 cm×0.6 cm，浸润性导管癌，组织学分级为不能分级，切缘阴性。新辅助治疗后反应分级（Miller-Payne 分级系统）：4 级（≥90％）。腋窝淋巴结清扫 23 枚，淋巴结阳性数目为 0 枚，伴化疗后反应 10 枚。残余肿瘤负荷（residual cancer burden，RCB）评估系统：RCB 值＝1.409 2，RCB 级别为 RCB-Ⅱ级。免疫组化：ER（80％＋，染色强），PR（70％＋，染色强），HER2（＋＋），Ki67（25％＋）。FISH 检测 HER2 基因有扩增。根据 AJCC 第 8 版病理解剖分期为 ypT1bN0M0，ⅠA 期；病理预后分期为 ⅠA 期。术后继续曲妥珠单抗加帕妥珠单抗的双靶治疗至完成 1 年疗程。并在术后开始卵巢功能抑制剂联合芳香化酶抑制剂的内分泌治疗，共 5 年疗程。

3.3.2 治疗前评估

局部晚期乳腺癌患者多因自行扪及乳房肿块就诊。部分患者由于腋窝或锁骨上淋巴结肿大，可出现局部疼痛、上肢活动范围受限、上臂水肿和上肢无力或麻木等症状。另外，还应关注患者的一般情况和可能由远处转移引起的症状（如持续性骨痛或神经系统变化）。局部晚期乳腺癌通常需要接受新辅助治疗,因此在初诊时应进行全面的症状评估、体格检查、全身影像学检查以及病理学检查,以明确初始临床分期,区分炎性乳腺癌和其他 T4 期乳腺癌,明确分子分型等肿瘤生物学信息,对于确定术后放疗策略至关重要。

初诊时,乳房体格检查内容应包括:双侧乳房的对称性,乳房肿块大小和活动性,皮肤是否存在红斑、破溃或水肿,皮肤或乳头是否回缩。建议在仰卧位评估皮肤水肿情况,皮肤水肿导致的毛囊内陷可以呈现典型的"橘皮样"外观;在站立位检查双侧腋窝、锁骨下窝和锁骨上窝的淋巴结肿大情况,包括肿大淋巴结大小、数量、活动度和相互融合情况。

放疗前体格检查:坐姿和仰卧位的乳房检查,确认手术切口预后良好,无明显术后积液。检查双侧腋窝淋巴结和锁骨上、下区淋巴结。检查双侧上肢的伸展和运动情况,放疗体位固定时要求双侧上肢至少向上外展 90°。

放疗前实验室检查:血常规、肝肾功能、肿瘤标志物、心脏生物标记物。

放疗前影像学检查:心电图、心超、乳房及区域淋巴结超声、腹部超声和胸部 CT 检查。如患者存在可疑远处转移症状,可考虑进行头颅增强 MRI,或者胸部、腹部和盆腔增强 CT 检查,有骨骼症状或碱性磷酸酶升高可考虑骨扫描,也可选择 PET/CT 扫描。

3.3.3 基于循证医学的治疗推荐

随着药物治疗的进步,乳腺癌新辅助治疗的指征已经从不可手术的局部晚期乳腺癌扩展至可手术乳腺癌,接受新辅助治疗的患者越来越多。新辅助治疗不仅可以为患者提供根治性切除或乳房保留的可能,还可以通过评估肿瘤对新辅助药物的病理反应为术后辅助治疗策略提供指导。41%～75%临床腋窝淋巴结阳性的三阴性或者 HER2 阳性乳腺癌可以在新辅助治疗后转阴[1,2],双靶方案应用下,HER2 阳性乳腺癌的病理完全缓解(pathological complete response,pCR)率可达到 45%[3],由于新辅助治疗改变了乳腺癌的初始分期和病理特征,这在一定程度上降低了术后病理对放疗策略的指导作用。既往文献报道发现,治疗前临床分期和新辅助治疗反应均与局部复发风险相关。原发肿瘤和腋窝淋巴结均获得 pCR 的患者局部复发风险低,腋窝淋巴结 pCR 而原发肿瘤浸润性残留患者局部复发风险中等,治疗前 cT3～4、cN+或者术后 ypN+患者的局部复发风险高[4]。系列回顾性研究也发现,术后放疗可以改善复发高危患者的预后[5-8]。目前尚无针对新辅助治疗后辅助放疗决策的Ⅲ期随机对照临床研究发表。对于 cT1～3N1/ypN0 的术后放疗获益尚存在争议,临床实践中需综合复发风险个体化决策。RAPCHEM 研究的 5 年随访结果提示,对于 cT1～2 患者,根据新辅助治疗后的 ypN 分期、腋窝手术方式和危险因素(包括组织学Ⅲ级、脉管癌栓、肿块＞3 cm)进行复发风险分层并给予个体化放疗决策,可获得较好的局部控制(5 年局部区域复发率＜4%)[9]。国内外指南普遍推荐结合患者新辅助治疗前的临床分期和新辅助化疗后的病理分期,按照病程中的最高分期,参照未接受新辅助治疗患者的放疗指征进行决策。

多项大型Ⅲ期随机对照临床试验已经明确证实,乳房切除术后放疗(PMRT)可以显著减少局部复发并提高总体生存率。2005 年 EBCTCG 的荟萃分析证实 PMRT 将腋窝淋巴结阳性患者的 5 年局部区域复发率从 23%降低到 6%,将 15 年乳腺癌特异性死亡率降低了5.4%,总生存率提高了 4.4%[10]。2014 年更新的荟萃分析进一步证实,在腋窝淋巴结阳性患者中 PMRT 每降低 1.5 个任何复发转移,即可避免 1 个因复发转移而带来的死亡[11]。

该例患者初始临床分期为 cT2N2M0,ⅢA 期,术后病理分期为 ypT1bN0M0,ⅠA 期。

结合患者新辅助治疗前的临床分期和新辅助化疗后的病理分期,按照病程中的最高分期,对患者进行左侧胸壁联合区域淋巴结照射,采用常规分割方案:50 Gy/25 次。乳房切除术后放疗推荐如表 3-3-1 所示。

表 3-3-1 乳房切除术后放疗推荐

未行新辅助全身治疗患者		
分层	推荐	备注
腋窝淋巴结阴性,T≤5 cm,切缘≥1 mm	无术后放疗	含有多项高危因素的患者可考虑术后放疗
腋窝淋巴结阴性,T>5 cm,或切缘<1 mm	胸壁±区域淋巴结放疗	区域淋巴结放疗范围包括患侧锁骨上/下区和内乳淋巴结
腋窝淋巴结 1~3 枚阳性	胸壁+区域淋巴结放疗	对未行腋窝清扫的患者,放疗靶区需要包括未清扫但存在复发风险的腋窝
pT4 或者腋窝淋巴结>3 枚阳性	胸壁+完整的区域淋巴结放疗	靶区包括未清扫但存在复发风险的淋巴引流区
行新辅助全身治疗患者		
分层	推荐	备注
cN0,ypN0	无术后放疗	含有多项高危因素的患者可考虑胸壁±区域淋巴结放疗
cN1,ypN0	胸壁+区域淋巴结放疗	对未行腋窝清扫的患者,需考虑包括未清扫但存在复发风险的低位腋窝;区域复发低危的患者可考虑免除放疗
cN2~3,ypN0	胸壁+完整的区域淋巴结放疗	包括未清扫但存在复发风险的淋巴引流区
cN0~3,ypN+	胸壁+完整的区域淋巴结放疗	包括未清扫但存在复发风险的淋巴引流区

注:(1) 对于腋窝淋巴结阴性的患者,如果肿瘤位于中央或者内侧象限,或者 pT2 同时合并以下因素之一:组织学分级Ⅲ级、ER 阴性或者广泛脉管内癌栓(LVI),可以考虑联合区域淋巴结照射。

(2) 接受新辅助全身治疗的保乳术后患者,其联合区域淋巴结放疗指征可参考乳房切除后指征。由于新辅助全身治疗后的辅助放疗决策尚无Ⅲ期随机对照临床试验结果可以参考,目前的推荐为结合患者新辅助治疗前的临床分期和新辅助化疗后的病理分期,按照病程中的最高分期,进行放疗决策。RAPCHEM 研究的 5 年随访结果提示,对于 cT1~2 患者,根据新辅助治疗后的 ypN 分期、腋窝手术方式和危险因素(包括组织学Ⅲ级、脉管癌栓、肿块>3 cm)进行复发风险分层并给予个体化放疗决策,可获得较好的局部控制(5 年局部区域复发率<4%)[9]。

(3) 内乳淋巴结区放疗:目前大部分循证证据支持将内乳淋巴结包括在区域淋巴结照射范围内[11]。由于内乳淋巴区的解剖位置特殊,需优化放疗技术,尽可能降低心肺等 OARs 的剂量-体积。应确保左侧患者全心平均剂量<6 Gy,不超过 8 Gy,以保障区域淋巴结照射的临床获益,并在可行的技术下越低越好[12]。根据既往文献报道的内乳淋巴结转移风险,符合下列指征患者的内乳淋巴结区放疗可能获益更大,包括:①≥4 枚腋窝淋巴结转移;②原发肿块位于中央或内侧象限,且存在腋窝淋巴结转移;③存在腋窝淋巴结转移,且合并至少 2 项以下危险因素:年龄<40 岁,肿块>2 cm,3 枚腋窝淋巴结阳性,Ki67≥14%,组织学Ⅲ级;④治疗前影像学诊断内乳淋巴结转移可能大或者病理证实为内乳淋巴结转移。

(4) 腋窝放疗:在腋窝淋巴结清扫结果不影响治疗策略的情况下,前哨淋巴结阳性的患者可以考虑以腋窝放疗替代腋窝淋巴结清扫。

(5) 对于未行手术切除的阳性淋巴结(如锁骨上淋巴结或者内乳淋巴结),应行局部加量。

(6) 在接受区域淋巴结放疗的患者中,目前仍推荐 50 Gy/25 次的常规分割方案。国内已有单中心前瞻性Ⅲ期临床研究证实在乳房切除术后患者,包括胸壁和锁骨上淋巴结的术后放疗大分割方案可以获得与常规分割方案相似的疗效[13]。由于证明大分割方案与常规分割方案的放射生物学等效证据越来越充实,在保证靶区剂量覆盖和剂量均匀性的前提下,可考虑实施区域淋巴结大分割放疗方案,优选包括 IMRT 在内的精准放疗技术。在测算放射生物等效剂量时,应同时考虑肿瘤控制和更复杂的正常组织耐受性。临床实践中可参考区域淋巴结大分割临床试验已发表方案的靶区剂量和 OARs 剂量的限制,包括 HARVEST 研究(NCT03829553)[14] 和 POTENTIAL 研究[15]。

(7)需要接受术后辅助化疗的患者,术后放疗建议在完成化疗后开始。加速部分乳腺照射患者由于放疗疗程非常短,如果同时有辅助化疗适应证,也可以将辅助化疗放到放疗结束后开始。无辅助化疗指证的患者术后放疗建议在术后 8 周内进行。由于术后早期术腔体积存在动态变化,不推荐保乳术后 4 周内开始放疗。需要接受术后辅助化疗的患者,术后放疗建议在完成化疗后 2~8 周内开始。

(8)辅助内分泌治疗原则上可以与放疗同时进行。对于抗 HER2 靶向治疗患者,只要开始放疗前心功能正常,则曲妥珠单抗单药可以与放疗同时使用;需要运用精准放疗技术,尽可能进一步降低心脏照射体积剂量。由于曲妥珠单抗联合帕妥珠单抗的双靶治疗在辅助治疗方面的优势证据,以及抗体偶联药物在部分符合条件患者中作为辅助治疗的推荐,为保证治疗的连续性,这些新型升级的抗 HER2 治疗可参照曲妥珠单抗辅助治疗的原则与术后放疗同期使用,但考虑到心脏事件随访时间尚不如曲妥珠单抗单药联合放疗充分,临床实践中还需要更多关注这部分患者的心脏安全性。辅助 CDK4/6 抑制剂、PARP 抑制剂、卡培他滨和免疫治疗与放疗同期使用的安全性数据不充分,根据相应临床试验研究设计,均建议在放疗结束后开始。推荐在前瞻性临床研究框架下,积极探索辅助 CDK4/6 抑制剂、PARP 抑制剂、卡培他滨和免疫治疗与放疗同期使用的安全性及疗效。

3.3.4 文献综述

3.3.4.1 乳房切除术后放疗的循证证据

对于乳房切除术后高危患者,多项Ⅲ期随机对照临床研究及 EBCTCG 的荟萃分析(表 3 - 3 - 2)均证实,PMRT 可以带来显著局控和生存获益。PMRT 已经成为各大指南推荐的区域淋巴结阳性患者的标准术后治疗。

表 3 - 3 - 2　乳房切除术后放疗的临床循证证据

研究	结果	意义
EBCTCG 荟萃分析[11]	(1)纳入 1964—1986 年间开展的 22 个随机对照临床研究共计 8135 例浸润性乳腺癌患者,接受乳房切除术＋腋窝手术＋术后放疗或者仅接受乳房切除手术＋腋窝手术。术后放疗范围包括胸壁＋锁骨上区或腋窝区＋内乳区 (2)700 例 N0 患者:放疗对局部区域复发,总生存和乳腺癌特异性死亡均无显著影响。 ① 1314 例 N1 患者: 10 年局部区域复发率:PMRT vs 无放疗为 3.8% vs 20.3%($P<$0.000 01); 10 年任何首次复发率:PMRT vs 无放疗为 34.2% vs 45.7%($RR=$0.68,95% CI 0.57~0.82,$P=$0.000 06); 15 年乳腺癌特异性死亡率:PMRT vs 无放疗为 37.9% vs 47%($RR=$0.8,95% CI 0.67~0.95,$P=$0.01) ② 1772 例 N2~3 患者: 10 年局部区域复发率:PMRT vs 无放疗为 13% vs 32.1%($P<$0.000 01); 10 年任何首次复发率:PMRT vs 无放疗为 66.3% vs 75.1%($RR=$0.79,95% CI 0.69~0.9,$P=$0.000 3); 15 年乳腺癌特异性死亡率:PMRT vs 无放疗为 69.3% vs 74.9%($RR=$0.87,95% CI 0.77~0.99,$P=$0.04) (3)包括化疗和内分泌治疗在内的全身治疗应用,并不影响腋窝淋巴结阳性患者的 PMRT 获益	证实包括 N1 在内的腋窝淋巴结阳性患者均可以从 PMRT 得到局控和生存获益,且全身治疗的应用并不影响放疗获益

(续表)

研究	结果	意义
Ragaz 等研究[16]	(1) 318 例乳房切除术后患者随机分为：PMRT($n=164$)和无术后放疗($n=154$)，所有患者均接受改良根治术＋术后辅助化疗(CMF 方案，9 疗程)。PMRT 患者，胸壁剂量：37.5 Gy/16 次/3～4 周，腋窝＋锁骨区剂量：35 Gy/16 次，内乳区剂量：37.5 Gy/16 次 (2) 入组人群：1979—1986 年，绝经前女性，病理证实腋窝淋巴结阳性 (3) 20 年随访结果： 无局部区域复发生存率：PMRT *vs* 无放疗为 74％ *vs* 90％($P=0.002$)； 无远处转移生存率：PMRT *vs* 无放疗为 31％ *vs* 48％($P=0.004$)； 无乳腺癌复发生存率：PMRT *vs* 无放疗为 48％ *vs* 30％($P=0.001$)； 无事件生存率：PMRT *vs* 无放疗为 35％ *vs* 25％($P=0.009$)； 乳腺癌特异性生存率：PMRT *vs* 无放疗为 53％ *vs* 38％($P=0.008$)； 总生存率：PMRT *vs* 无放疗为 47％ *vs* 37％($P=0.03$)； 心脏事件相关死亡率：PMRT *vs* 无放疗为 1.8％ *vs* 0.6％	首批证实 PMRT 临床获益的随机对照临床研究，结果显示对于腋窝淋巴结阳性患者，PMRT 不仅可以降低复发风险，而且可以带来生存获益
DBCG 82b 和 82c 研究[17-19]	(1) 研究设计： 82b 研究：1708 例乳房切除术后患者随机分为：术后放疗＋术后化疗($n=852$)和单纯术后化疗($n=856$)，所有患者均接受改良根治术；术后化疗为 CMF 方案化疗 8 周期；放疗靶区范围包括：胸壁＋腋窝＋锁骨上/下区＋内乳区(第 1～4 肋间)，处方剂量：50 Gy/25 次/35 天或者 48 Gy/22 次/38 天； 82c 研究：1460 例乳房切除术后患者随机分为：术后放疗＋他莫昔芬($n=724$)和单纯他莫昔芬($n=736$)，所有患者均接受改良根治术；术后放疗靶区范围包括：胸壁＋腋窝＋锁骨上/下区＋内乳区(第 1～4 肋间)，处方剂量：50 Gy/25 次/35 天或者 48 Gy/22 次/38 天 (2) 入组人群： 82b 研究：1982—1990 年，绝经前女性，符合以下至少一项条件：淋巴结阳性，肿块＞5 cm，皮肤或者胸筋膜侵犯； 82c 研究：1982—1990 年，绝经后女性，符合以下至少一项条件：淋巴结阳性，肿块＞5 cm，皮肤或者胸筋膜侵犯 (3) 30 年随访结果： 局部区域复发率：PMRT *vs* 无放疗为 9％ *vs* 37％($HR=0.21,95％ CI 0.18～0.26$)； 远处转移率：PMRT *vs* 无放疗为 49％ *vs* 60％； 无病生存率：PMRT *vs* 无放疗为 34％ *vs* 48％($HR=0.77,95％ CI 0.70～0.84$)； 乳腺癌特异性死亡率：PMRT *vs* 无放疗为 56％ *vs* 67％($HR=0.75, 95％ CI 0.69～0.82$)； 总生存率：PMRT *vs* 无放疗为 81％ *vs* 86％($HR=0.83,95％ CI 0.77～0.90$)； PMRT 不增加非乳腺癌相关死亡风险，包括缺血性心脏病($HR=0.82,95％ CI 0.58～1.18$)、继发性肺癌($HR=1.44,95％ CI 0.92～2.24$)和其他非肿瘤相关死亡($HR=1.15, 95％ CI 0.92～1.45$)	证实 PMRT 在乳房切除术后高危患者中获益的最大样本量临床研究。相似的研究设计分别在绝经后(82b)和绝经前(82c)患者中分别实施。结果均证实，PMRT 不仅可以提高局控，而且可以带来生存获益，且不增加非乳腺癌相关死亡风险

3.3.4.2 内乳淋巴结放疗的循证证据

目前大部分已发表的临床研究和荟萃分析(表3-3-3)均支持将内乳淋巴结引流区包括在区域淋巴结照射靶区范围内。由于内乳淋巴引流区的解剖位置特殊,需优化放疗技术,并采用DVH对关键器官和靶区进行评估,尽可能降低心肺等关键器官的体积剂量。根据EBCTCG荟萃分析结果,需确保左侧患者全心平均剂量最高不超过8Gy,并且在可行的技术下越低越好[12]。

表3-3-3　内乳淋巴结放疗的循证证据

研究	结果	意义
MA20[20]	(1) 1832例保乳手术+腋窝淋巴结清扫或者前哨淋巴结活检术后患者随机分为:WBI($n=916$)和WBI+区域淋巴结放疗(RNI)($n=916$)。RNI范围包括锁骨上区+第Ⅲ站腋窝+内乳(第1~3肋间),腋窝淋巴结清扫数目<10枚或者阳性数目>3枚的患者,第Ⅰ~Ⅱ站腋窝也包括在照射野内。处方剂量:50Gy/25次,续贯瘤床加量10~16Gy/5~8次 (2) 入组人群为2000—2007年,浸润性癌,淋巴结阳性,N0合并以下高危因素:肿块≥5cm,或肿块≥2cm且腋窝淋巴结清扫数目<10枚且具有以下至少2个因素(组织学分级Ⅲ级,ER阴性,淋巴血管间隙浸润)。排除cT4和cN2~3 (3) 10年随访结果: 无局部区域复发生存率:WBI vs WBI+RNI为92.2% vs 95.2%($P=0.009$); 无远处转移生存率:WBI vs WBI+RNI为82.4% vs 86.3%($P=0.03$); 无病生存率:WBI vs WBI+RNI为77% vs 82%($P=0.01$); 总生存率:WBI vs WBI+RNI为81.8% vs 82.8%($P=0.38$); ≥2级急性肺炎:WBI vs WBI+RNI为0.2% vs 1.2%($P=0.01$); ≥2级淋巴水肿:WBI vs WBI+RNI为4.5% vs 8.4%($P=0.001$)	该研究证实对于腋窝淋巴结阳性患者和高危腋窝淋巴结阴性患者,包含内乳的区域淋巴结放疗,可以显著降低复发和转移风险,但是对总生存率并无影响。但该研究无法提示内乳放疗在区域淋巴结放疗获益中的贡献大小
EORTC 22922/10925[21]	(1) 4004例乳腺癌术后患者随机分为:RNI($n=2002$)和无RNI($n=2002$)。患者接受乳房切除或者保乳手术。RNI照射范围包括锁骨上区内侧群+内乳区(第1~3或1~5肋间)+未经清扫的腋窝区。处方剂量:50Gy/25次 (2) 入组人群:1996—2004年,浸润性腺癌,中央或者内侧象限肿块,外侧象限肿块且淋巴结阳性 (3) 15.7年随访结果: 任何乳腺癌复发率:RNI vs 无RNI为24.5% vs 27.1%($P=0.024$); 乳腺癌特异性死亡率:RNI vs 无RNI为16.0% vs 19.8%($P=0.0055$); 无病生存率:RNI vs 无RNI为60.8% vs 59.9%($P=0.18$); 无远处转移生存率:RNI vs 无RNI为70.0% vs 68.2%($P=0.18$); 总生存率:RNI vs 无RNI为73.1% vs 70.9%($P=0.36$)	在早期乳腺癌中,包含内乳的区域淋巴结放疗可以显著降低乳腺癌复发风险,并且提高乳腺癌特异性生存率。但是该研究仍不能提示内乳放疗在区域淋巴结放疗获益中的贡献大小

(续表)

研究	结果	意义
IMN‑DBCG[22]	(1) 3 089 例乳腺癌术后患者分为:内乳淋巴结(IMN)放疗(均为右乳癌,$n=1491$)和无 IMN 放疗(均为左乳癌,$n=1598$)。患者接受乳房切除或者保乳手术。所有患者均接受全乳/胸壁+第Ⅱ~Ⅳ站腋窝淋巴区放疗。IMN 放疗范围为第 1~4 肋间,处方剂量 48 Gy/24 次 (2) 入组人群:2003—2007 年,单侧乳腺癌,淋巴结阳性 (3) 14.7 年随访结果: 总生存率:IMN vs 无 IMN 为 60.1% vs 55.4%($P=0.007$); 远处转移率:IMN vs 无 IMN 为 35.6% vs 38.6%($P=0.04$); 乳腺癌特异性死亡率:IMN vs 无 IMN 为 31.7% vs 33.9%($P=0.05$); 心脏疾病相关死亡:IMN vs 无 IMN 为 15 例 vs 24 例	该研究结果首次明确内乳淋巴结放疗贡献,不仅可以降低远处转移风险,还可以延长总生存。但是该研究非随机对照设计,内乳放疗的价值还需更多高级别证据
KROG 08‑06 研究[23]	(1) 747 例乳腺癌术后患者随机分为:IMN($n=378$)和无 IMN($n=369$)。患者接受乳房切除或者保乳手术。所有患者均接受全乳/胸壁+锁骨上区放疗,内乳放疗范围为第 1~3 肋间。处方剂量 45~50.4 Gy/1.8~2.0 Gy (2) 入组人群:2008—2013 年,浸润性癌,淋巴结阳性,腋窝淋巴清扫数目>8 枚 (3) 8 年随访结果: 7 年无病生存率:无 IMN vs IMN 为 81.9% vs 85.3%($P=0.22$); 7 年乳腺癌特异性死亡率:无 IMN vs IMN 为 10.8% vs 8.4%($P=0.19$); 两组间包括心脏毒性和放射性肺炎在内的不良反应发生率无显著差异; 内象限/中央区肿瘤亚组分析: 7 年无病生存率:无 IMN vs IMN 为 81.6% vs 91.8%($P=0.008$); 7 年乳腺癌特异性死亡率:无 IMN vs IMN 为 10.2% vs 4.9%($P=0.04$)	该研究为内乳放疗价值提供了新证据。对于内象限/中央区肿瘤,内乳放疗显著提高无病生存和乳腺癌特异性生存。但是该亚组分析不是方案预先设计的,内乳放疗的最佳获益人群还需进一步高级别循证证据明确

3.3.4.3 前哨淋巴结阳性免除腋窝淋巴结清扫的循证证据

根据目前的临床研究结果(表 3‑3‑4),在接受保乳手术和全乳放疗的前提下,对选择性低负荷前哨淋巴结(sentinel lymph node,SLN)阳性早期乳腺癌患者可以安全免除腋窝淋巴结(axillary lymph node,ALN)清扫。根据个体复发风险、ALN 总体负荷和 ALN 循站转移规律,对腋窝各站淋巴结采用不同剂量覆盖的术后放疗策略。对于乳房切除术后 SLN 阳性患者,1~2 枚微转移可以考虑免除腋窝淋巴结清扫(axillary lymph node dissection,ALND),其他患者原则上推荐进一步行 ALND。

表 3‑3‑4　前哨淋巴结阳性免除腋窝淋巴结清扫的循证证据

研究	结果	意义
Z0011[24]	(1) 891 例乳腺癌保乳术后患者随机分为:腋窝淋巴结清扫组(ALND,$n=445$)和前哨淋巴结活检组(SLND,$n=446$)。所有患者均接受 WBI (2) 入组人群:1999—2004 年,浸润性癌,肿块≤5 cm,cN0,1~2 枚前哨淋巴结阳性	该研究首次证明了在前哨淋巴结阳性的 cN0 早期乳腺癌中,可以安全免除腋窝淋巴结清扫。该研究的

（续表）

研究	结果	意义
	（3）9.25 年随访结果： 10 年累积局部复发率：ALND *vs* SLND 为 5.6% *vs* 3.8%（*P*=0.13）； 10 年累积腋窝淋巴结复发率：ALND *vs* SLND 为 0.5% *vs* 1.5%（*P*=0.28）； 10 年累积局部区域复发率：ALND *vs* SLND 为 6.2% *vs* 5.3%（*P*=0.36）； 前哨淋巴结微转移率：ALND *vs* SLND 为 37.5% *vs* 44.8%（*P*=0.05）； ALND 组：27.3% 的患者存在非前哨淋巴结转移，10% 的前哨微转移患者存在非前哨淋巴结宏转移； 335 例患者偏离了放疗研究方案，50% 的患者接受了高切野照射；"未放疗"是局部复发的独立高危因素（*P*=0.005）	放疗方案偏离率较高，高切野对低危腋窝淋巴结的照射可能是保障腋窝安全的原因
IBCSG 23-01[25]	（1）934 例乳腺癌术后患者随机分为：腋窝淋巴结清扫组（ALND，*n*=469）和前哨淋巴结活检组（SLND，*n*=465）。患者接受乳房切除（9%）或者保乳术。所有保乳术后患者均接受 WBI 或者部分乳腺照射（19%） （2）入组人群：2001—2010 年，浸润性癌，肿块≤5 cm，≥1 枚前哨淋巴结微转移 （3）9.7 年随访结果： 10 年无病生存率：SLND *vs* ALND 为 76.8% *vs* 74.9%（*HR*=0.85，95% CI 0.65~1.11，*P*=0.24）； 淋巴水肿：SLND *vs* ALND 为 4% *vs* 13%； 感觉神经异常：SLND *vs* ALND 为 13% *vs* 19%； 运动神经异常：SLND *vs* ALND 为 3% *vs* 9%； ALND 组：13% 的患者存在非前哨淋巴结转移	该研究结果提示前哨淋巴结微转移患者可以安全免除腋窝淋巴结清扫，再次证实了 Z0011 研究的发现
EORTC 10981-22023 AMAROS[26,27]	（1）1 425 例乳腺癌术后患者随机分为：腋窝淋巴结清扫组（ALND，*n*=744）和腋窝放疗组（AxRT，*n*=681）。患者接受乳房切除（17%）±胸壁放疗或者保乳术＋WBI。腋窝放疗范围包括Ⅰ~Ⅲ站腋窝和锁骨上区内侧群，处方剂量为 50 Gy/25 次 （2）入组人群：2001—2010 年，浸润性癌，T1~2，cN0 （3）10 年随访结果： 10 年腋窝复发率：ALND *vs* AxRT 为 0.93% *vs* 1.82%（*P*=0.37）； 总生存率：ALND *vs* AxRT 为 84.6% *vs* 81.4%（*P*=0.26）； 无远处转移生存率：ALND *vs* AxRT 为 81.7% *vs* 78.2%（*P*=0.19）； 10 年累积局部区域复发率：ALND *vs* AxRT 为 3.59% *vs* 4.07%（*P*=0.69）； 前哨淋巴结宏转移率：ALND *vs* AxRT 为 59% *vs* 62%	该研究证实在前哨淋巴结阳性的 cN0 早期乳腺癌中，腋窝放疗可以获得与腋窝淋巴结清扫相似的疾病控制效果。提示在腋窝放疗的保驾下，可以安全免除腋窝淋巴结清扫

3.3.5 放疗计划

3.3.5.1 模拟定位

患者取仰卧位，双侧上肢上举外展，头偏向健侧，采用合适的固定装置（包括乳腺托架、一体板、真空垫、发泡胶或其他装置）进行体位固定。体位固定装置由主诊医生根据临床实际情况进行选择,需保证体位的稳定和重复性,同时考虑对治疗靶区剂量分布的影响。建议使用热塑膜对头部进行固定。在治疗体位,进行定位 CT 平扫,扫描范围:上界至颅底,下界至乳房皱褶下 4 cm,3~5 mm 层厚,关键区域层厚 1~3 mm,涵盖同侧全肺。建议使用不透射线的标记物对定位线、手术瘢痕等进行标记。图 3-3-1 所示为瑞金医院乳房切除术后放疗患者的固定方式。

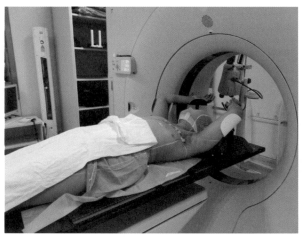

图 3-3-1　乳房切除术后放疗患者固定方式

3.3.5.2　靶区勾画

3.3.5.2.1　胸壁 CTV 勾画

参考临床可及乳房(体表标记)、CT 影像上的对侧乳腺组织范围,并结合解剖边界推荐进行勾画,将手术瘢痕包括在 CTV 范围内。表 3-3-5 所示为胸壁 CTV 勾画的参考解剖边界推荐。

表 3-3-5　胸壁 CTV 参考解剖边界

上界	参考对侧乳腺组织范围及胸锁关节下缘
下界	参考临床体表标记和 CT 影像上的对侧乳腺组织消失层面
内侧界	胸肋关节
外侧界	参考对侧乳腺组织范围,不超过腋中线
前界	皮肤
后界	肋骨表面

3.3.5.2.2　区域淋巴结 CTV 勾画

所有 PMRT 的区域淋巴结 CTV 均应将锁骨上淋巴结内侧群、腋窝淋巴结Ⅲ站、腋窝淋巴结Ⅱ站未清扫范围和胸肌间淋巴结包括在内。对于区域复发高危患者(如 N2~3),将锁骨上淋巴结外侧群包括在 CTV 范围内。对于符合内乳淋巴结放疗指征的患者,将内乳淋巴结(第 1~3 肋间)包括在 CTV 内。对于内乳淋巴结阳性患者,将内乳淋巴结(第 1~5 肋间)包括在 CTV 内。CTV 勾画边界范围参考表 3-1-1　乳房淋巴引流区的解剖边界。

胸壁和区域淋巴结 CTV 三维外扩 5~8 mm 形成一体化 PTV,将 PTV 限制在前界为皮肤及后界为胸肋膜的范围内,形成 PTV_eval,进行 DVH 和靶区剂量覆盖评估。

3.3.5.2.3　危及器官勾画

在保乳术后放疗 OARs 的基础上(参考 3.2.5.2.4　危及器官勾画),参考 Hall 等[28] 提出的方法对臂丛进行勾画。具体步骤如下:

(1)确定 C_5、T_1、T_2 椎体。

(2)确定锁骨下-腋动脉。

(3)从 C_5 层面勾画前斜角肌和中斜角肌至第 1 肋。

（4）臂丛勾画选择 5 mm 画笔。

（5）从 C_5 至 T_1 椎间孔层面，经椎间孔勾画脊髓腔外侧至前、中斜角肌间隙。

（6）无椎间孔层面，仅勾画前、中斜角肌间隙。

（7）勾画至中斜角肌消失（锁骨下神经血管丛出现）。

（8）继续勾画锁骨下-腋动脉至消失。

（9）内侧不超过第 1、2 肋。

3.3.5.3 放疗计划采用技术

传统的乳房切除术后放疗采用胸壁切线野照射联合内乳野和锁骨上野照射，照射野的衔接处容易产生剂量"热点"或者"冷点"，从而造成靶区剂量覆盖不足或者不良反应增加。近年来，IMRT 开始在乳腺癌术后放疗中广泛应用，与传统技术相比，IMRT 技术的放疗靶区内剂量分布更均匀，同时周围的正常组织受照射剂量更低。本例患者采用胸壁联合区域淋巴结的一体化 IMRT 技术[29]。

3.3.5.4 病例勾画

乳房切除术后 CTV 靶区勾画具体如图 3-3-2 所示，图中所示为典型层面的 CTV 勾画。

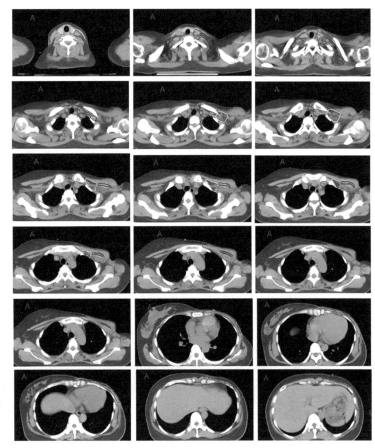

环状软骨下缘及前、中斜角肌层面：
锁骨上淋巴结CTV

喙突层面：
锁骨上淋巴结CTV
腋窝淋巴结Ⅲ站CTV

腋静脉及锁骨头层面：
锁骨上淋巴结CTV
腋窝淋巴结Ⅲ/Ⅱ站CTV
胸肌间淋巴结CTV

锁骨头下方层面：
腋窝淋巴结Ⅲ/Ⅱ站CTV
胸肌间淋巴结CTV
内乳淋巴结CTV
胸壁CTV

第1~3肋间层面：
内乳淋巴结CTV
胸壁CTV

对侧乳房腺体逐渐消失层面：
胸壁CTV

图 3-3-2 乳房切除术后 CTV 靶区勾画典型层面示意图

红色线（胸壁 CTV），绿色线（内乳淋巴结 CTV），紫色线（锁骨上淋巴结 CTV），黄色线（腋窝淋巴结Ⅲ站 CTV），橙色线（腋窝淋巴结Ⅱ站 CTV）和蓝色线（胸肌间淋巴结 CTV）

3.3.5.5 病例治疗计划

该病例采用常规分割放疗方案,PTV 给予 5 000 cGy/25 次/每日 1 次/每周 5 次。采用一体化 IMRT 技术,胸壁放置 3 mm 厚补偿物。放疗计划的 95%处方剂量等剂量线典型层面覆盖如图 3 - 3 - 3 所示。图 3 - 3 - 4 所示为放疗计划的 DVH。图 3 - 3 - 5 所示为放疗计划的射野方向观。

环状软骨下缘及前、中斜角肌层面

喙突层面

腋静脉及锁骨头层面

锁骨头下方层面

第1~3肋间层面

对侧乳房腺体逐渐消失层面

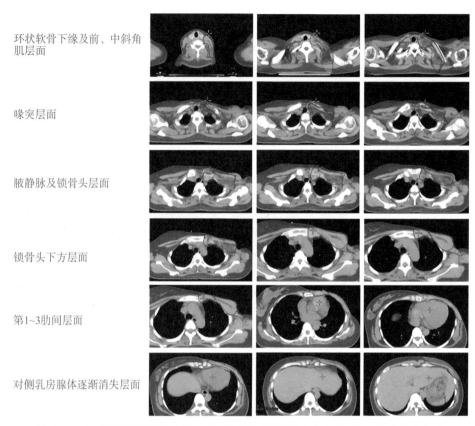

图 3 - 3 - 3　PMRT 计划的 4 750 cGy 等剂量线(95%处方剂量)典型层面覆盖范围

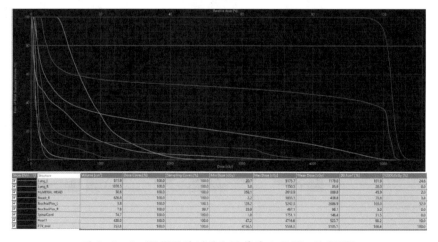

图 3 - 3 - 4　PMRT 计划的靶区覆盖及 OARs 的 DVH

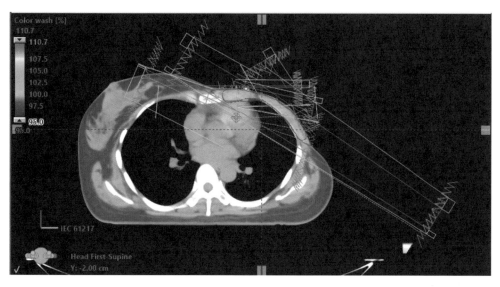

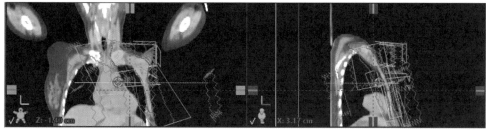

图 3-3-5　放疗计划射野方向观的 4 750 cGy 等剂量线(95%处方剂量)覆盖范围

3.3.5.6　靶区评估（大分割方案和常规分割）

表 3-3-6 所示为放疗计划评估时，对靶区剂量覆盖的要求。应尽可能满足目标要求，不得低于此标准。

表 3-3-6　靶区剂量覆盖评估标准

靶区	大分割方案（40 Gy/15 次）		常规分割方案（50 Gy/25 次）	
	剂量学指标	限值	剂量学指标	限值
PTV	D95%	>40 Gy	D95%	>50G
	V43 Gy	<5%	V55 Gy	<5%
	V38 Gy	>99%	V48 Gy	>99%

3.3.5.7　危及器官剂量限制（大分割方案和常规分割方案）

表 3-3-7 所示为放疗计划评估时，对 OARs 剂量限制标准要求，对大分割方案和常规分割方案分别设置要求。

表3-3-7 OARs剂量限制评估标准

正常组织	大分割方案（40 Gy/15 次）		常规分割方案（50 Gy/25 次）	
	剂量学指标	限值	剂量学指标	限值
心脏（左侧）	平均剂量	<4 Gy	平均剂量	<5 Gy
	V25 Gy	<10%	V30 Gy	<10%
	V8 Gy	<15%	V10 Gy	<15%
心脏（右侧）	平均剂量	<1.5 Gy	平均剂量	<2 Gy
	V4 Gy	<8%	V5 Gy	<8%
同侧肺	平均剂量	<11 Gy	平均剂量	<13 Gy
	V8 Gy	<35%	V10 Gy	<35%
	V16 Gy	<27%	V20 Gy	<27%
	V25 Gy	<20%	V30 Gy	<20%
对侧肺	平均剂量	<1 Gy	平均剂量	<1 Gy
	V4 Gy	<2%	V5 Gy	<2%
脊髓	最大剂量	<20 Gy	最大剂量	<25 Gy
同侧肱骨头	平均剂量	<9 Gy	平均剂量	<11 Gy
对侧乳腺	平均剂量	<3 Gy	最大剂量	<4 Gy
臂丛	D0.1cc	<V105%	D0.1cc	<V105%

3.3.6 随访

放疗后建议根据表3-3-8所示随访周期和检查项目进行定期随访。

表3-3-8 乳房切除术后放疗后随访推荐

治疗后间隔时间	随访频率	随访项目	随访内容
2 年	每3～6个月1次	病史及体格检查	完整的病史评估及体格检查（重点关注胸壁、对侧乳房及区域淋巴结异常肿物、患侧胸壁皮肤、上肢淋巴水肿及运动、感觉神经异常等改变）
2～5 年	每6个月1次	实验室检验	血常规、肝肾功能、肿瘤标志物、心脏血清生物标记物（cTnI、cTnT、NT - proBNP、CK - MB 等）
5 年以上	每年1次	影像学检查	乳房＋双侧腋窝＋双侧锁骨上超声 腹部超声 心电图 心脏超声 乳房 X 线检查（每年1次） 胸部 CT 平扫（放疗结束半年后第一次，此后每年1次） 其他根据临床所需检查项目

（陈佳艺　曹璐）

参 考 文 献

［1］ Boughey J C, Suman V J, Mittendorf E A, et al. Sentinel lymph node surgery after neoadjuvant chemotherapy in patients with node-positive breast cancer: the ACOSOG Z1071 (Alliance) clinical trial [J]. JAMA, 2013, 310(14): 1455 - 1461.

［2］ Dominici L S, Negron Gonzalez V M, Buzdar A U, et al. Cytologically proven axillary lymph node metastases are eradicated in patients receiving preoperative chemotherapy with concurrent trastuzumab for HER2-positive breast cancer [J]. Cancer, 2010, 116(12): 2884 - 2889.

［3］ Gianni L, Pienkowski T, Im Y H, et al. Efficacy and safety of neoadjuvant pertuzumab and trastuzumab in women with locally advanced, inflammatory, or early HER2-positive breast cancer (NeoSphere): a randomised multicentre, open-label, phase 2 trial [J]. Lancet Oncol, 2012, 13(1): 25 - 32.

［4］ Mamounas E P, Anderson S J, Dignam J J, et al. Predictors of locoregional recurrence after neoadjuvant chemotherapy: results from combined analysis of National Surgical Adjuvant Breast and Bowel Project B - 18 and B - 27 [J]. J Clin Oncol, 2012, 30(32): 3960 - 3966.

［5］ Huang E H, Tucker S L, Strom E A, et al. Postmastectomy radiation improves local-regional control and survival for selected patients with locally advanced breast cancer treated with neoadjuvant chemotherapy and mastectomy [J]. J Clin Oncol, 2004, 22(23): 4691 - 4699.

［6］ Mcguire S E, Gonzalez-Angulo A M, Huang E H, et al. Postmastectomy radiation improves the outcome of patients with locally advanced breast cancer who achieve a pathologic complete response to neoadjuvant chemotherapy [J]. Int J Radiat Oncol Biol Phys, 2007, 68(4): 1004 - 1009.

［7］ Mailhot Vega R B, Wang S, Brooks E D, et al. Evaluating Regional Nodal Irradiation Allocation and Association with Oncologic Outcomes in NSABP B - 18, B - 27, B - 40, and B - 41 [J]. Int J Radiat Oncol Biol Phys, 2022, 113(3):542 - 551.

［8］ Huang Z, Zhu L, Huang X B, et al. Postmastectomy Radiation Therapy Based on Pathologic Nodal Status in Clinical Node-Positive Stage Ⅱ to Ⅲ Breast Cancer Treated with Neoadjuvant Chemotherapy [J]. Int J Radiat Oncol Biol Phys, 2020, 108(4): 1030 - 1039.

［9］ de Wild SR, de Munck L, Simons JM, et al. De-escalation of radiotherapy after primary chemotherapy in cT1 - 2N1 breast cancer (RAPCHEM; BOOG 2010 - 03): 5-year follow-up results of a Dutch, prospective, registry study [J]. Lancet Oncol, 2022, 23(9): 1201 - 1210.

［10］ Clarke M, Collins R, Darby S, et al. Effects of radiotherapy and of differences in the extent of surgery for early breast cancer on local recurrence and 15-year survival: an overview of the randomised trials [J]. Lancet, 2005, 366(9503): 2087 - 2106.

［11］ EBCTCG, Mcgale P, Taylor C, et al. Effect of radiotherapy after mastectomy and axillary surgery on 10-year recurrence and 20-year breast cancer mortality: meta-analysis of individual patient data for 8 135 women in 22 randomised trials [J]. Lancet, 2014, 383(9935): 2127 - 2135.

［12］ Clarke M, Collins R, Darby S, et al. Effects of radiotherapy and of differences in the extent of surgery for early breast cancer on local recurrence and 15-year survival: an overview of the randomised trials[J]. Lancet, 2005, 366(9503): 2087 - 2106.

［13］ Wang S L, Fang H, Song Y W, et al. Hypofractionated versus conventional fractionated postmastectomy radiotherapy for patients with high-risk breast cancer: a randomised, non-inferiority, open-label, phase 3 trial [J]. Lancet Oncol, 2019, 20(3): 352 - 360.

［14］ Xie J, Xu F, Zhao Y, et al. Hypofractionated versus conventional intensity-modulated radiation irradiation (HARVEST-adjuvant): study protocol for a randomised non-inferior multicentre phase Ⅲ trial [J]. BMJ Open, 2022, 12(9): e062034.

［15］ Zhao X R, Fang H, Tang Y, et al. POstmastectomy radioThErapy in Node-posiTive breast cancer with or without Internal mAmmary nodaL irradiation (POTENTIAL): a study protocol for a multicenter prospective phase Ⅲ randomized controlled trial [J]. BMC Cancer, 2021, 21(1): 1185.

［16］Ragaz J，Olivotto I A，Spinelli J J，et al. Locoregional radiation therapy in patients with high-risk breast cancer receiving adjuvant chemotherapy：20-year results of the British Columbia randomized trial ［J］. J Natl Cancer Inst，2005，97(2)：116－126.

［17］Overgaard M，Hansen P S，Overgaard J，et al. Postoperative radiotherapy in high-risk premenopausal women with breast cancer who receive adjuvant chemotherapy. Danish Breast Cancer Cooperative Group 82b Trial ［J］. N Engl J Med，1997，337(14)：949－955.

［18］Overgaard M，Jensen M B，Overgaard J，et al. Postoperative radiotherapy in high-risk postmenopausal breast-cancer patients given adjuvant tamoxifen：Danish Breast Cancer Cooperative Group DBCG 82c randomised trial ［J］. Lancet，1999，353(9165)：1641－1648.

［19］Overgaard M，Nielsen H M，Tramm T，et al. Postmastectomy radiotherapy in high-risk breast cancer patients given adjuvant systemic therapy. A 30-year long-term report from the danish breast cancer cooperative group DBCG 82bc trial ［J］. Radiother Oncol，2022，170：4－13.

［20］Whelan T J，Olivotto I A，Parulekar W R，et al. Regional Nodal Irradiation in Early-Stage Breast Cancer ［J］. N Engl J Med，2015，373(4)：307－316.

［21］Poortmans P M，Weltens C，Fortpied C，et al. Internal mammary and medial supraclavicular lymph node chain irradiation in stage Ⅰ－Ⅲ breast cancer（EORTC 22922/10925）：15-year results of a randomised，phase 3 trial ［J］. Lancet Oncol，2020，21(12)：1602－1610.

［22］Thorsen L B J，Overgaard J，Matthiessen L W，et al. Internal Mammary Node Irradiation in Patients With Node-Positive Early Breast Cancer：Fifteen-Year Results From the Danish Breast Cancer Group Internal Mammary Node Study ［J］. J Clin Oncol，2022，40(36)：4198－4206.

［23］Kim Y B，Byun H K，Kim D Y，et al. Effect of Elective Internal Mammary Node Irradiation on Disease-Free Survival in Women With Node-Positive Breast Cancer：A Randomized Phase 3 Clinical Trial ［J］. JAMA Oncol，2022，8(1)：96－105.

［24］Giuliano A E，Ballman K，Mccall L，et al. Locoregional Recurrence After Sentinel Lymph Node Dissection With or Without Axillary Dissection in Patients With Sentinel Lymph Node Metastases：Long-term Follow-up From the American College of Surgeons Oncology Group（Alliance）ACOSOG Z0011 Randomized Trial ［J］. Ann Surg，2016，264(3)：413－420.

［25］Galimberti V，Cole B F，Viale G，et al. Axillary dissection versus no axillary dissection in patients with breast cancer and sentinel-node micrometastases（IBCSG 23－01）：10-year follow-up of a randomised，controlled phase 3 trial ［J］. Lancet Oncol，2018，19(10)：1385－1393.

［26］Rutgers E，Donker M，Poncet C，et al. Abstract GS4－01：Radiotherapy or surgery of the axilla after a positive sentinel node in breast cancer patients：10 year follow up results of the EORTC AMAROS trial（EORTC 10981/22023）［J］. Cancer Res，2019，79(4_Supplement)：GS4－01.

［27］Donker M，van Tienhoven G，Straver M E，et al. Radiotherapy or surgery of the axilla after a positive sentinel node in breast cancer（EORTC 10981－22023 AMAROS）：a randomised，multicentre，open-label，phase 3 non-inferiority trial ［J］. Lancet Oncol，2014，15(12)：1303－1310.

［28］Hall W H，Guiou M，Lee N Y，et al. Development and validation of a standardized method for contouring the brachial plexus：preliminary dosimetric analysis among patients treated with IMRT for head-and-neck cancer ［J］. Int J Radiat Oncol Biol Phys，2008，72(5)：1362－1367.

［29］Ma J，Li J，Xie J，et al. Post mastectomy linac IMRT irradiation of chest wall and regional nodes：dosimetry data and acute toxicities ［J］. Radiat Oncol，2013，8：81.

3.4 乳腺癌假体重建术后放疗

3.4.1 病例介绍

患者，女性，40 岁，因"左乳肿物进行性增大半年"就诊。乳房体检可触及外侧象限 6 cm

大小肿块,活动度欠佳,边界欠清,双侧腋窝及锁骨上未触及肿大淋巴结。乳房 X 线检查示左乳外侧象限分叶状高密度结节,边缘有毛刺。超声显示左乳外侧象限肿块,大小为 $6.3\,cm\times4.9\,cm$,左侧腋窝 1 枚肿大淋巴结,大小为 $1.1\,cm\times1.0\,cm$,淋巴结皮质增厚,淋巴门结构消失。患者于 25 岁时足月妊娠 1 次,未母乳喂养,否认激素类避孕药物应用史。否认既往辐射暴露史,否认吸烟、饮酒等不良生活嗜好,否认内科疾病史。母亲有乳腺癌病史,目前健在。

乳房肿物的空心针穿刺活检显示:浸润性导管癌,组织学分级 Ⅱ 级,ER(—),PR(—),HER2(0),Ki67(25%+)。左侧腋窝淋巴结细针穿刺可见癌细胞。完善头颅增强 MRI 检查以及胸、腹、盆腔增强 CT 检查,未见远处转移征象。根据 AJCC 第 8 版临床解剖分期为 cT3N1M0,ⅢA 期,临床预后分期为 ⅢB 期。

给予新辅助化疗,具体方案为:剂量密集型 AC 方案(阿霉素/环磷酰胺)4 周期,续贯单周紫杉醇方案 12 次。新辅助治疗后完善影像学检查,临床疗效评估为:PR。新辅助治疗后行左侧全乳切除术＋Ⅰ期植入物重建术＋左侧腋窝淋巴结清扫术,术后病理提示:未见明确浸润性癌组织,组织学分级:不能分级,切缘阴性。新辅助治疗后反应分级(Miller-Payne 分级系统):5 级(无浸润性癌成分)。腋窝淋巴结清扫 23 枚,淋巴结阳性数目为 0 枚,伴化疗后反应 5 枚。RCB 评估系统:RCB 值＝0,RCB 级别为 RCB-0 级。免疫组化:无癌组织可评估。根据 AJCC 第 8 版病理解剖分期为 ypT0N0M0,0 期;病理预后分期为 0 期。

3.4.2 治疗前评估

放疗前体格检查:坐姿和仰卧位的乳房检查,确认手术切口愈合良好,无感染渗出和明显术腔积液,关注假体周围包膜挛缩情况和乳房的美容外观。检查双侧腋窝淋巴结和锁骨上淋巴结。检查双侧上肢的伸展和运动情况,放疗体位固定时要求双侧上肢至少向上外展 $90°$。

放疗前实验室检查:血常规、肝肾功能、肿瘤标志物、心脏生物标记物。

放疗前影像学检查:心电图、心超、乳房及区域淋巴结超声、腹部超声和胸部 CT 检查。如患者存在可疑远处转移症状,可考虑进行胸部、腹部和盆腔增强 CT 检查,有骨骼症状或碱性磷酸酶升高可考虑骨扫描,也可选择 PET/CT 扫描。

3.4.3 基于循证医学的治疗推荐

随着患者对乳房美观外观的要求越来越高和乳房重建手术技术的进步,乳房重建已成为乳腺癌外科治疗中的重要组成部分。在美国,浸润性乳腺癌的I期乳房重建比例为 54%,在导管原位癌患者中更是高达 63%[1]。国内的I期乳房重建比例不到 10%,但总体呈上升趋势[2-4]。

乳房重建手术和术后放疗存在相互影响,一方面,重建手术并发症可能导致术后放疗开始时间延迟,增加放疗实施难度;另一方面,放疗可能增加乳房重建术后并发症风险,影响重建乳房美容外观,延迟手术切口愈合,甚至导致重建失败。乳房重建手术分为含有植入物重建和单纯自体组织重建两大类。单纯自体组织重建患者的放疗后并发症发生率显著低于含有植入物重建的患者[5,6]。对于术前评估认为术后放疗适应证较肯定的患者,在综合评估患者情况适合的前提下,推荐优选自体组织重建手术。

对于含植入物重建患者,组织扩张器-永久性假体分步骤的Ⅱ期重建可以获得比一步直接放置永久假体的Ⅰ期重建更好的美观效果。但是,组织扩张器和永久假体置换与术后放疗的时序关系目前仍未形成广泛共识[7,8]。争议主要体现在两个方面:①扩张器需要把皮肤扩张到呈现一定的皱褶,所以体积会比永久性假体大,放疗的技术难度更大;②如果扩张器-假体置换手术在放疗前完成,可能会延长手术-放疗的时间间隔和影响肿瘤控制效果。

对于乳房重建术后放疗的患者,目前仍推荐 5 000 cGy/25 次的常规分割方案,大分割方案的疗效和安全性也正在积极探索中[9,10]。

该例患者初始临床分期为 cT3N1M0,ⅢA 期,术后病理分期为 ypT0N0M0,0 期。结合患者新辅助治疗前的临床分期和新辅助化疗后的病理分期,按照病程中的最高分期,对患者进行左侧胸壁联合左侧内乳区和锁骨上下区照射,采用常规分割方案:5 000 cGy/25 次。

乳房重建术后放疗推荐:乳房重建术后放疗指征遵循同期别的乳房切除术后患者。自体组织重建患者的放疗并发症发生率低于植入物重建的患者,表 3-4-1 所示为乳房重建术后并发症分级[11]。对于采用扩张器-永久性假体二步法重建的患者,扩张器替换成永久性假体在术后放疗之前或之后的时序没有绝对定论,取决于多学科团队对技术的熟悉程度和经验[12](图 3-4-1)。

表 3-4-1 乳房重建术后并发症分级

分级	并发症
0	无不适
1	轻度不适与牵拉感,不影响日常生活
2	显著不适与牵拉感,影响日常生活,需要止痛药;或者感染,需要口服抗生素
3	需要手术介入,如脂肪坏死活检;或感染,需要静脉输注抗生素
4	植入物取出或再次手术

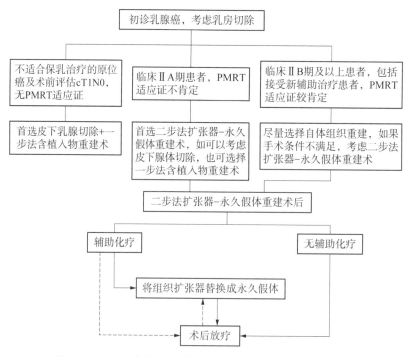

图 3-4-1 重建手术方式与辅助治疗的整体决策流程推荐

3.4.4 放疗计划

3.4.4.1 模拟定位

患者取仰卧位,双侧上肢上举外展,头偏向健侧,采用合适的固定装置(包括乳腺托架、一体板、真空垫、发泡胶或其他装置)进行体位固定。体位固定装置由主诊医生根据临床实际情况进行选择,需保证体位的稳定和重复性,同时考虑对治疗靶区剂量分布的影响。建议使用热塑膜对头部进行固定。在治疗体位,进行定位 CT 平扫,扫描范围:上界至颅底,下界至乳房皱褶下 4 cm,3~5 mm 层厚,关键区域层厚1~3 mm,涵盖同侧全肺。建议使用不透射线的标记物对定位线、手术瘢痕和重建乳房轮廓等进行标记。参考乳房皱褶标记靶区下界。图 3-4-2 所示为瑞金医院乳房重建术后放疗患者固定方式。

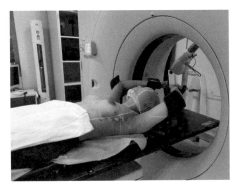

图 3-4-2 乳房重建术后放疗患者体位固定示意图

3.4.4.2 靶区勾画

3.4.4.2.1 胸壁 CTV 勾画

对于含有植入物重建术后患者的胸壁 CTV 勾画,存在较多争议。2019 年 ESTRO 发布了 I 期重建术后放疗的胸壁 CTV 勾画解剖边界推荐[13]。对于早期且假体置于胸大肌后方的患者,CTV 的后界可缩至假体前方,旨在保证疗效的同时降低放疗后并发症的风险;对于有不良预后因素的乳腺癌,ESTRO 建议胸壁 CTV 仍需包括假体后方胸大肌未覆盖的胸壁,或者根据 2015 年 ESTRO 发布的指南进行勾画(包含假体在内)[14]。表 3-4-2 汇总了2015 年和 2019 年 ESTRO 指南对于乳房重建术后胸壁 CTV 勾画的解剖推荐。

表 3-4-2 乳房重建术后胸壁 CTV 勾画的解剖推荐

靶区	边界	2019 ESTRO 指南	2015 ESTRO 指南
胸壁 (假体前方)	上界	胸锁关节层面的下一个层面	胸锁关节层面的下一个层面
	下界	根据临床标记或者对侧乳房	根据临床标记或者对侧乳房
	前界	根据皮肤厚度,皮下 1 mm	根据皮肤厚度,皮下 1 mm
	后界	胸大肌或假体表面,如胸大肌过薄,则选择假体表面(包含胸大肌)	无假体:胸大肌、肋骨及肋间肌表面;有假体:肋骨及肋间肌表面(CTV 包含假体)
	内界	临床标记或对侧乳房;内乳血管外侧	临床标记或对侧乳房;内乳血管外侧
	外界	临床标记或对侧乳房;腋中线腹侧;胸外侧动脉腹侧	临床标记或对侧乳房;腋中线腹侧;胸外侧动脉腹侧
胸壁 (假体后方)		有不良预后因素(pT3,胸大肌或胸壁侵犯,全身治疗后未达到病理完全缓解的局部晚期乳腺癌)和(或)肿瘤在胸大肌未覆盖区域靠近筋膜层; 前界:假体背侧; 后方:肋骨及肋间肌; 上界:胸大肌下方	

3.4.4.2.2 区域淋巴结 CTV 和危及器官勾画

乳房重建术后患者的区域淋巴结 CTV 和危及器官(OARs)勾画与乳房切除术后患者相同。区域淋巴结 CTV 勾画详见 3.3.5.2.2　区域淋巴结 CTV 勾画,OARs 勾画详见 3.3.5.2.3　危及器官勾画。

3.4.4.3　放疗计划采用技术

绝大部分具有放疗指征的重建术后放疗靶区需要完整覆盖患侧重建乳房、胸壁和区域淋巴结,覆盖不足可能导致局部区域复发,而射野衔接处的热点又可能加重远期纤维化,这对放疗技术提出了更高的要求。在常规放疗技术应用下,相较于非乳房重建术后患者,重建术后患者放疗计划更容易出现靶区覆盖不足及心肺等 OARs 剂量增加[15]。联合胸壁和区域淋巴结的一体化 IMRT 技术最大的优势在于对复杂的靶区可以大幅度优化射野衔接的冷点和热点,提高靶区剂量覆盖率和均匀性,同时有效限制 OARs 剂量[16-18]。本例患者采用胸壁联合区域淋巴结的一体化 IMRT 技术。

3.4.4.4　病例勾画

参考 2019 年 ESTRO 发布指南对胸壁 CTV 进行勾画,包括假体前方和假体后方区域。CTV 外扩 5~8 mm 形成 PTV。区域淋巴结 CTV 包括锁骨上淋巴结、内乳淋巴结(第 1~3 肋间)、腋窝淋巴结Ⅲ站和部分腋窝淋巴结Ⅱ站。乳房重建术后胸壁 CTV 靶区勾画具体如图 3-4-3 所示,图中所示为典型层面的 CTV 勾画。

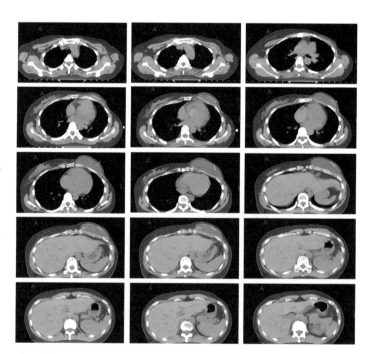

锁骨头至假体上方层面:
胸壁CTV

假体开始出现层面:
胸壁CTV-假体前方

胸大肌下方的假体层面1:
胸壁CTV-假体前方
胸壁CTV-假体后方

胸大肌下方的假体层面2:
胸壁CTV-假体前方
胸壁CTV-假体后方

假体下方层面:
胸壁CTV

图 3-4-3　乳房重建术后放疗的胸壁 CTV 靶区勾画典型层面示意图
红色线(胸壁 CTV-假体前方),绿色线(胸壁 CTV-假体后方)

3.4.4.5　放疗计划

该病例采用常规分割放疗方案,PTV 给予 5 000 cGy/25 次/每日 1 次/每周 5 次。采用一体化 IMRT 技术设计。放疗计划的 95% 处方剂量等剂量线典型层面覆盖如图 3-4-4 所示。图 3-4-5 所示为放疗计划的 DVH。图 3-4-6 所示为放疗计划的射野方向观。

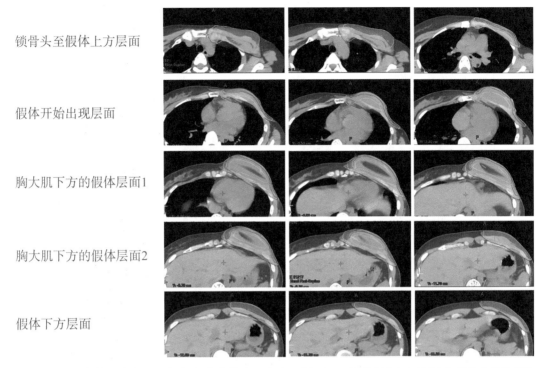

锁骨头至假体上方层面

假体开始出现层面

胸大肌下方的假体层面1

胸大肌下方的假体层面2

假体下方层面

图 3-4-4　乳房重建术后放疗计划(含内乳淋巴结区照射)4 750 cGy(95% 处方剂量)典型层面覆盖范围

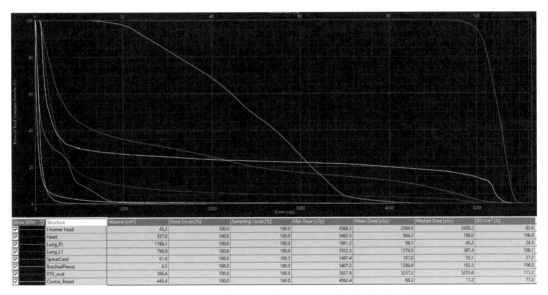

Show DVH	Structure	Volume [cm³]	Dose Cover.[%]	Sampling Cover.[%]	Max Dose [cGy]	Mean Dose [cGy]	Median Dose [cGy]	D0.1cm³ [%]
✓	I-humer head	45.2	100.0	100.0	4368.3	2394.8	2439.2	83.6
✓	Heart	537.0	100.0	100.0	5462.5	504.2	198.0	106.8
✓	Lung_R1	1190.1	100.0	100.0	1941.2	59.1	45.2	24.3
✓	Lung_L1	798.9	100.0	100.0	5532.3	1274.0	387.4	108.1
✓	SpinalCord	61.6	100.0	100.2	1497.4	187.0	55.1	27.2
✓	BrachialPlexus	8.5	100.0	100.0	5407.2	1296.0	163.3	106.0
✓	PTV_eval	586.4	100.0	100.0	5637.8	5237.2	5255.8	111.2
✓	Contra_Breast	445.4	100.0	100.0	4062.4	68.2	17.2	77.2

图 3-4-5　乳房重建术后放疗计划的靶区覆盖和 OARs 的 DVH

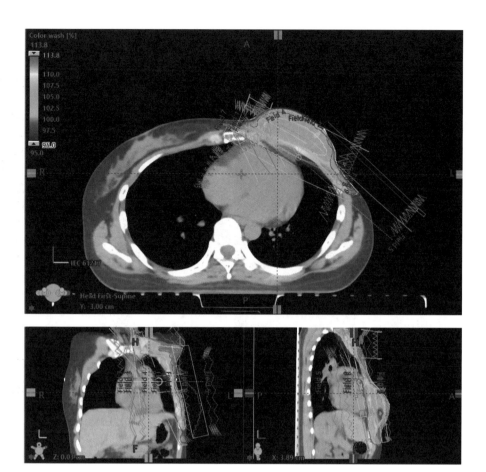

图 3-4-6 乳房重建术后放疗计划射野方向观的 4 750 cGy(95％处方剂量)覆盖范围

3.4.4.6 靶区评估和危及器官剂量限制

乳房重建术后患者的靶区评估和 OARs 剂量限制标准与乳房切除术后患者相同。靶区评估标准详见 3.3.5.6 靶区评估(大分割方案和常规分割),OARs 剂量限制详见 3.3.5.7 危及器官剂量限制(大分割方案和常规分割方案)。

3.4.5 随访

放疗后建议根据表 3-4-3 所示随访周期和检查项目进行定期随访。

表 3-4-3 乳房重建术后放疗后随访推荐

治疗后间隔时间	随访频率	随访项目	随访内容
2 年	每 3～6 个月 1 次	病史及体格检查	完整的病史评估及体格检查(重点关注重建乳房的美容外观、皮肤变化和假体包膜挛缩等情况)
2～5 年	每 6 个月 1 次	实验室检验	血常规、肝肾功能、肿瘤标志物、心脏血清生物标记物(cTnI、cTnT、NT - proBNP、CK - MB 等)。

（续表）

治疗后 间隔时间	随访频率	随访项目	随访内容
5 年以上	每年 1 次	影像学检查	乳房＋双侧腋窝＋双侧锁骨上超声 腹部超声 心电图 心脏超声 乳腺钼靶（每年 1 次） 胸部 CT 平扫（放疗结束半年后第一次，此后每年 1 次） 其他根据临床所需检查项目

（陈佳艺　曹璐）

参 考 文 献

［1］Panchal H，Matros E. Current Trends in Postmastectomy Breast Reconstruction ［J］. Plast Reconstr Surg，2017，140(5S Advances in Breast Reconstruction)：7S－13S.

［2］Chen J J，Huang N S，Xue J Y，et al. Current Status of Breast Reconstruction in Southern China：A 15 Year，Single Institutional Experience of 20,551 Breast Cancer Patients ［J/OL］. Medicine (Baltimore)，2015，94(34)：e1399.

［3］Huang N S，Quan C L，Ma L X，et al. Current status of breast reconstruction in China：an experience of 951 breast reconstructions from a single institute ［J］. Gland Surg，2016，5(3)：278－286.

［4］张琪，李伦，修秉虬，等. 乳腺癌术后乳房重建手术与放疗间关系——基于中国 110 家医院横断面调查研究［J］. 中华放射肿瘤学杂志，2019，28(11)：806－810.

［5］Foster R D，Hansen S L，Esserman L J，et al. Safety of immediate transverse rectus abdominis myocutaneous breast reconstruction for patients with locally advanced disease ［J］. Arch Surg，2005，140(2)：196－200.

［6］Gouy S，Rouzier R，Missana M C，et al. Immediate reconstruction after neoadjuvant chemotherapy：effect on adjuvant treatment starting and survival ［J］. Ann Surg Oncol，2005，12(2)：161－166.

［7］Burstein H J，Curigliano G，Thürlimann B，et al. Customizing local and systemic therapies for women with early breast cancer：the St. Gallen International Consensus Guidelines for treatment of early breast cancer 2021 ［J］. Ann Oncol，2021，32(10)：1216－1235.

［8］Meattini I，Becherini C，Bernini M，et al. Breast reconstruction and radiation therapy：An Italian expert Delphi consensus statements and critical review ［J/OL］. Cancer Treat Rev，2021，99：102236.

［9］Rojas D P，Leonardi M C，Frassoni S，et al. Implant risk failure in patients undergoing postmastectomy 3－week hypofractionated radiotherapy after immediate reconstruction ［J］. Radiother Oncol，2021，163：105－113.

［10］Khan A J，Poppe M M，Goyal S，et al. Hypofractionated Postmastectomy Radiation Therapy Is Safe and Effective：First Results From a Prospective Phase Ⅱ Trial ［J］. J Clin Oncol，2017，35(18)：2037－2043.

［11］Spear SL，Baker JL Jr. Classification of capsular contracture after prosthetic breast reconstruction ［J］. Plast Reconstr Surg，1995，96(5)：1119－1124.

［12］曹璐，陈佳艺. 浸润性乳腺癌乳房切除术联合Ⅰ期重建后放疗相关问题研究现状 ［J］. 中华放射肿瘤学杂志，2016，25(10)：5.

［13］Kaidar-Person O，Vrou Offersen B，Hol S，et al. ESTRO ACROP consensus guideline for target volume delineation in the setting of postmastectomy radiation therapy after implant-based immediate reconstruction for early stage breast cancer [J]. Radiother Oncol, 2019, 137:159 - 166.

[14] Offersen B V, Boersma L J, Kirkove C, et al. ESTRO consensus guideline on target volume delineation for elective radiation therapy of early stage breast cancer [J]. Radiother Oncol, 2015, 114(1): 3 - 10.

[15] Motwani S B, Strom E A, Schechter N R, et al. The impact of immediate breast reconstruction on the technical delivery of postmastectomy radiotherapy [J]. Int J Radiat Oncol Biol Phys, 2006, 66(1): 76 - 82.

[16] Ma J, Li J, Xie J, et al. Post mastectomy linac IMRT irradiation of chest wall and regional nodes: dosimetry data and acute toxicities [J]. Radiat Oncol, 2013, 8:81.

[17] Ohri N, Cordeiro P G, Keam J, et al. Quantifying the impact of immediate reconstruction in postmastectomy radiation: a large, dose-volume histogram-based analysis [J/OL]. Int J Radiat Oncol Biol Phys, 2012, 84(2): e153 - e159.

[18] Massabeau C, Fournier-Bidoz N, Wakil G, et al. Implant breast reconstruction followed by radiotherapy: can helical tomotherapy become a standard irradiation treatment [J]. Med Dosim, 2012, 37(4): 425 - 431.

4 肺　　癌

4.1　非小细胞肺癌

要点

（1）非小细胞肺癌是全球最常见恶性肿瘤之一，病死率居恶性肿瘤首位[1]。

（2）非小细胞肺癌与吸烟关系密切，超过 90% 的非小细胞肺癌病例有吸烟或非自愿吸烟暴露史。

（3）石棉、氡、铍、铬、硅、煤烟暴露是非小细胞肺癌的危险因素。

（4）约 40% 病例在诊断时为 Ⅰ～Ⅱ 期，大部分为 Ⅲ～Ⅳ 期。

（5）中央型肺癌的临床表现为由原发病灶引起如咳嗽、气促、咯血、声音嘶哑、上腔静脉综合征等；周围型肺癌常常无症状，除非肿瘤侵犯胸壁或肋间神经；当肺尖肿瘤侵及颈部或胸部神经时，可导致 Pancoast 综合征或肺上沟瘤综合征。

（6）对肺癌高风险人群进行低剂量螺旋 CT 筛查，可早期发现肺癌，降低肺癌病死率[2]。

（7）非小细胞肺癌 *EFGR* 突变率在北美和西欧为 10%，而在东亚为 30%～50%，其中在亚裔、女性、非吸烟、腺癌中 *EGFR* 突变率最高，达到 70%～80%。

（8）可切除 Ⅰ～Ⅱ 期和部分 ⅢA 期非小细胞肺癌的治疗以化疗联合局部治疗的综合治疗为原则，根据不同的分期和功能状态评分，选择单纯手术或立体定向放射外科治疗或药物联合手术治疗。

（9）不可切除 Ⅲ 期肺癌以化疗联合放疗的综合治疗为原则，联合免疫检查点抑制剂可进一步提高非小细胞肺癌患者的预后；对于 Ⅳ 期非小细胞肺癌的全身治疗方案，建议明确患者病理类型和驱动基因突变状态并结合患者功能状态评分，选择适合患者的全身治疗方案。

4.1.1　肺的解剖

4.1.1.1　肺的分叶

右肺被斜裂和水平裂分成上、中、下三个肺叶，左肺被斜裂分为上、下两个肺叶。

4.1.1.2 支气管树和肺段

（1）气管：位于喉和气管权之间，起自环状软骨下缘，向下至胸骨角平面，分叉形成左、右主支气管。

（2）各级支气管及支气管树：左右主支气管分出 2 级支气管进入肺叶，称肺叶支气管。左肺有上叶和下叶支气管；右肺有上叶、中叶、下叶支气管。肺叶支气管进入肺叶后继续再分出 3 级支气管，称为肺段支气管。全部各级支气管在肺叶内反复分支直达肺泡管，共分 23～25 级，形状如树，成为支气管树。

4.1.1.3 支气管肺段

每一肺段支气管及其分布区域的肺组织在结构和功能上均为一个独立的单元，成为支气管肺段。两肺支气管肺段解剖分区见表 4-1-1 和图 4-1-1。

表 4-1-1　示两肺支气管肺段解剖分布

肺分段	上叶	中(舌)叶	下叶
左肺	S1+S2：尖后段 S3：前段	S4：舌叶上段 S5：舌叶下段	S6：背段 S7+8：前内基底段 S9：外基底段 S10：后基底段
右肺	S1：尖段 S2：后段 S3：前段	S4：外段 S5：内段	S6：背段 S7：内基底段 S8：前基底段 S9：外基底段 S10：后基底段

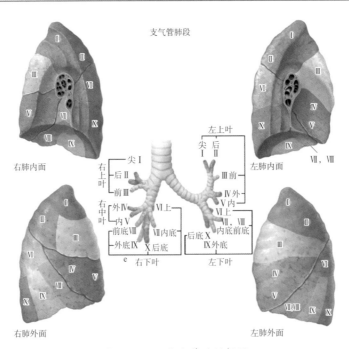

图 4-1-1　支气管肺段解剖

图片引自 Martini F，Tallitsch RB，Nath JL. Human Anatomy[M] 9th ed. London：Pearson，2017.

4.1.1.4 非小细胞肺癌分类

1) 按解剖学部位分类

(1) 中央型肺癌:发生在段支气管至主支气管的肺癌。

(2) 周围型肺癌:发生在段支气管以下的肺癌。

2) 按组织病理学分类

(1) 鳞状上皮细胞癌:包括乳头状型、透明细胞型、小细胞型和基底细胞样型。

(2) 腺癌:包括腺泡状、乳头状腺癌。

(3) 大细胞癌:有神经内分泌癌、复合性大细胞神经内分泌癌、基底细胞样癌等几个类型。

(4) 其他类型:类癌、腺鳞癌、肉瘤样癌、唾液腺型癌(腺样囊腺癌、黏液表皮样癌)等。

4.1.2 纵隔淋巴引流分组

既往肺癌分期的区域淋巴结分组是 AJCC 标准和美国胸科学会(American Thoracic Society,ATS)标准同时使用,在影像学和临床诊断中不免会产生混乱。1996 年,AJCC 参照 ATS 标准,对原来的 AJCC 标准进行修改,提出胸内淋巴结的 14 组分类法,该标准同年在 UICC 大会获得通过,形成 AJCC - UICC 分类标准。国际 TNM 分期委员会正式确认 AJCC - UICC 分期为国际权威标准。AJCC 第 8 版肺癌淋巴引流区[3]:1~4 组淋巴结为上纵隔淋巴;5,6 组淋巴结为主动脉淋巴结;7,8,9 组淋巴结为下纵隔淋巴结;10~14 组淋巴结为 N1 淋巴结。上述淋巴结中,上纵隔淋巴结(第 1~4 组)、下纵隔淋巴结(第 7~9 组)和主动脉淋巴结(第 5~6 组)属于 N2 淋巴结,第 10~14 组属于 N1 淋巴结,以纵隔胸膜折返点作为 N1、N2 淋巴结的分界(图 4 - 1 - 2)。

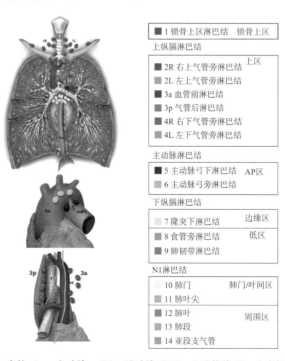

Eso—食管;Ao—主动脉;mPA—肺动脉;SVC—上腔静脉;T—主支气管。

图 4 - 1 - 2　肺癌淋巴引流区分布图

肺癌纵隔淋巴引流区具体每一组淋巴结分组如表 4-1-2 所示。

表 4-1-2　纵隔淋巴引流区定义

淋巴结分组	部　位
1	最上纵隔
2	上气管旁
3	血管前和气管后
4	下气管旁(包括奇静脉淋巴结)
5	主动脉下(主肺动脉窗)
6	主动脉旁(升主动脉或膈神经旁)
7	隆突下淋巴结
8	食管旁(隆突水平以下)
9	肺韧带
10	肺门
11	叶间
12	叶
13	段
14	亚段

4.1.3　TNM 临床分期

表 4-1-3 及表 4-1-4 列出 2017 年肺癌 AJCC 第 8 版 TNM 定义及分期。

(1) TNM 分期定义如表 4-1-3 所示。

表 4-1-3　TNM 分期定义

分期	定义	标识
T(原发肿瘤)		
T0	无原发肿瘤	
Tis	原位癌(鳞癌或腺癌)	Tis
T1		
T1a(mi)	微浸润性腺癌	T1a(mi)
T1a[#]	主气道表浅扩展肿瘤	T1a SS
T1a	肿瘤最大径≤1 cm	T1a≤1
T1b	肿瘤最大径>1 cm 但≤2 cm	T1b>1—2
T1c	肿瘤最大径>2 cm 但≤3 cm	T1c>2—3

(续表)

分期	定义	标识
T2	肿瘤最大径>3 cm但≤5 cm,或肿瘤侵犯脏层胸膜	T2 Visc PI
	侵犯主支气管(不含隆突),肺不张	T2 Centr
T2a	肿瘤最大径>3 cm但≤4 cm	T2a>3—4
T2b	肿瘤最大径>4 cm但≤5 cm	T2b>4—5
T3	肿瘤最大径>5 cm但≤7 cm	T3>5—7
	侵犯胸壁、心包、膈神经	T3 Inv
	同肺叶卫星结节	T3 Satell
T4	肿瘤最大径>7 cm	T4>7
	侵犯纵隔、横膈膜、心脏、大血管、喉返神经、隆突、气管、食管、脊柱	T4 Inv
	不同肺叶结节	T4 Ipsi Nod
N(区域淋巴结)		
N0	无区域淋巴结转移	
N1	同侧肺或肺门淋巴结转移	
N2	同侧纵隔/隆突下淋巴结转移	
N3	对侧纵隔/肺门、锁骨上淋巴结转移	
M(远处转移)		
M0	无远处转移	
M1a*	恶性胸腔/心包积液或胸膜结节	M1a PI Dissem
	对侧肺叶癌结节	M1a Contr Nod
M1b	单发胸腔外转移	M1b Single
M1c	多发胸腔外转移(1或>1个器官)	M1c Multi

Tx,Nx:T 或者 N 不能评估。

T1a:任何大小但局限于气管或支气管壁的浅表扩散肿瘤。

* M1a:细胞学阴性、非血性、渗出性以及临床判定不是癌的胸腔积液应被排除。

(2) AJCC 第 8 版肺癌分期如表 4-1-4 所示。

表 4-1-4　AJCC 第 8 版肺癌分期

T/M	标识	N0	N1	N2	N3
	T1a≤1	ⅠA1	ⅡB	ⅢA	ⅢB
T1	T1b>1—2	ⅠA2	ⅡB	ⅢA	ⅢB
	T1c>2—3	ⅠA3	ⅡB	ⅢA	ⅢB

(续表)

T/M	标识	N0	N1	N2	N3
T2	T2a Centr，Visc PI	ⅠB	ⅡB	ⅢA	ⅢB
	T2a>3—4	ⅠB	ⅡB	ⅢA	ⅢB
	T2b>4—5	ⅡA	ⅡB	ⅢA	ⅢB
T3	T3>5—7	ⅡB	ⅢA	ⅢB	ⅢC
	T3 Inv	ⅡB	ⅢA	ⅢB	ⅢC
	T3 Satell	ⅡB	ⅢA	ⅢB	ⅢC
T4	T4>7	ⅢA	ⅢA	ⅢB	ⅢC
	T4 Inv	ⅢA	ⅢA	ⅢB	ⅢC
	T4 Ipsi Nod	ⅢA	ⅢA	ⅢB	ⅢC
M1	M1a PI Dissem	ⅣA	ⅣA	ⅣA	ⅣA
	M1a Contr Nod	ⅣA	ⅣA	ⅣA	ⅣA
	M1b Single	ⅣA	ⅣA	ⅣA	ⅣA
	M1c Multi	ⅣB	ⅣB	ⅣB	ⅣB

4.1.4 病例介绍

患者，男性，58 岁，于 2020 年 10 月出现咳嗽，伴有咳痰、胸闷等不适，不伴有血丝，于当地医院行胸部 CT 平扫示：右肺下叶巨大占位，肺癌可能大。2020 年 10 月 15 日查肿瘤指标正常。患者入院后完善相关检查，肺功能示：通气功能基本正常，提示小气道功能障碍，最大自主通气量轻度降低。心脏超声：左心室射血分数 64%，左心室偏大，主动脉增宽伴轻度主动脉瓣关闭不全，轻度三尖瓣关闭不全，肺动脉高压可能。复查头颅增强 MRI：未见明显转移病灶。予以 CT 引导下肺肿物穿刺活检明确病理，术后病理：鳞状细胞癌。免疫组化：肿瘤细胞 P63（＋），P40（＋），TTF-1（—），Napsin A（—），CK7（—），Ki67（40%＋）。2020 年 10 月 30 日复查全身 PET/CT（图 4-1-3）：右肺下叶巨大高代谢肿块，压迫右主支气管及部分细支气管，肿块内局部坏死；右侧胸膜局部增厚，代谢增高，伴少量积液，考虑恶性病变；纵隔气管分叉下方淋巴结肿大，代谢增高，考虑转移性病变。根据 AJCC 第 8 版分期，患者诊断为右肺鳞状细胞癌 T4N2M0 ⅢB 期。

4.1.5 诊断检查

4.1.5.1 病史及体格检查

评估患者功能状态评分（performance status，PS）及体重变化情况，并询问患者是否有疼痛、咳嗽、呼吸困难、声音嘶哑等症状，既往吸烟饮酒史情况。体格检查评估患者有无锁骨上以及颈部等淋巴结肿大，肺部病变相关体征，胸腔积液、上腔静脉综合征、Pancoast 综合征等。

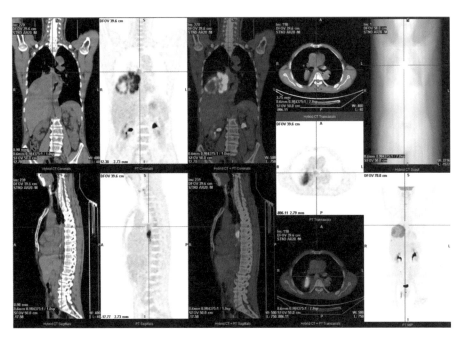

图 4-1-3 PET/CT 影像学检查

右肺下叶占位伴隆突下淋巴结代谢异常增高,考虑恶性病变

4.1.5.2 实验室检查

血常规,血生化检查,肿瘤标志物[目前推荐的原发性肺癌标志物有癌胚抗原(carcino embryonic antigen,CEA)、神经元特异性烯醇化酶(neuron-specific enolase,NSE)、细胞角蛋白 19 片段抗原(cytokeratin 19 fragment antigen 21-1,CYFRA21-1)、胃泌素释放前体(pro-gastrin-releasing peptide,ProGRP)、鳞状上皮细胞癌抗原(squamous cell carcinoma antigen,SCCA)等]。

4.1.5.3 胸部 CT

可有效检出早期周围型肺癌,明确病变所在的部位及累及范围,是目前诊断、分期、疗效评价和随诊的主要影像学检查手段。CT 诊断纵隔转移性淋巴结的敏感性是 60%,特异性是 80%。

4.1.5.4 胸部 MRI 检查

MRI 一般不用于肺癌常规检查,但可选择性用于以下情况:判断胸痹或纵隔受侵情况,显示肺上沟瘤与臂丛神经及血管的关系,直径>8 mm 疑难实性肺结节的鉴别诊断。

4.1.5.5 脑 MRI 检查

对于临床分期为 Ⅱ～Ⅳ 期或伴有神经症状的肺癌患者,推荐使用增强 MRI 检查评估有无脑转移。

4.1.5.6 PET/CT 检查

PET/CT 检查是诊断肺癌、分期及再分期、放疗靶区勾画(尤其是合并肺不张或有静脉 CT 造影禁忌时)、疗效和预后评估的最佳方法之一。PET/CT 诊断纵隔转移性淋巴结的敏感性是 77%,特异性是 90%;PET/CT 对脑和脑膜转移诊断的敏感性相对较差,必要时需与脑 MRI 联合诊断以提高检出率。

4.1.5.7 腹部 CT 检查

用于排除肾上腺及肝脏转移情况。

4.1.5.8 骨扫描

骨扫描是判断肺癌骨转移的常规检查,是筛查骨转移的首选方式。若已行 PET/CT 检查,骨扫描可不做。当骨扫描检查发现可疑骨转移时,可行 MRI 检查等进一步确认。

4.1.5.9 获取肺癌细胞学或组织学标本的技术

获取病理学标本时,若条件允许,除细胞学取材外,建议尽可能获取组织标本,除用于诊断外,还可以进行基因检测。

(1)痰液细胞学检查:诊断中央型肺癌最简便的无创诊断方法之一,但有一定的假阳性和假阴性,且分型较为困难。

(2)胸腔穿刺术:可以获取胸腔积液进行细胞学检查,以明确病理和进行肺癌分期。对于其他部位的转移性浆膜腔积液,亦可行穿刺获取病理证据。

(3)浅表淋巴结和皮下转移灶活组织检查,对于肺部占位怀疑肺癌者,如发现浅表淋巴结肿大或发现浅表皮下病灶,可进行活检以获得病理学诊断。

(4)经胸壁肺穿刺术:在 CT 或超声引导下经胸壁肺穿刺是诊断周围型肺癌的首选方法之一。

(5)支气管镜检查:肺癌的主要诊断工具之一。支气管镜可进入 4～5 级支气管,帮助肉眼观察约 1/3 的支气管黏膜,并通过活检、刷检以及灌洗联合应用提高检出率。

(6)常规经支气管镜针吸活检术(transbronchial needle aspiration,TBNA)和超声支气管镜引导下经支气管针吸活检术(endobronchial ultrasound-guided transbronchial needle aspiration,EBUS - TBNA):传统 TBNA 根据胸部病灶 CT 定位操作,对术者要求较高,不作为常规推荐的检查方法,有条件的医院可开展。EBUS - TBNA 可在超声引导下实时行胸内病灶及纵隔、肺门淋巴结转移灶穿刺,更具安全性和可靠性,建议有条件的医院积极开展。当医师怀疑纵隔和肺门淋巴结转移而其他分期手段难以确定时,推荐采用 EBUS - TBNA 等有创手段明确纵隔淋巴结状态。

(7)纵隔镜检查:取样较多,是鉴别伴纵隔淋巴结肿大良恶性疾病的有效方法,也是评估肺癌分期的方法之一,但操作创伤及风险相对较大。

(8)胸腔镜:内科胸腔镜可用于不明原因的胸腔积液、胸膜疾病诊断。外科胸腔镜可有效地获取病变肺组织,对于经支气管镜和经胸壁肺穿刺术等检查方法无法取得病理标本的肺癌,尤其是肺部微小结节病变,通过胸腔镜下病灶切除,即可明确诊断。

4.1.5.10 肺功能检测

评估患者能否耐受手术及作为放疗前的基线评估。

4.1.5.11 营养状况评估

肺癌患者营养不良发生率高,应常规进行营养风险筛查和营养评估,营养风险筛查推荐采用营养风险筛查量表(nutritional risk screening 2002,NRS 2002),营养评估推荐采用患者主观整体评估量表(patient generated subjective global assessment,PG - SGA)。

4.1.6 基于循证医学的治疗推荐

非小细胞肺癌治疗前需要评估肺部病灶局部进展情况及远处的转移程度,评估项目见 4.1.5 诊断检查。

(1) 手术治疗是Ⅰ～Ⅱ期非小细胞肺癌最重要的治疗手段。对于不能手术或者拒绝手术的早期肺癌患者,立体定向放射外科手术是一种可选择方案。对于可切除的非小细胞肺癌,新辅助放疗不作为常规治疗推荐。

(2) Ⅲ期非小细胞肺癌是一类异质性明显的肿瘤。根据 AJCC 第 8 版分期,Ⅲ期非小细胞肺癌分为ⅢA 期、ⅢB 期和ⅢC 期。ⅢA 期和小部分ⅢB 期非小细胞肺癌的治疗模式分为不可切除和可切除。ⅢC 期和绝大部分ⅢB 期归类为不可切除的Ⅲ期非小细胞肺癌。对于可切除的Ⅲ期非小细胞肺癌患者,纵隔淋巴引流区辅助放疗存在争议;对于不可切除进展期非小细胞肺癌患者,目前 NCCN 指南 2021 年第 4 版推荐根治性同步放化疗后序贯度伐利尤单抗维持治疗。

(3) 对于Ⅳ期非小细胞肺癌患者的全身治疗,建议明确患者病理类型、驱动基因突变和免疫状态并结合患者功能状态评分,选择适合患者的全身治疗方案。在有效全身药物控制下,可针对原发灶或孤立的转移灶做局部放疗,进一步提高肿瘤控制率。

4.1.7 文献综述

4.1.7.1 立体定向放疗治疗早期非小细胞肺癌的临床证据

对于因医学原因不能手术或拒绝手术的早期非小细胞肺癌患者,已有临床研究证实,立体定向放疗(stereotactic body radiotherapy, SBRT)疗效和手术类似。因此 NCCN 指南对于不能耐受手术或拒绝手术的早期非小细胞肺癌患者,将立体定向放射外科治疗作为一种可选择治疗方案(表 4-1-5)。

表 4-1-5 立体定向放疗治疗早期非小细胞肺癌的临床证据

研究	结果	意义
Onishi H, et al.[4]	(1) 共纳入 87 例早期非小细胞肺癌患者 (2) 入组人群:T1～2N0M0 (3) SBRT 治疗方案:45～72.5 Gy/3～10 Fx (4) 5 年局控率结果:T1 队列为 92%,T2 队列为 73%	该多中心回顾性研究探索 SBRT 在早期非小细胞肺癌的临床疗效
Fakiris A J, et al.[5]	(1) 共纳入 70 例早期非小细胞肺癌患者 (2) 入组人群:T1～2N0M0 (3) SBRT 方案:T1 为 60 Gy/3 Fx, T2 为 66 Gy/3 Fx (4) 3 年生存结果:42.7%	前瞻性单臂Ⅱ期研究探索 SBRT 在早期非小细胞肺癌的临床疗效
Chang J Y, et al.[6]	(1) 共有 58 例早期非小细胞肺癌纳入 SBRT 组和手术组 (2) 入组人群:T1～2aN0M0 (3) SBRT 方案:54 Gy/3 Fx (4) 3 年总生存率:SBRT 组 95%,手术组 79%	首个基于两项前瞻性研究的荟萃分析,比较手术和 SBRT 在早期非小细胞肺癌患者的有效性安全性研究,提示 SBRT 组和手术组疗效类似

4.1.7.2　根治性放化疗治疗不可切除Ⅲ期非小细胞肺癌的临床证据

约30%的非小细胞肺癌患者在就诊时已达到Ⅲ期，此类患者大多失去了手术治疗的最佳时机。与单纯放疗相比，根治性放化疗可提高不可切除Ⅲ期非小细胞肺癌患者的预后。近年来，免疫检查点抑制剂的应用进一步提高了不可切除Ⅲ期非小细胞肺癌患者的预后（表4-1-6）。

表4-1-6　根治性放化疗治疗不可切除Ⅲ期非小细胞肺癌的临床证据

研究	结果	意义
CALGB 8433[7]	（1）共有165例不可切除非小细胞肺癌患者随机纳入单纯放疗组和放化疗组 （2）入组人群：不可切除Ⅲ期非小细胞肺癌 （3）同期化疗方案：顺铂 $100 \, mg/m^2$ q3w＋长春瑞滨 $5 \, mg/m^2$ qw （4）5年生存结果：放化疗组 *vs* 放疗组为17% *vs* 6.0%	该研究的发表奠定了根治性同步放化疗治疗方案成为不可切除Ⅲ期非小细胞肺癌的标准治疗方案
RTOG 0617[8,9]	（1）共有544例不可切除非小细胞肺癌患者随机纳入高放疗剂量组（74 Gy）、低放疗剂量组（60 Gy）、60 Gy联合西妥昔单抗和74 Gy联合西妥昔单抗 （2）入组人群：不可切除Ⅲ期非小细胞肺癌 （3）同期化疗方案：紫杉醇 $45 \, mg/m^2$ qw ＋ 卡铂（AUC＝2）qw （4）5年生存结果：高放疗剂量组 *vs* 低放疗剂量组为32.1% *vs* 18.3% （5）高放疗剂量组有9例治疗相关死亡，而低放疗剂量组只有3例治疗相关死亡，高放疗剂量增加治疗相关毒性反应	高剂量同步放化疗增加非小细胞肺癌患者治疗相关死亡，基于该研究结果，目前国内CSCO和NCCN指南将60 Gy/30 Fx作为不可切除Ⅲ期非小细胞肺癌根治性同步放化疗标准剂量
PACIFIC[10,11]	（1）共有709例不可切除Ⅲ期非小细胞肺癌患者随机纳入根治性放化疗序贯度伐利尤单抗维持1年或根治性放化疗组 （2）入组人群：不可切除Ⅲ期非小细胞肺癌 （3）研究组方案为放疗：54～66 Gy/27～33 Fx，同步化疗：铂类为基础化疗，免疫治疗：度伐利尤单抗 10 mg/kg q2w （4）4年生存结果：同步放化疗序贯度伐利尤单抗组 *vs* 单纯同步放化疗组为49.6% *vs* 36.3%	该研究的发表奠定了根治性同步放化疗序贯度伐利尤单抗维持治疗方案成为不可切除Ⅲ期非小细胞肺癌的标准治疗方案
GEMSTONE - 301[12]	（1）共有381例不可切除Ⅲ期肺癌患者随机纳入舒格利单抗组和安慰剂组 （2）入组人群：Ⅲ期不可切除非小细胞肺癌 （3）研究组：同步或者序贯放化疗联合舒格利单抗维持治疗2年，1200 mg q3w （4）中位无进展生存期结果：9个月 *vs* 5.8个月	基于中国不可切除Ⅲ期非小细胞肺癌患者数据，证实同步放化疗序贯舒格利单抗或序贯放化疗联合舒格利单抗优于单纯放化疗

4.1.7.3　非小细胞肺癌术后辅助放疗的临床证据

辅助放疗在Ⅰ～Ⅲ期非小细胞肺癌手术患者中的作用已争论几十年。1998年在

Lancet 杂志发表了一项荟萃分析,首先否定了 N0 和 N1 患者接受术后辅助放疗的可能,因为这部分患者接受放疗不仅无益,而且有害,但是对于 N2 患者是否应当接受术后辅助放疗,则未能给出明确解答。随后 ANITA 研究亚组分析显示 N2 术后患者接受辅助放疗可以带来生存获益。同时基于 SEER 数据库或 NCDB 数据库、单中心真实世界研究均发现,对Ⅲa(N2)的患者给予术后辅助放疗可以带来 OS 的获益,5 年 OS 率的改善在 5~10 个百分点之间。近年来发表的针对Ⅲa(N2)术后临床研究显示,术后辅助放疗并没有显著的获益,但这并非完全否认了放疗在Ⅲa(N2)期非小细胞肺癌患者中的应用,而是对临床医生在这部分患者中应用放疗时的临床经验提出了更高的要求(表 4-1-7)。

表 4-1-7　非小细胞肺癌术后辅助放疗的临床证据

研究	结果	意义
PORT Meta-analysis Trialists Group[13]	(1) 共纳入 9 项随机对照临床研究的 2128 例非小细胞肺癌术后患者 (2) 入组人群:Ⅰ~Ⅲ期 (3) 生存获益结果:Ⅰ~Ⅱ/N0~1,增加 21% 的死亡风险;Ⅲ期(N2)人群,无显著增加的毒性反应,生存获益不确定	该大样本荟萃分析首次否定了 N0 和 N1 的非小细胞肺癌患者接受术后辅助放疗的获益
ANITA[14]	(1) 共纳入 840 例非小细胞肺癌患者 (2) 入组人群:ⅠB~ⅢA (3) 5 年 N2 人群生存结果:在化疗组中,辅助放疗 *vs* 观察组为 47% *vs* 34%;在对照组中,辅助放疗 *vs* 观察组为 21% *vs* 17%	该 3 期随机对照临床研究亚组分析显示 N2 术后患者人群,无论是否接受辅助化疗,都可以从辅助放疗中获益
Herskovic A, et al. [15]	(1) 基于 NCDB 数据库纳入 2004—2014 年间共 2691 例非小细胞肺癌患者 (2) 入组人群:ⅢA(N2) (3) 生存获益:辅助放疗组显著降低 19% 的死亡风险,$P=0.005$	基于 NCDB 数据库的真实世界数据证实,辅助放疗可以提高ⅢA(N2)非小细胞肺癌术后生存
Lung ART trial[16]	(1) 共纳入 501 例非小细胞肺癌患者 (2) 入组人群:ⅢA(N2) (3) 放疗方案:54 Gy,2 Gy/Fx 或 60 Gy,1.8 Gy/Fx (4) 3 年无疾病生存结果:辅助放疗 *vs* 观察组为 47% *vs* 44%	该 3 期随机对照临床研究显示,ⅢA(N2)术后患者人群不能从辅助放疗中获益
PORT-C trial[17]	(1) 共纳入 394 例非小细胞肺癌患者 (2) 入组人群:ⅢA(N2) (3) 放疗方案:50 Gy,2 Gy/Fx (4) 3 年无疾病生存结果:辅助放疗 *vs* 观察组为 40.5% *vs* 32.7%	基于中国人群数据显示,非小细胞肺癌ⅢA(N2)术后患者人群不能从辅助放疗中获益

4.1.8　NCCN 指南非小细胞肺癌治疗推荐

根据 NCCN 指南 2021 年第 4 版进行非小细胞肺癌治疗推荐(表 4-1-8)。

表 4-1-8　NCCN 指南非小细胞肺癌治疗推荐

分期	推荐治疗方案
pT1abcN0	根治性肺癌切除术
pT2abN0	根治性肺癌切除术,临床高危可考虑辅助化疗或辅助奥希替尼(仅适合 *EGFR* 突变且不能耐受铂类化疗)
pT1~3,N1~2	根治性肺癌切除术联合辅助化疗或辅助奥希替尼(仅适合 *EGFR* 突变且不能耐受铂类化疗),N2 术后辅助放疗
cT1abcN0	不适宜手术患者立体定向放疗
cT4N0~1	可手术患者优先选择肺癌根治术,不可切除患者根治性放化疗序贯度伐利尤单抗
cT1~3N3/T4N2~3	根治性同步放化疗序贯度伐利尤单抗
R0 切除术	定期随访
Ⅰ~Ⅱ期 R1/R2 切除术	再次手术或根治性放疗±化疗(依据临床分期)
Ⅲ期 R1/R2 切除术	根治性同步放化疗

R0:肿瘤完整切除;R1:镜下阳性;R2:肉眼阳性。

4.1.9 治疗计划

4.1.9.1 模拟定位

对于非小细胞肺癌,瑞金医院放疗科采用 Wing 板联合真空垫固定体位,患者仰卧位双臂上举。图示详见图 5-8-1。

4.1.9.2 靶区勾画

(1)根治性放疗勾画:目前勾画肺部肿瘤靶区 GTV 无明显差异,有软组织影的病变最好在 CT 的肺窗上确定。对于有肺不张的病例,加用 PET 比单独使用 CT 更有助于勾画 GTV。肺上沟瘤位于肺尖,可以借助 MRI 勾画靶区,以确定肿瘤是否侵犯神经孔、臂丛、锁骨下动脉或锥体。为了确定亚临床病变的范围(临床靶区或 CTV),Giraud 等[18]分析了非小细胞肺腺癌和鳞癌术后显微镜下外侵情况,发现当腺癌和鳞癌的切缘分别是 8 mm 和 6 mm 时,包含了 95% 的显微镜下外侵范围。

大体肿瘤靶区(GTV):内镜检查(气管镜)和影像学检查(胸部 CT、PET/CT 等)可见的原发肿瘤以及治疗前检查所见的肿大淋巴结(淋巴结短径直径≥10 mm);原发灶的毛刺边缘应包括在 GTV 中。

临床靶区(CTV)勾画:原发灶 CTV 由 GTV 根据病理类型外放 6 mm 或者 8 mm;除非确有外侵存在,CTV 不应超过解剖学边界。

淋巴结引流区 CTV 勾画:采用淋巴引流区累及野照射,无转移淋巴结无须预防性照射。

PTV:主要考虑肿瘤的运动和摆位不确定性,在 CTV 基础上各外放 5~7 mm,对于病灶位于移动度大的双肺下叶,可通过四维 CT 确定内靶区(internal target volume,ITV)后再确定外放范围。

（2）术后辅助放疗的适应证：①具有高危因素的 N2 肺癌术后；②切缘不够或者切缘阳性；③大体肿瘤残留；④没有进行足够的纵隔淋巴结探查，或外科医生认为手术不可靠（特别是术后最高组淋巴结阳性的患者）。

N2 肺癌术后纵隔淋巴引流区勾画推荐：左肺癌术后为 2R、2L、4R、4L、5、6、7 和 10 - 11L 组（不包括 3A、3P、8、9）；右肺癌术后为 2R、4R、7 和 10 - 11R（不包括 3A、3P、8、9 和 1L、2L、4L）。

4.1.9.3 放疗计划采用技术

传统的肺癌照射方法为二维放疗技术，放疗已进入精准放疗时代，与二维放疗相比，三维适形放疗靶区覆盖更好，且周围正常组织损伤更小。对于没有三维适形放疗设备的医院，常规放疗仍然是可行和有效的治疗技术。近年来，IMRT 作为先进的高精度放疗技术，较三维适形放疗相比，其放疗靶区内剂量分布更均匀，同时周围的正常组织受照射剂量更低。因此本例患者采用 IMRT 技术。

4.1.9.4 病例勾画

该病例为不可切除局部晚期非小细胞肺癌，图 4 - 1 - 4 显示病例的靶区勾画。

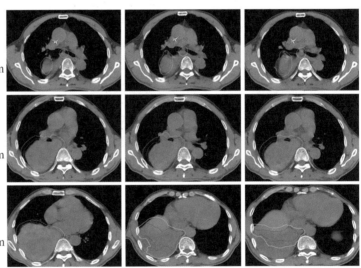

气管隆突层面
GTVp：转移淋巴结(7组)
CTV：由GTVp均匀外放5 mm

肺原发灶层面
GTVp：原发肺部病灶
CTV：由GTVp均匀外放5 mm

肺原发灶下界层面
GTVp：原发肺部病灶
CTV：由GTVp均匀外放5 mm

图 4 - 1 - 4　典型层面病例靶区勾画
绿色线（CTV），红色线（GTV）

4.1.9.5 病例治疗计划

该病例为ⅢB 期（cT4N2M0）右肺下叶鳞状细胞癌，经胸部肿瘤多学科团队协作讨论，该患者进行根治性同步放化疗序贯免疫检查点抑制剂维持治疗（PACIFIC 治疗模式）。考虑患者的 PS 评分为 2 分，肺部原发肿瘤体积大，肺功能提示小气道功能障碍，最大自主通气量轻度降低，给予放疗方案为 50 Gy/25 Fx，同步化疗方案为：多西他赛 120 mg d1～5＋顺铂 120 mg q3w.，同步放化疗后免疫检查点抑制剂维持治疗。采用 IMRT 技术，具体放疗计划见图 4 - 1 - 5 和图 4 - 1 - 6（95％剂量覆盖范围）。

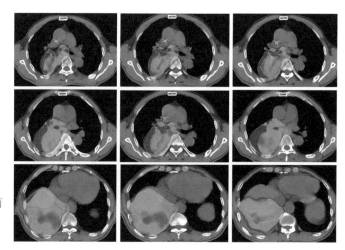

气管隆突层面

肺原发灶层面

肺原发灶下界层面

图 4-1-5　典型层面剂量分布图

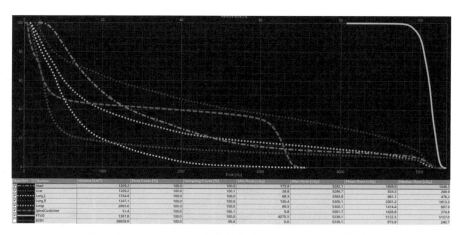

图 4-1-6　DVH 显示靶区覆盖率及正常组织受照射剂量

4.1.9.6　放疗剂量推荐

根治性治疗：总剂量为 60～70 Gy，分割剂量为 1.8～2 Gy/Fx。

术后辅助治疗：总剂量为 45～50.4 Gy，分割剂量为 1.8～2 Gy/Fx。

姑息性放疗：总剂量为 20～30 Gy，分割剂量为 4～3 Gy/Fx。

同步化疗方案：紫杉醇 45～50 mg/m² ＋卡铂 AUC＝2 qw；顺铂 50 mg/m² d1,8,28,36＋依托泊苷 50 mg/m² d1～5 和 d29～33；顺铂 75 mg/m² d1＋培美曲塞 500 mg/m² q3w。

关键器官剂量限制。肺：MLD≤20 Gy，V20 Gy≤35%～40%，V5 Gy＜65%，平均剂量＜20 Gy；脊髓：最大剂量≤45 Gy；心脏：V50 Gy≤25%（接近 20% 最佳），平均剂量＜20 Gy；食管：平均剂量≤34 Gy，Max≤105% 处方剂量，V60 Gy≤17%；臂丛神经：最大剂量＜66 Gy。

4.1.10 随访

胸部肿瘤患者治疗后建议根据表格所示随访周期和检查项目进行定期随访。目前并不推荐 PET/CT 作为非小细胞肺癌随访的常规检查手段(表 4 - 1 - 9)。

表 4 - 1 - 9 非小细胞肺癌随访周期

治疗后间隔时间	随访频率	随访项目	随访内容
2 年	每 3～6 个月 1 次	病史及体格检查	完整的病史评估及体格检查 营养咨询
2～5 年	每 6 个月 1 次	实验室检验	血常规、肿瘤标记物
5 年以上	每年 1 次	影像学检查	胸腹部增强 CT 头 MRI 检查 其他根据临床所需检查项目

(祁伟祥 赵胜光)

参 考 文 献

[1] Sung H，Ferlay J，Siegel RL，et al. Global Cancer Statistics 2020：GLOBOCAN Estimates of Incidence and Mortality Worldwide for 36 Cancers in 185 Countries[J]. CA Cancer J Clin，2021，71(3)：209 - 249.

[2] National Lung Screening Trial Research T，Church TR，Black WC，et al. Results of initial low-dose computed tomographic screening for lung cancer[J]. N Engl J Med，2013，368(21)：1980 - 1991.

[3] Detterbeck FC，Boffa DJ，Kim AW，et al. The Eighth Edition Lung Cancer Stage Classification[J]. Chest，2017，151(1)：193 - 203.

[4] Onishi H，Shirato H，Nagata Y，et al. Stereotactic body radiotherapy (SBRT) for operable stage I non-small-cell lung cancer：can SBRT be comparable to surgery[J]. Int J Radiat Oncol Biol Phys，2011，81 (5)：1352 - 1358.

[5] Fakiris AJ，McGarry RC，Yiannoutsos CT，et al. Stereotactic body radiation therapy for early-stage non-small-cell lung carcinoma：four-year results of a prospective phase Ⅱ study[J]. Int J Radiat Oncol Biol Phys，2009，75(3)：677 - 682.

[6] Chang JY，Senan S，Paul MA，et al. Stereotactic ablative radiotherapy versus lobectomy for operable stage I non-small-cell lung cancer：a pooled analysis of two randomised trials[J]. Lancet Oncol，2015，16(6)：630 - 637.

[7] Dillman RO，Herndon J，Seagren SL，et al. Improved survival in stage Ⅲ non-small-cell lung cancer：seven-year follow-up of cancer and leukemia group B (CALGB) 8433 trial[J]. J Natl Cancer Inst，1996，88(17)：1210 - 1215.

[8] Bradley JD，Hu C，Komaki RR，et al. Long-Term Results of NRG Oncology RTOG 0617：Standard-Versus High-Dose Chemoradiotherapy With or Without Cetuximab for Unresectable Stage Ⅲ Non-Small-Cell Lung Cancer[J]. J Clin Oncol，2020，38(7)：706 - 714.

[9] Bradley JD，Paulus R，Komaki R，et al. Standard-dose versus high-dose conformal radiotherapy with concurrent and consolidation carboplatin plus paclitaxel with or without cetuximab for patients with stage ⅢA or ⅢB non-small-cell lung cancer (RTOG 0617)：a randomised，two-by-two factorial phase 3

study[J]. Lancet Oncol, 2015, 16(2)：187 - 199.

[10] Antonia SJ, Villegas A, Daniel D, et al. Durvalumab after Chemoradiotherapy in Stage Ⅲ Non-Small-Cell Lung Cancer[J]. N Engl J Med, 2017, 377(20)：1919 - 1929.

[11] Faivre-Finn C, Vicente D, Kurata T, et al. Four-Year Survival With Durvalumab After Chemoradiotherapy in Stage Ⅲ NSCLC-an Update From the PACIFIC Trial[J]. J Thorac Oncol, 2021, 16(5)：860 - 867.

[12] Zhou Q, Chen M, Jiang O, et al. Sugemalimab versus placebo after concurrent or sequential chemoradiotherapy in patients with locally advanced, unresectable, stage Ⅲ non-small-cell lung cancer in China (GEMSTONE - 301)：interim results of a randomised, double-blind, multicentre, phase 3 trial[J]. Lancet Oncol, 2022, 23(2)：209 - 219.

[13] Anon. Postoperative radiotherapy in non-small-cell lung cancer：systematic review and meta-analysis of individual patient data from nine randomised controlled trials. PORT Meta-analysis Trialists Group[J]. Lancet, 1998, 352(9124)：257 - 263.

[14] Douillard JY, Rosell R, De Lena M, et al. Adjuvant vinorelbine plus cisplatin versus observation in patients with completely resected stage IB-Ⅲ A non-small-cell lung cancer (Adjuvant Navelbine International Trialist Association [ANITA])：a randomised controlled trial[J]. Lancet Oncol, 2006, 7 (9)：719 - 727.

[15] Herskovic A, Mauer E, Christos P, et al. Role of Postoperative Radiotherapy in Pathologic Stage Ⅲ A (N2) Non-Small Cell Lung Cancer in a Prospective Nationwide Oncology Outcomes Database[J]. J Thorac Oncol, 2017, 12(2)：302 - 313.

[16] Le Pechoux C, Pourel N, Barlesi F, et al. Postoperative radiotherapy versus no postoperative radiotherapy in patients with completely resected non-small-cell lung cancer and proven mediastinal N2 involvement (Lung ART)：an open-label, randomised, phase 3 trial[J]. Lancet Oncol, 2022, 23(1)：104 - 114.

[17] Hui Z, Men Y, Hu C, et al. Effect of Postoperative Radiotherapy for Patients With pⅢ A-N2 Non-Small Cell Lung Cancer After Complete Resection and Adjuvant Chemotherapy：The Phase 3 PORT-C Randomized Clinical Trial[J]. JAMA Oncol, 2021, 7(8)：1178 - 1185.

[18] Giraud P, Antoine M, Larrouy A, et al. Evaluation of microscopic tumor extension in non-small-cell lung cancer for three-dimensional conformal radiotherapy planning[J]. Int J Radiat Oncol Biol Phys, 2000, 48(4)：1015 - 1024.

4.2 小细胞肺癌

要点

（1）小细胞肺癌占全部肺癌的 15%～20%，其发病率呈下降趋势。

（2）在全球范围内小细胞肺癌的年新发病例约为 250 000，同时至少 200 000 病例死亡[1]。

（3）小细胞肺癌与吸烟关系密切，超过 90% 的小细胞肺癌病例有吸烟暴露史。

（4）约 1/3 患者在诊断时为局限期，大部分为广泛期[2]。

（5）小细胞肺癌的临床表现为由原发病灶引起如咳嗽、气促、咯血、声音嘶哑、上腔静脉综合征等，影像学表现为中央型肺肿物。

（6）小细胞肺癌是最常见伴有副瘤综合征的实体肿瘤。

（7）小细胞肺癌恶性程度高,脑转移是最常见的远处转移类型。约80%的小细胞肺癌在诊断后2年内发生脑转移。

（8）小细胞肺癌具有较高的肿瘤突变率,但免疫逃逸机制活跃。

（9）局限期小细胞肺癌的治疗以化疗联合局部治疗的综合治疗为原则,根据不同的分期选择放化疗或化疗联合手术治疗。

（10）广泛期小细胞肺癌属于全身性疾病,治疗原则以全身化疗为主;联合免疫检查点抑制剂可进一步提高广泛期小细胞肺癌患者的预后。

4.2.1　肺的解剖

详见4.1.1　肺的解剖。

4.2.2　筛查

尽管低剂量CT筛查可以发现早期非小细胞肺癌,但对于发现早期小细胞肺癌没有作用,主要原因还是与小细胞肺癌的高度侵袭性有关,小细胞肺癌可能会在每年1次的筛查间歇期快速发展为有症状的晚期病变,因此限制了筛查对于降低病死率的作用[3,4]。

4.2.3　分期

目前小细胞肺癌分期有两大类,最常用的分期系统是美国退伍军人肺癌协会（Veterans Administration Lung Study Group, VALG）分期系统。TNM分期是当今实体恶性肿瘤诊治的重要内容,已广泛应用于绝大多数实体恶性肿瘤的临床实践。因此,近年来TNM分期系统也逐渐被推荐用于小细胞肺癌的临床分期。TNM分期为观察疗效、预后信息和更精确的淋巴结分期提供了更好的解剖区分规则。例如,使用VALG分期系统不能区分早期小细胞肺癌（T1～2, N0～1, M0）患者和局部晚期疾病（任何T, N2～3, M0）患者。因此,在临床试验中使用TNM分期有助于确定最佳的治疗策略。

4.2.3.1　VALG分期系统

由于小细胞肺癌生物学行为高度恶性,侵袭性极强,极易出现播散。因此,多数小细胞肺癌诊断时即为全身性疾病,治疗须以全身化疗为主,辅以局部放疗。在此背景下,由放疗科医师主导的独立于TNM分期之外的VALG分析系统在1984年达成专家共识,并进入临床应用。该分期系统将小细胞肺癌简略地分为局限期（limited disease, LD）与广泛期（extensive disease, ED）,前者定义为病变局限于一侧胸腔,包括伴有对侧纵隔及双侧锁骨上淋巴结有转移者,以及同侧有胸腔积液者,暗含一个可承受的完整放射野。反之,病变超出上述范围者均定义为广泛期[5]。

4.2.3.2　TNM分期系统

详见表4-1-4中详述的2017年AJCC第8版肺癌分期定义;NCCN指南2021年第3版将小细胞肺癌分为局限期（limited-stage）和广泛期（extensive-stage）。

局限期定义:分期Ⅰ～Ⅲ(任何 T,任何 N,M0)可以安全接受根治性放疗,除外 T3～4(因为多发肺部结节或肿瘤体积太大导致无法进行根治性放疗计划)。

广泛期定义:Ⅳ期(任何 T,任何 N,M1a/b/c)或者 T3～4 患者由于肺部多发结节或者肿瘤/结节体积太大而不能被包含在一个可耐受放疗计划中。

4.2.4 纵隔淋巴引流区分组

详见 4.1.2　纵隔淋巴引流分组。

4.2.5 小细胞肺癌病理分型

WHO 病理分类小细胞肺癌分为两种亚型:单纯型小细胞肺癌(约 80%的病例)和混合型小细胞肺癌(约 20%的病例)(图 4-2-1)。在混合型小细胞肺癌中,最常见的非小细胞肺癌组织学亚型是大细胞癌或大细胞神经内分泌癌,占小细胞肺癌的 4%～16%;其余混合型小细胞肺癌仅占所有小细胞肺癌的 1%～3%。主要的组织病理学诊断依据包括圆形或纺锤形的小肿瘤细胞,其胞质较少,染色质呈细颗粒状。无核仁或不明显。有丝分裂速度通常很快,核分裂象>10 个/mm²,平均为 60,中位数为 80。细胞凋亡常见,坏死广泛。由于细胞排列紧密,细胞核常相互挤压。

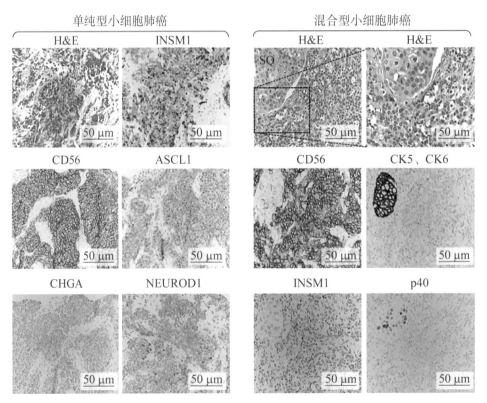

图 4-2-1　免疫组化显示单纯型小细胞肺癌和混合型小细胞肺癌

引自 Rudin CM, Brambilla E, Faivre-Finn C, et al. Small-cell lung cancer[J]. Nat Rev Dis Primers,2021,7(1):3.

4.2.6 副瘤综合征

小细胞肺癌常伴发副瘤综合征[6]。常见的小细胞肺癌副肿瘤内分泌病包括抗利尿激素异常分泌和库欣综合征;由自身抗体引起的副肿瘤神经综合征包括兰伯特-伊顿综合征、脑脊髓炎和感觉神经病变综合征[7]。罕见表现为皮肌炎、高血糖、低血糖、高钙血症和男性乳房肿胀。这些抗体依赖综合征反映了在小细胞肺癌中常见的体液免疫异常激活,而激活细胞免疫应答的免疫检查点在出现副瘤综合征的小细胞肺癌患者中未被明显抑制。

4.2.7 发病机制

小细胞肺癌发病机制包括:基因组不稳定、基因突变、逃避免疫监控等。小细胞肺癌肿瘤突变谱揭示了其明确的吸烟特征,提供了烟草致癌物作为小细胞肺癌始动因素的直接证据[8]。在绝大多数小细胞肺癌病例中发现 $p53$ 和 RB(分别由 TP53 和 RB1 编码)这两种抑癌基因同时失活。这种抑癌基因的双重失活不同于许多其他实体肿瘤以原癌基因突变驱动的特点,尤其是非小细胞肺癌[8]。此外,肺基质和免疫微环境的变化也可能导致小细胞肺癌的发生。然而,总的来说,这些肿瘤内在和外在因素如何影响小细胞肺癌起始细胞的类型,以及这些肿瘤如何生长、转移和对治疗的反应,仍不完全清楚。

4.2.8 病例介绍

这是一位 52 岁女性患者,因咳嗽 3 月余就诊。复查胸部 CT 提示:右肺下叶占位,拟恶性肿瘤可能;右肺下叶感染性病变可能;两肺多发微小结节,部分为磨玻璃结节;两肺上叶局限性肺气肿;纵隔肿大淋巴结。头颅 MRI 检查:未见明显异常。PET/CT(图 4-2-2):右肺下叶近肺门处实性团块灶,呈分叶状,伴毛刺及胸膜牵拉,代谢增高,考虑恶性病变;右肺下叶远端肺组织实变,代谢轻度增高,考虑阻塞性肺炎可能;右侧锁骨上、纵隔(1R、2R、4R、7

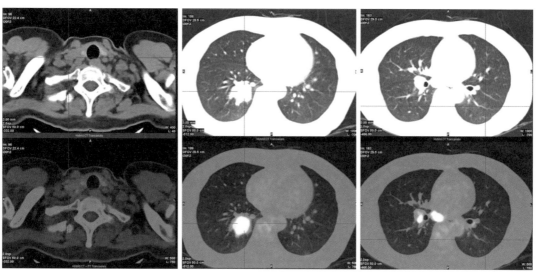

图 4-2-2　PET/CT 影像学检查
右肺下叶占位伴右侧锁骨上、纵隔(1R、2R、4R、7 区)、右肺门多发淋巴结肿大,代谢异常增高,考虑恶性病变

区)、右肺门多发淋巴结肿大,代谢增高,考虑转移性病变可能。患者行纤维支气管镜活检提示:小细胞肺癌。肿瘤标志物:NSE 增高,42.89 ng/ml,余正常。血常规及肝肾功能正常。根据 AJCC 第 8 版分期,患者诊断为局限期右肺小细胞肺癌 cT2aN3M0 ⅢB。

4.2.9 诊断检查

(1) 病史及体格检查:评估患者功能状态评分(PS)及体重变化情况,并询问患者是否有疼痛、咳嗽、呼吸困难、声音嘶哑等症状,既往吸烟史情况。体格检查评估患者有无阻塞性肺炎、胸腔积液、上腔静脉综合征、Pancoast 综合征等。

(2) 实验室检查:血常规、血生化检查、肿瘤标志物。

(3) 病理诊断:①痰液细胞学检查;②浅表淋巴结和皮下转移灶活组织检查;③经胸壁肺穿刺术;④支气管镜检查;⑤常规经支气管镜针吸活检术(TBNA)和超声支气管镜引导下经支气管针吸活检术(EBUS - TBNA);⑥纵隔镜检查;⑦胸腔镜检查。

(4) 胸部 CT 检查:评估肺部病灶及纵隔淋巴结转移情况。

(5) 脑 MRI:优于脑 CT,评估脑部病变情况。

(6) 腹部 CT 检查:评估肝脏及肾上腺转移情况。

(7) PET/CT 检查:评估全身疾病情况。

(8) 营养状况评估。

4.2.10 基于循证医学的治疗推荐

局限期小细胞肺癌的治疗以化疗联合局部治疗的综合治疗为原则,根据不同分期选择化放疗或化疗联合手术治疗。预防性脑照射(prophylactic cranial irrdiation,PCI)显著降低了局限期小细胞肺癌的症状性脑转移风险,并增加了总生存期,因此,PCI 是治疗局限期小细胞肺癌的标准方案。广泛期小细胞肺癌属于全身性疾病,治疗以全身治疗为主。化疗联合免疫检查点抑制剂可进一步提高广泛期小细胞肺癌患者预后。针对肺部原发病灶巩固放疗可提高广泛期小细胞肺癌患者的局控,进而改善患者预后。

4.2.11 文献综述

4.2.11.1 根治性放化疗治疗局限期小细胞肺癌的临床证据

根治性放化疗治疗局限期小细胞肺癌的临床证据如表 4 - 2 - 1 所示。

表 4 - 2 - 1 根治性放化疗治疗局限期小细胞肺癌的临床证据

研究	结果	意义
Pignon J P, et al. [9]	(1) 共有 13 例临床研究 2140 例局限期小细胞肺癌患者纳入分析 (2) 入组人群:局限期小细胞肺癌 (3) 生存结果:与单纯化疗组相比,放化疗联合治疗组降低 14% 的死亡风险(*HR* = 0.86, 95% CI 0.78~0.94, *P* = 0.001)	该大样本荟萃分析证实局限期小细胞肺癌患者可以从放化疗联合治疗中获益

（续表）

研究	结果	意义
Murray N, et al.[10]	（1）共有 308 例局限期小细胞肺癌患者随机纳入早期放化疗组或延迟放化疗治疗 （2）入组人群：局限期小细胞肺癌 （3）放疗方案：40 Gy/15 Fx （4）5 年生存结果：早期放化疗组 *vs* 延迟放化疗组为 20% *vs* 11%，$P=0.008$	该研究证实早期同步放化疗（第 3 周）较延迟同步放化疗（第 15 周）有生存获益
Jermic B, et al.[11]	（1）共有 107 例局限期小细胞肺癌患者随机纳入早期放化疗组或延迟放化疗治疗 （2）入组人群：局限期小细胞肺癌 （3）放化疗方案。放疗：54 Gy，1.5 Gy/Fx bid；同步化疗：顺铂（30 mg/m²）/依托泊苷（120 mg/m²）d1～3，q3w （4）5 年生存结果：早期放化疗组 *vs* 延迟放化疗组为 30% *vs* 15%，$P=0.027$	该研究证实早期同步放化疗（第 1～4 周）较延迟同步放化疗（第 6～9 周）有生存获益
Takada M, et al.[12]	（1）共有 231 例局限期小细胞肺癌患者随机纳入同步放化疗组或序贯放化疗组 （2）入组人群：局限期小细胞肺癌 （3）放疗方案：44 Gy/15 Fx，bid （4）5 年生存结果：同步放化疗 *vs* 序贯放化疗组为 23.7% *vs* 18.3%，$P=0.097$	该研究证实同步放化疗治疗局限期小细胞肺癌优于序贯放化疗
Bonner J A, et al.[13]	（1）共有 311 例局限期小细胞肺癌纳入超分割放化疗组（24 Gy/16 Fx 中断 2.5 周后 24 Gy/16 Fx）或常规分割放疗组（50.4 Gy/28 Fx qd） （2）入组人群：局限期小细胞肺癌 （3）5 年生存结果：超分割放化疗 *vs* 常规放化疗组为 22% *vs* 21%，$P=0.68$	该研究证实超分割放化和常规分割同步放化疗治疗局限期小细胞肺癌疗效类似
Turrisi A T, et al.[14]	（1）共有 417 例局限期小细胞肺癌纳入超分割放化疗组（45 Gy/1.5 Gy/Fx bid）或常规分割放疗组（45 Gy/25 Fx, qd） （2）入组人群：局限期小细胞肺癌 （3）5 年生存结果：超分割放化疗 *vs* 常规分割放化疗组为 26% *vs* 16%	该研究奠定 45 Gy/1.5 Gy/Fx bid 超分割放疗同步放化疗治疗局限期小细胞肺癌标准方案
Corinne F F, et al. (CONVERT)[15]	（1）共有 547 例局限期小细胞肺癌纳入超分割放化疗组（45 Gy/1.5 Gy/Fx bid）或常规分割放疗组（66 Gy/33 Fx qd） （2）入组人群：局限期小细胞肺癌 （3）2 年生存结果：超分割放化疗 *vs* 常规分割放化疗组为 56% *vs* 51%	该研究证实，常规分割 66 Gy/33 Fx 疗效不劣于 45 Gy/1.5 Gy/Fx bid 超分割放疗同步放化疗治疗局限期小细胞肺癌

4.2.11.2　胸部巩固放疗治疗广泛期小细胞肺癌的临床证据

胸部巩固放疗治疗广泛期小细胞肺癌的临床证据如表 4 - 2 - 2 所示。

表 4-2-2　胸部巩固放疗治疗广泛期小细胞肺癌的临床证据

研究	结果	意义
Jeremic B, et al. [16]	(1) 共有 210 例广泛期小细胞肺癌患者随机纳入胸部巩固放疗联合化疗或单纯化疗组 (2) 入组人群:广泛期小细胞肺癌 (3) 治疗方案:顺铂 80 mg/m² d1＋依托泊苷 80 mg/m² d1～3 q3w;放疗方案为 18 天内 54 Gy/36 Fx,二维放疗技术 (4) 病理类型:腺癌 75%,鳞癌 23% (5) 5 年生存结果:胸部巩固放疗组 *vs* 单纯化疗组为 9.1% *vs* 3.7%,$P=0.041$	该研究显示胸部巩固放疗(二维放疗技术)可提高广泛期小细胞肺癌生存预后
Slotman B J, et al. [17]	(1) 共有 498 例广泛期小细胞肺癌患者随机纳入胸部巩固放疗联合化疗或单纯化疗组 (2) 入组人群:广泛期小细胞肺癌 (3) 胸部放疗:30 Gy/10 Fx,三维适形放疗 (4) 2 年生存结果:胸部巩固放疗组 *vs* 单纯化疗组为 13% *vs* 3%,$P-0.0004$	该研究证实胸部巩固放疗(三维适形放疗技术)可提高广泛期小细胞肺癌生存

4.2.11.3　预防性脑照射治疗小细胞肺癌的临床证据

预防性脑照射治疗小细胞肺癌的临床证据如表 4-2-3 所示。

表 4-2-3　预防性脑照射治疗小细胞肺癌的临床证据

研究	结果	意义
Auperin A, et al. [18]	(1) 共有来自 7 项临床研究的 987 例小细胞肺癌患者随机纳入分析 (2) 入组人群:小细胞肺癌化疗后完全缓解 (3) 预防性脑照射降低脑转移风险($HR=0.46$,95%CI $0.38～0.57,P<0.001$)	该荟萃分析提示,小细胞肺癌化疗后完全缓解患者,可以从预防性脑照射中获益
Rodriguez de Dios N, et al. (PREMER)[19]	(1) 共有 150 例局限期小细胞肺癌患者随机纳入预防性脑照射组和预防性脑照射海马保护组 (2) 入组人群:局限期小细胞肺癌 (3) 预防性脑照射放疗方案:20 Gy/10 Fx (4) 预防性脑照射海马保护组认知功能显著优于全脑预防性脑照射组,两组在脑内复发和总生存无差异性	该研究提示海马保护的全脑预防性脑照射治疗在保护患者认知功能障碍方面显著优于单纯全脑预防性脑照射
Slotman B, et al. [20]	(1) 共有 286 例广泛期小细胞肺癌患者随机纳入预防性脑照射组和观察组 (2) 入组人群:广泛期小细胞肺癌 (3) 预防性脑照射放疗方案:20 Gy/5～8 Fx,24 Gy/12 Fx,25 Gy/10 Fx,或 30 Gy/10～12 Fx (4) 1 年生存结果:预防性脑照射组 *vs* 对照组为 27.1% *vs* 13.3%	该研究提示广泛期小细胞肺癌可以从预防性脑照射中获益
Takahashi T, et al. [21]	(1) 共有 224 例广泛期小细胞肺癌患者随机纳入预防性脑照射组和观察组 (2) 入组人群:广泛期小细胞肺癌 (3) 预防性脑照射放疗方案:25 Gy/10 Fx (4) 中位生存结果:预防性脑照射组 *vs* 对照组为 11.6 个月 *vs* 13.7 个月	该研究提示广泛期小细胞肺癌并不能从预防性脑照射中获益

4.2.12　NCCN 指南进行小细胞肺癌治疗推荐

根据 2021 年第 3 版 NCCN 指南进行小细胞肺癌治疗推荐如表 4-2-4 所示。

表 4-2-4　NCCN 指南治疗推荐

分期	推荐治疗方案
局限期 cT1~2N0	根治性肺癌切除术
局限期 cT1~2N0	不能耐受手术或者拒绝手术,可考虑立体定向放疗或根治性放化疗
局限期 cT3~4N0M0 /T1~4N1~3M0	同步放化疗或序贯放化疗或最佳支持治疗(依据患者 PS 评分状态)
广泛期	全身药物治疗为主,局部辅以放疗提高疗效

4.2.13　治疗计划

4.2.13.1　模拟定位

对于小细胞肺癌患者,瑞金医院放疗科采用 Wing 板联合真空垫固定体位,患者仰卧位双臂上举。图示详见图 5-8-1。

4.2.13.2　靶区勾画

小细胞肺癌靶区 GTV 勾画同非小细胞肺癌,有软组织影的病变最好在 CT 的肺窗上确定。对于有肺不张的病例,加用 PET 比单独使用 CT 更有助于勾画 GTV。

大体肿瘤靶区(GTV):内镜检查(气管镜)和影像学检查(胸部 CT、PET/CT 等)可见的原发肿瘤以及治疗前检查所见的肿大淋巴结(淋巴结短径直径≥10 mm);原发灶靶区 GTV 参考化疗后的大小和侵犯范围勾画,转移淋巴结参考化疗前的侵犯范围勾画。

临床靶区(CTV)勾画:原发灶 CTV 为在 GTV 基础上外扩 5 mm;淋巴结引流区 CTV 勾画采用淋巴引流区累及野照射,无转移淋巴结无须预防性照射。

PTV:主要考虑肿瘤的运动和摆位不确定性,在 CTV 基础上各外放 5~7 mm。

4.2.13.3　放疗计划采用技术

自 2000 年以来,国内逐步采用三维适形放疗技术。近年来,IMRT 作为先进的高精度放疗技术,与三维适形放疗相比,其放疗靶区内剂量分布更均匀,同时周围的正常组织受照射剂量更低。目前中国有超过 1 400 个放疗中心,三维适形放疗、IMRT 这两类先进技术已经分别进入 86.2% 和 67.4% 的中心。因此本例患者采用 IMRT 技术。

4.2.13.4　病例勾画

该病例为局限期小细胞肺癌,图 4-2-3 显示病例的靶区勾画。

4.2.13.5　病例治疗计划

该病例为ⅢB 期(cT2aN3M0)右肺下叶小细胞肺癌,经胸部肿瘤多学科团队协作讨论,该患者进行两个周期诱导化疗后,进行根治性同步放化疗。放疗方案为 56 Gy/28 Fx,同步化疗方案为依托泊苷 100 mg d1~5 ＋卡铂 AUC＝2,q3w,采用 IMRT 技术,具体放疗计划见图 4-2-4(95% 剂量覆盖范围),DVH 显示见图 4-2-5。

胸锁关节层面
GTVnd：转移淋巴结
CTV：由GTVnd均匀外放5 mm

主动脉弓层面
GTVp：转移淋巴结(4R、7及肺门10R组)
CTV：由GTVp均匀外放5 mm

心室层面
GTVp：原发肺部病灶
CTV：由GTVp均匀外放5 mm

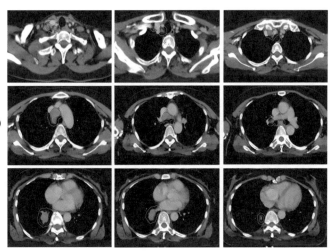

图 4-2-3　典型层面病例靶区勾画

绿色线(PTV)，蓝色线(GTV)

胸锁关节层面

主动脉弓层面

心室层面

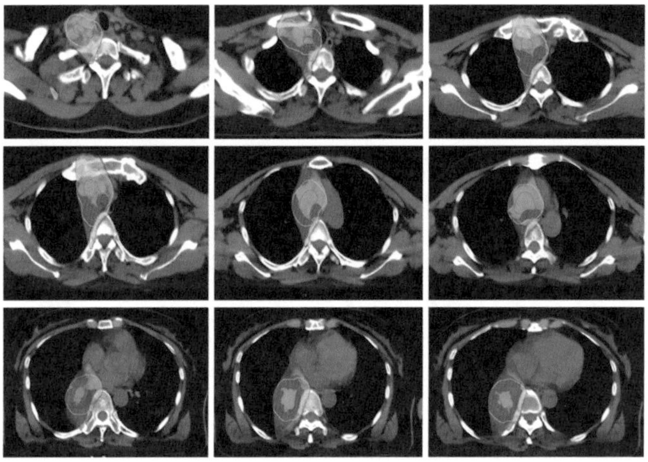

图 4-2-4　典型层面剂量分布图

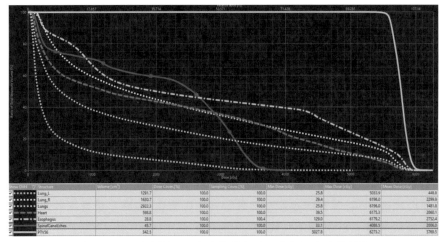

图 4-2-5　DVH 显示靶区覆盖率及正常组织受照射剂量

4.2.13.6　放疗剂量推荐

局限期小细胞肺癌根治性放疗：总剂量为 45 Gy/1.5 Gy/Fx bid（间隔 6 小时）或 60～70 Gy，分割剂量为 1.8～2 Gy/Fx qd。

预防性脑照射（PCI）：25 Gy/10 Fx qd。

脑转移照射：30 Gy/10 Fx qd。

广泛期小细胞肺癌胸部巩固放疗：总剂量为 30～45 Gy，分割剂量为 3 Gy/Fx qd。

同步化疗方案：顺铂 50 mg/m^2 d1，8，28，36＋依托泊苷 50 mg/m^2 d1～5 和 d29～33；顺铂 60 mg/m^2 d1 ＋依托泊苷 120 mg/m^2 d1～3；顺铂 75 mg/m^2 d1 ＋依托泊苷 100 mg/m^2 d1～3；卡铂 AUC＝5～6 d1 ＋依托泊苷 100 mg/m^2 d1～3。

关键器官剂量限制：脊髓最大剂量≤36 Gy，1.5 Gy bid RT，或最大剂量≤46 Gy，1.8～2 Gy/Fx qd；其他关键器官剂量限制见 4.1.9.6　放疗剂量推荐。

4.2.14　随访

小细胞肺癌患者治疗后建议根据表格所示随访周期和检查项目进行定期随访（表 4 - 2 - 5）。

表 4 - 2 - 5　小细胞肺癌治疗后随访周期

治疗后间隔时间	随访频率	随访项目	随访内容
2 年	每 3～6 个月 1 次	病史及体格检查	完整的病史评估及体格检查 营养咨询
2～5 年	每 6 个月 1 次	实验室检验	血常规、肿瘤标记物
5 年以上	每年 1 次	影像学检查	胸腹部增强 CT 其他根据临床所需检查项目

（祁伟祥　赵胜光）

参 考 文 献

［1］Rudin CM，Brambilla E，Faivre-Finn C，et al. Small-cell lung cancer[J]. Nat Rev Dis Primers，2021，7(1)：3.

［2］Govindan R，Page N，Morgensztern D，et al. Changing epidemiology of small-cell lung cancer in the United States over the last 30 years：analysis of the surveillance，epidemiologic，and end results database[J]. J Clin Oncol，2006，24(28)：4539 - 4544.

［3］Cuffe S，Moua T，Summerfield R，et al. Characteristics and outcomes of small cell lung cancer patients diagnosed during two lung cancer computed tomographic screening programs in heavy smokers[J]. J Thorac Oncol，2011，6(4)：818 - 822.

［4］Kondo R，Yoshida K，Kawakami S，et al. Different efficacy of CT screening for lung cancer according to histological type：analysis of Japanese-smoker cases detected using a low-dose CT screen[J]. Lung Cancer，2011，74(3)：433 - 440.

［5］Stahel RA，Ginsberg R，Havemann K，et al. Staging and prognostic factors in small cell lung cancer：a consensus report[J]. Lung Cancer，1989，5(4 - 6)：119 - 126.

［6］Bernhardt EB，Jalal SI. Small Cell Lung Cancer[J]. Cancer Treat Res，2016，170：301 - 322.

[7] van Meerbeeck JP, Fennell DA, De Ruysscher DK. Small-cell lung cancer[J]. Lancet, 2011, 378 (9804): 1741 - 1755.

[8] George J, Lim JS, Jang SJ, et al. Comprehensive genomic profiles of small cell lung cancer[J]. Nature, 2015, 524(7563): 47 - 53.

[9] Pignon JP, Arriagada R, Ihde DC, et al. A meta-analysis of thoracic radiotherapy for small-cell lung cancer[J]. N Engl J Med, 1992, 327(23): 1618 - 1624.

[10] Murray N, Coy P, Pater JL, et al. Importance of timing for thoracic irradiation in the combined modality treatment of limited-stage small-cell lung cancer. The National Cancer Institute of Canada Clinical Trials Group[J]. J Clin Oncol, 1993, 11(2): 336 - 344.

[11] Jeremic B, Shibamoto Y, Acimovic L, et al. Initial versus delayed accelerated hyperfractionated radiation therapy and concurrent chemotherapy in limited small-cell lung cancer: a randomized study[J]. J Clin Oncol, 1997, 15(3): 893 - 900.

[12] Takada M, Fukuoka M, Kawahara M, et al. Phase III study of concurrent versus sequential thoracic radiotherapy in combination with cisplatin and etoposide for limited-stage small-cell lung cancer: results of the Japan Clinical Oncology Group Study 9104[J]. J Clin Oncol, 2002, 20(14): 3054 - 3060.

[13] Bonner JA, Sloan JA, Shanahan TG, et al. Phase III comparison of twice-daily split-course irradiation versus once-daily irradiation for patients with limited stage small-cell lung carcinoma[J]. J Clin Oncol, 1999, 17(9): 2681 - 2691.

[14] Turrisi AT 3rd, Kim K, Blum R, et al. Twice-daily compared with once-daily thoracic radiotherapy in limited small-cell lung cancer treated concurrently with cisplatin and etoposide[J]. N Engl J Med, 1999, 340(4): 265 - 271.

[15] Faivre-Finn C, Snee M, Ashcroft L, et al. Concurrent once-daily versus twice-daily chemoradiotherapy in patients with limited-stage small-cell lung cancer (CONVERT): an open-label, phase 3, randomised, superiority trial[J]. Lancet Oncol, 2017, 18(8): 1116 - 1125.

[16] Jeremic B, Shibamoto Y, Nikolic N, et al. Role of radiation therapy in the combined-modality treatment of patients with extensive disease small-cell lung cancer: A randomized study[J]. J Clin Oncol, 1999, 17(7): 2092 - 2099.

[17] Slotman BJ, van Tinteren H, Praag JO, et al. Use of thoracic radiotherapy for extensive stage small-cell lung cancer: a phase 3 randomised controlled trial[J]. Lancet, 2015, 385(9962): 36 - 42.

[18] Auperin A, Arriagada R, Pignon JP, et al. Prophylactic cranial irradiation for patients with small-cell lung cancer in complete remission. Prophylactic Cranial Irradiation Overview Collaborative Group[J]. N Engl J Med, 1999, 341(7): 476 - 484.

[19] Rodriguez de Dios N, Counago F, Murcia-Mejia M, et al. Randomized Phase III Trial of Prophylactic Cranial Irradiation With or Without Hippocampal Avoidance for Small-Cell Lung Cancer (PREMER): A GICOR-GOECP-SEOR Study[J]. J Clin Oncol, 2021, 39(28): 3118 - 3127.

[20] Slotman B, Faivre-Finn C, Kramer G, et al. Prophylactic cranial irradiation in extensive small-cell lung cancer[J]. N Engl J Med, 2007, 357(7): 664 - 672.

[21] Takahashi T, Yamanaka T, Seto T, et al. Prophylactic cranial irradiation versus observation in patients with extensive-disease small-cell lung cancer: a multicentre, randomised, open-label, phase 3 trial[J]. Lancet Oncol, 2017, 18(5): 663 - 671.

5 食 管 癌

要点

(1) 食管癌的发病率占全球所有恶性肿瘤的第 9 位,病死率占全球所有恶性肿瘤的第 6 位[1]。

(2) 据国家癌症中心的统计数据显示,食管癌在我国恶性肿瘤死亡中排第 4 位[2]。

(3) 中国是食管癌高发地区,90% 以上为鳞状细胞癌,与吸烟、饮酒有一定关系。

(4) 食管癌非高发区以腺癌常见,发病率呈上升趋势,其发病原因与肥胖、Barrett 食管、胃食管反流、食管裂孔疝相关。

(5) 约 70% 的食管癌发生在男性中,男女比约为 4∶1。

(6) 吞咽困难和消瘦是食管癌患者最常见的临床表现。

(7) 手术切除是早期食管癌的标准治疗方案;新辅助放化疗联合根治性食管癌切除术是目前可切除食管癌患者的最佳治疗模式;对于颈段食管癌,不能手术或者不适合手术的食管癌患者,根治性放化疗是一种有效的治疗手段。

(8) 新辅助放化疗后食管鳞状细胞癌的病理完全缓解率约为 40%,免疫治疗联合新辅助放化疗有可能进一步提高病理完全缓解率。

5.1 食管解剖

5.1.1 食管分段

食管起始于颈部相当于环状软骨 C_7 椎体的水平,行经胸腔后纵隔,穿过横膈延伸数厘米,大约相当于 T_{11} 椎体的下缘到达食管胃交界部(esophagogastric junction,EGJ)。用内窥镜从上门齿计算,食管的总长度为 40~43 cm。根据 AJCC 第 8 版分期,食管癌的分段以肿瘤中心所在位置进行界定,具体指标为内镜下测量的肿瘤中心至上颌中切牙的距离。AJCC 第 8 版将食管癌分段定义为颈段距离门齿 15~20 cm,胸上段距离门齿 20~25 cm,胸中段距离门齿 25~30 cm,胸下段距离门齿 30~40 cm。对于有争议的 EGJ 肿瘤,第 8 版分期进行了修订:肿瘤中心距离贲门≤2 cm,按食管癌进行分期;肿瘤中心距离贲门>2 cm,则按胃癌进行分期。图5-1-1示食管癌分段[3]。

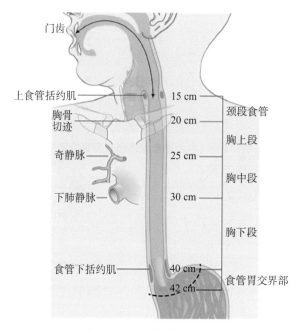

图5-1-1 食 管 癌 分 段

5.1.2 食管分层

食管黏膜分为4层:黏膜层、黏膜下层、固有肌层和外膜层(图5-1-2)。其中黏膜层包括黏膜上皮(为未角化的复层扁平上皮,受损后修复能力强)、黏膜固有层和黏膜肌层。黏膜下层由疏松结缔组织组成。外膜为纤维膜,由疏松结缔组织组成。

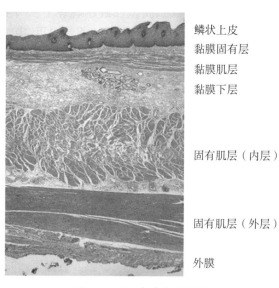

图5-1-2 食 管 分 层 解 剖

5.1.3　食管癌淋巴引流区

AJCC 第 8 版食管淋巴引流区[3,4]如表 5－1－1 和图 5－1－3 所示：1～4 组淋巴结为上

表 5－1－1　食管癌淋巴引流分组

淋巴结分组	部　位
1R	右侧下颈区气管旁淋巴结，在锁骨上气管旁至肺尖的区域
1L	左侧下颈区气管旁淋巴结，在锁骨上气管旁至肺尖的区域
2R	右上气管旁淋巴结，头臂干动脉尾缘与气管交叉的水平与肺尖之间
2L	左上气管旁淋巴结，主动脉弓顶部与肺尖之间
4R	右下气管旁淋巴结，头臂干动脉尾缘与气管交叉的水平至奇静脉弓的上缘之间
4L	左下气管旁淋巴结，主动脉弓顶部与隆突之间
7	隆突下淋巴结
8U	胸上段食管旁淋巴结，肺尖至气管分叉
8M	胸中段食管旁淋巴结，气管分叉至下肺静脉的下缘
8Lo	胸下段食管旁淋巴结，下肺静脉下缘至食管胃交界部
9R	下肺韧带淋巴结，位于右侧下肺韧带内
9L	下肺韧带淋巴结，位于左侧下肺韧带内
15	横膈淋巴结，位于膈肌顶部并且与膈肌脚邻近或位于膈肌脚后方
16	贲门旁淋巴结，紧邻食管胃交界部
17	胃左淋巴结，沿胃左动脉走行
18	肝总淋巴结，肝总动脉近端淋巴结
19	脾淋巴结，脾动脉近端淋巴结
20	腹腔干淋巴结，位于腹腔动脉干根部

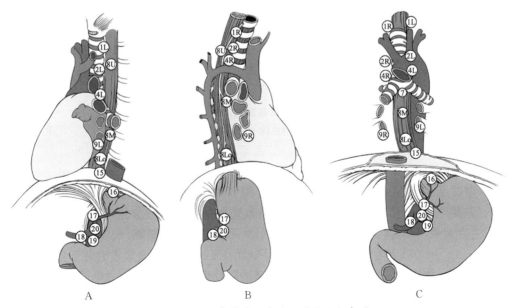

图 5－1－3　食管癌区域淋巴引流区分布图

从左面（A）、右面（B）、前面（C）显示区域淋巴结分组

纵隔淋巴结;5、6 组淋巴结成为主动脉淋巴结;7～9 组淋巴结为下纵隔淋巴结;10～14 组淋巴结为 N1 淋巴结,所有的 N1 淋巴结均在纵隔胸膜折返远处,位于脏层胸膜内。

5.2 TNM 临床分期

目前 TNM 分期系统只涉及肿瘤浸润食管壁的深度和淋巴结转移状况,而原发肿瘤的长度却未能涉及,但已有研究证实食管肿瘤长度与食管癌患者的预后密切相关。表 5-2-1 列出了 2017 年 AJCC 第 8 版 TNM 分期定义。表 5-2-2、表 5-2-3、表 5-2-4、表 5-2-5 和表 5-2-6 分别列出了食管腺癌 pTNM 分期、鳞状细胞癌 pTNM 分期、新辅助治疗后 ypTNM 分期、食管腺癌 cTNM 分期和鳞状细胞癌 cTNM 分期。

表 5-2-1 食管癌 TNM 分期定义

T 分期	
Tx	不能评价原发肿瘤
T0	无原发肿瘤证据
T1a	侵犯局限于黏膜层内
T1b	侵犯黏膜下层
T2	侵犯肌层
T3	侵犯外膜
T4a	侵犯胸膜、心包、奇静脉、纵隔、腹膜(可手术切除)
N 分期	
Nx	无法评估
N0	无临近淋巴结转移
N1	1～2 枚淋巴结转移
N2	3～6 枚淋巴结转移
N3	7 枚及以上淋巴结转移
M 分期	
M0	无远处转移
M1	有远处转移
G 分期	
Gx	无法评估分化程度
G1	高分化
G2	中分化
G3	低分化或未分化

表 5-2-2 食管腺癌 pTNM 分期

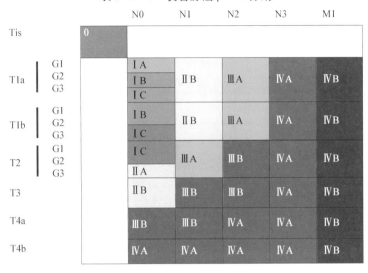

T	G	N0	N1	N2	N3	M1
Tis		0				
T1a	G1	ⅠA	ⅡB	ⅢA	ⅣA	ⅣB
	G2	ⅠB				
	G3	ⅠC				
T1b	G1 G2	ⅠB	ⅡB	ⅢA	ⅣA	ⅣB
	G3	ⅠC				
T2	G1 G2	ⅠC	ⅢA	ⅢB	ⅣA	ⅣB
	G3	ⅡA				
T3		ⅡB	ⅢB	ⅢB	ⅣA	ⅣB
T4a		ⅢB	ⅢB	ⅣA	ⅣA	ⅣB
T4b		ⅣA	ⅣA	ⅣA	ⅣA	ⅣB

表 5-2-3 食管鳞状细胞癌 pTNM 分期

T	G	N0 L	N0 U/M	N1	N2	N3	M1
Tis		0					
T1a	G1	ⅠA	ⅠA	ⅡB	ⅢA	ⅣA	ⅣB
	G2~3	ⅠB	ⅠB				
T1b		ⅠB	ⅠB	ⅡB	ⅢA	ⅣA	ⅣB
T2	G1	ⅠB	ⅠB	ⅢA	ⅢB	ⅣA	ⅣB
	G2~3	ⅡA	ⅡA				
T3	G1	ⅡA	ⅡA	ⅢB	ⅢB	ⅣA	ⅣB
	G2~3	ⅡA	ⅡB				
T4a		ⅢB		ⅢB	ⅣA	ⅣA	ⅣB
T4b		ⅣA		ⅣA	ⅣA	ⅣA	ⅣB

表 5-2-4 食管癌新辅助治疗后 ypTNM 分期

T	N0	N1	N2	N3	M1
T0	Ⅰ	ⅢA	ⅢB	ⅣA	ⅣB
Tis	Ⅰ	ⅢA	ⅢB	ⅣA	ⅣB
T1	Ⅰ	ⅢA	ⅢB	ⅣA	ⅣB
T2	Ⅰ	ⅢA	ⅢB	ⅣA	ⅣB
T3	Ⅱ	ⅢB	ⅢB	ⅣA	ⅣB
T4a	ⅢB	ⅣA	ⅣA	ⅣA	ⅣB
T4b	ⅣA	ⅣA	ⅣA	ⅣA	ⅣB

表 5-2-5　食管腺癌 cTNM 分期

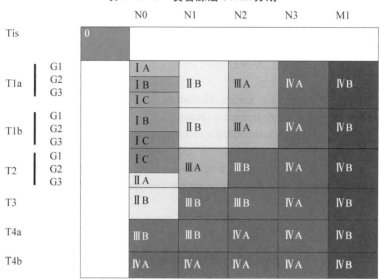

表 5-2-6　食管鳞状细胞癌 cTNM 分期

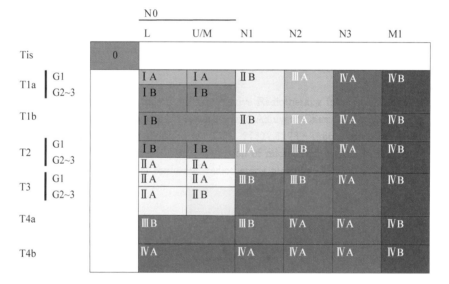

5.3　基于循证医学的食管癌放疗方案与案例实践

5.3.1　病例介绍

　　这是一位 59 岁男性患者,因进行性梗阻 2 个月就诊。患者有高血压 10 余年,口服降压药控制可。食管腔内超声示:食管距离门齿 32～40 cm 处可见溃疡增殖性病灶,累及管腔大半,内镜勉强通过。食管腔内超声探查(图 5-3-1)提示食管病灶起源于上皮-黏膜层,呈偏低回声,侵犯食管壁全层,病灶厚度约为 13 mm;病理活检:鳞状细胞癌。食管分期 CT 提示(图 5-3-

2):食管中下段癌,侵犯全层可能;气管旁、主肺动脉窗、气管隆突前、食管下段贲门旁多发淋巴结。PET/CT(图 5-3-3):食管下段管壁增厚伴代谢异常增高,考虑恶性病变,SUVmax 13.3;后纵隔高代谢淋巴结,考虑转移性病变。血常规及肝肾功能正常,CEA 5.15 ng/ml,稍高,其余指标正常。根据 AJCC 第 8 版分期,患者诊断为食管中下段鳞状细胞癌 cT3N1M0 ⅢB。

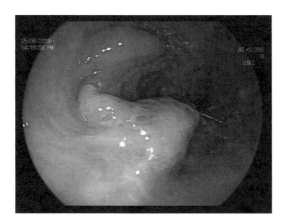
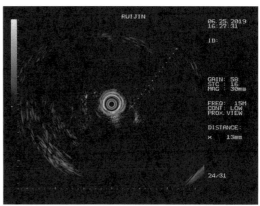

图 5-3-1　食管超声内镜检查提示病灶起源于上皮-黏膜层,侵犯食管壁全层,病灶厚度约 13 mm

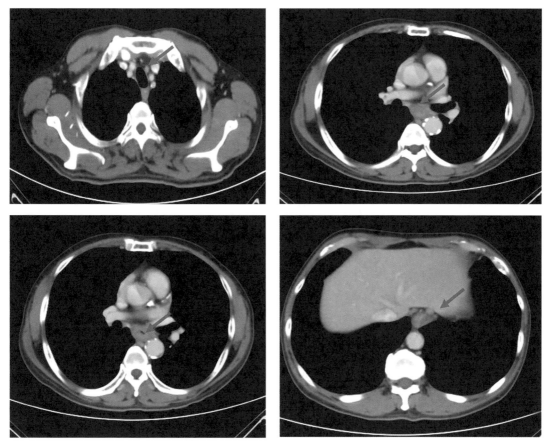

图 5-3-2　食管分期 CT

食管中下段癌,侵犯全层可能;气管旁、主肺动脉窗、气管隆突前、食管下段贲门旁多发淋巴结

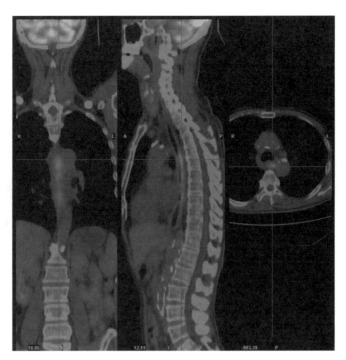

图 5 - 3 - 3　PET/CT 影像学检查

食管下段管壁增厚伴代谢异常增高,考虑恶性病变

5.3.2　诊断检查

（1）病史及体格检查:评估患者吞咽及体重变化情况,并询问患者是否有吸烟、饮酒史、既往胃食管反流病史及 Barrett 食管;体格检查评估颈部及锁骨区是否有肿大淋巴结。

（2）实验室检查:血常规、血生化检查、肿瘤标志物。

（3）食管造影:可以较好地评估食管腔和黏膜表面的结构,并评估食管肿瘤病灶长度、是否有穿孔的迹象以及溃疡深度。

（4）内镜检查:可活检的食管胃十二指肠镜检查是食管癌的诊断方法之一。

（5）食管腔内超声:是评价临床肿瘤和淋巴结 TNM 分期的理想方法,但这一检查方法受限于食管病灶梗阻情况。相比 CT 等影像学检查,食管腔内超声可以有效区分食管黏膜各层,这是食管肿瘤原发病灶分期的基础;在区域淋巴结分期上,食管腔内超声下细针穿刺也较 CT 准确。

（6）颈胸腹部 CT 检查:评估原发病灶侵犯范围、区域淋巴结及远处转移状况,CT 诊断颈部、胸腔、腹腔转移性淋巴结的准确率是 61%～91%,敏感性是 8%～75%,特异性是 60%～98%。

（7）PET/CT 检查:在 CT 和食管腔内超声检查基础上,可检测 15%～20%的转移病灶。

（8）支气管镜:用于排除气管食管瘘可能。

（9）心肺功能检测:评估患者能否耐受手术及作为新辅助放化疗前的基线评估。

（10）营养状况评估。

5.3.3 基于循证医学的治疗推荐

食管癌治疗前需要评估食管病灶局部进展情况及远处的转移程度,评估项目见诊断检查。尽管手术治疗是早期食管癌最重要的治疗手段,对于局部进展期食管癌患者,目前各大指南推荐行新辅助放化疗联合根治性食管癌切除术。而对于不可切除食管癌或者不能耐受手术或不适合手术的食管癌患者,根治性放化疗是一种有效的治疗手段。

5.3.4 文献综述

5.3.4.1 可切除食管癌新辅助治疗的临床证据

已有大型 3 期随机对照临床研究证实,新辅助放化疗联合手术治疗可提高进展期食管癌患者总生存期,因此目前 NCCN 指南对于局部进展期食管鳞状细胞癌推荐新辅助放化疗联合根治性食管癌切除术治疗(表 5 - 3 - 1)。而新辅助化疗在进展期食管鳞状细胞癌的临床疗效仍然存在争议,这一治疗模式有待进一步的临床研究证实。

表 5 - 3 - 1　食管癌新辅助治疗的临床证据

研究	结果	意义
CROSS 研究[5-7]	(1) 共有 366 例食管癌患者随机纳入新辅助放化疗联合手术或单纯手术治疗 (2) 入组人群:T1N1M0,T2~3N0~1M0 (3) 新辅助放疗方案为放疗:41.4 Gy/23 Fx,同步化疗:紫杉醇 50 mg/m² + 卡铂 AUC=2 qw (4) 病理类型:腺癌 75%,鳞状细胞癌 23% (5) pCR 率:腺癌 29%,鳞状细胞癌 49% (6) 10 年生存结果:新辅助放化疗＋手术组 *vs* 单纯手术组为 38% *vs* 25%,$P=0.004$	该研究的发表奠定了局部进展期可切除食管癌治疗新模式
NEOCRTEC 5010 研究[8,9]	(1) 共有 451 例食管癌患者随机纳入新辅助放化疗联合手术或单纯手术治疗 (2) 入组人群:T1~4N1M0/T4N0M0 (3) 新辅助放化疗方案为放疗:40 Gy/20 Fx,同步化疗:长春瑞滨 25 mg/m² d1,8＋顺铂 75 mg/m² d1 或顺铂 25 mg/m² d1~4,q3w (4) 病理类型:鳞状细胞癌 100% (5) pCR 率:42.3% (6) 5 年生存结果:新辅助放化疗＋手术组 *vs* 单纯手术组为 59.9% *vs* 49.1%,$P=0.03$	基于中国食管鳞状细胞癌人群的 3 期临床研究,证实新辅助放化疗联合手术可提高进展期可切除食管鳞状细胞癌的总生存期
CheckMate 577[10]	(1) 共有 1085 例食管癌患者随机纳入纳武利尤单抗维持治疗组或安慰剂对照组 (2) 入组人群:新辅助治疗后 ypT1 或 ypN1 (3) 纳武利尤单抗 240 mg q2w 序贯 480 mg q4w (4) 中位无复发生存:纳武利尤单抗 *vs* 安慰剂为 22.4 个月 *vs* 11.0 个月,$P<0.001$	首个 3 期研究证实,可切除食管癌接受新辅助放化疗后病灶残留患者可以从辅助免疫检查点抑制剂治疗中获益

（续表）

研究	结果	意义
JCOG9907[11]	（1）共有 330 例食管癌患者随机纳入新辅助化疗或辅助化疗组 （2）入组人群：Ⅱ/Ⅲ期食管鳞状细胞癌（T4 除外） （3）新辅助化疗方案：5 - FU 800 mg/m² d1～5 + 顺铂 80 mg/m² d1,q3w （4）病理类型：鳞状细胞癌 100% （5）5 年生存结果：新辅助化疗 vs 辅助化疗组为 55% vs 43%,P=0.04	该研究证实新辅助化疗治疗食管鳞状细胞癌优于术后辅助化疗组

注：pCR,病理完全缓解。

5.3.4.2　根治性放化疗治疗不可切除食管癌的临床证据

　　与单纯放疗相比,根治性放化疗可提高不可切除食管癌患者预后,20%～25%的食管癌患者接受根治性放化疗后可以获得长期生存（表 5 - 3 - 2）。

表 5 - 3 - 2　食管癌根治性放化疗的临床证据

研究	结果	意义
RTOG - 8501[12]	（1）共有 129 例食管癌患者随机纳入根治性放化疗或单纯放疗组 （2）入组人群：T1～3N0～1M0 （3）根治性放化疗方案为放疗：50 Gy/25 Fx,同步化疗：5 - FU 1 g/m² d1～4+顺铂 75 mg/m² d1, q3w （4）5 年生存结果：同步放化疗组 vs 单纯放疗组为 26% vs 0%	该研究的发表奠定了顺铂和 5 - FU 方案化疗联合根治性放疗成为不可切除的局部晚期食管癌的标准治疗方案
RTOG - 9405[13]	（1）共有 236 例食管癌患者随机纳入高放疗剂量组（64.8 Gy）和低放疗剂量组（50.4 Gy） （2）入组人群：T1～4N0～1M0 （3）同期化疗方案：5 - FU 1 g/m² d1～4+顺铂 75 mg/m² d1, q3w （4）2 年生存结果：高放疗剂量组 vs 低放疗剂量组为 31% vs 40% （5）高放疗剂量组有 11 例治疗相关死亡,而低放疗剂量组只有 2 例治疗相关死亡,高放疗剂量增加治疗相关毒性反应	高剂量同步放化疗增加食管癌患者治疗相关死亡,基于该研究结果,目前 NCCN 指南将 50.4 Gy/28 Fx 作为不可切除食管癌根治性同步放化疗标准剂量
ESO - Shanghai 1 研究[14]	（1）共有 436 例食管癌接受根治性放化疗患者随机纳入紫杉醇+5 - FU 或顺铂+5 - FU （2）入组人群：T1～4N0～1M0 （3）新辅助放化疗方案为放疗：61.2 Gy/34 Fx,同步化疗：5 - FU 1 800 mg/m² d1～3+ 顺铂 25 mg/m² d1～3,或紫杉醇 50 mg/m²+5 - FU 1 800 mg/m² d1～4, q3w （4）病理类型：鳞状细胞癌 100% （5）3 年生存结果：TF 同步放化疗组 vs PF 同步放化疗组为 55.4% vs 51.8%,P=0.45	基于中国食管癌患者人群比较了 TF 方案（紫杉醇联合 5 - FU）与 PF 方案（顺铂联合 5 - FU）同期放疗在局部晚期食管鳞状细胞癌患者中的疗效及安全性,研究结果显示两种方案的疗效相当,但不良反应谱不同

（续表）

研究	结果	意义
Xu Y, et al.[15]	（1）共有 319 例食管癌患者随机纳入高放疗剂量组（60 Gy）和低放疗剂量组（50 Gy） （2）入组人群：T1～4N0～1M0 （3）同期化疗方案：多西他赛 25 mg/m² ＋顺铂 25 mg/m² d1, qw （4）3 年总生存结果：高放疗剂量组 *vs* 低放疗剂量组为 49.5% *vs* 48.4% （5）高放疗剂量组增加治疗相关肺炎毒性反应	基于中国食管癌患者人群数据，高剂量同步放化疗增加食管癌患者治疗相关死亡，50 Gy/25 Fx 作为不可切除食管癌根治性同步放化疗标准剂量
Ji Y, et al.[16]	（1）共有 298 例老年食管癌患者随机纳入替吉奥同步放化疗组和单纯放疗组 （2）入组人群：70～85 岁老年食管癌患者 （3）同期化疗方案：替吉奥口服 （4）2 年总生存结果：同步放化疗组 *vs* 单纯放疗组为 53.2% *vs* 35.8%	基于中国食管癌患者人群数据，替吉奥同步放化疗可作为不可切除老年食管癌根治性同步放化疗方案

5.3.5 根据指南进行食管癌治疗推荐

基于 2021 第 2 版 NCCN 指南，表 5-3-3 归纳了不同食管癌临床分期的诊疗推荐。

表 5-3-3　食管癌治疗 NCCN 推荐

分期	推荐治疗方案
pTis, pT1a	内镜下切除（推荐）或根治性食管癌切除术
pT1bN0	根治性食管癌切除术
cT1b ～ T4a, N0 ～ N+	新辅助放化疗（非颈段食管癌）：放疗 41.4～50 Gy＋同步化疗 根治性放化疗（颈段食管癌，拒绝手术或者不能耐受手术治疗）：放疗 50～50.4 Gy＋同步化疗 根治性食管癌切除术（T1b/T2, N0，低危食管癌患者：＜3 cm，高分化）
cT4b/不可切除 N3	根治性放化疗（颈段食管癌，拒绝手术或者不耐受手术治疗） 对于肿瘤侵犯气管、大血管、心脏或者椎体的食管癌患者，建议行单纯化疗
R0 切除术——SCC（ypT0N0）	定期随访
R0 切除术——AD（ypT0N0）	定期随访或辅助化疗（推荐）
R0 切除术——SCC ［ypT＋和（或）N＋］	纳武利尤单抗维持治疗
R0 切除术——AD ［ypT＋和（或）N＋］	定期随访或纳武利尤单抗维持治疗或辅助化疗（推荐）
R0 切除术——（任何 pT, 任何 N）	N0：pTis - T1 - T2，定期随访 pT3, pT4a，定期随访或辅助放化疗 N＋，辅助放化疗（5 - FU 为基础）或辅助化疗

(续表)

分期	推荐治疗方案
R1 切除术	辅助放化疗(5-FU 为基础)
R2 切除术	辅助放化疗(5-FU 为基础)或对症支持治疗

R0:肿瘤完整切除;R1:镜下阳性;R2:肉眼阳性;SCC,鳞状细胞癌。

5.3.6 治疗计划

5.3.6.1 模拟定位

对于颈段食管癌患者,采用大面罩固定方式,双手置于两侧。对于非颈段食管肿瘤,瑞金医院放疗科采用 Wing 板联合真空垫固定体位,患者仰卧位双臂上举。图 5-3-4 显示瑞金医院食管癌患者固定方式。

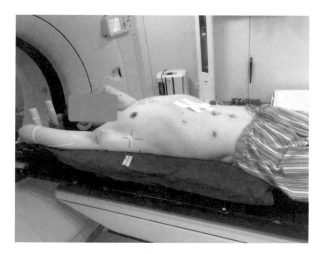

图 5-3-4　食管癌体位固定方式

5.3.6.2 靶区勾画

勾画食管肿瘤靶区目前 GTV 无明显差异,就 CTV 应包括多大的范围(是否进行淋巴引流区预防性照射或 GTV 外放范围等)存在不同的意见。

大体肿瘤靶区(GTV):内镜检查[食管镜和(或)腔内超声]和影像学检查(食管 X 线片、CT、PET/CT 等)可见的原发肿瘤,以及治疗前检查所见的肿大淋巴结。

临床靶区(CTV)勾画:有以下 3 种不同的 CTV 勾画方式。

(1) 不做淋巴结引流区的预防照射靶区的勾画。以大体肿瘤范围定义在 GTV 左右前后(四周)均外放 0.5~1 cm,外放后将解剖屏障包括在内时需要调整,病变上下(GTV 上下方向)各外放 3~5 cm。

(2) 包括淋巴结转移率较高的相应淋巴引流区域。上段:锁骨上淋巴引流区,食管旁、1区、2区、4区、7区;中段:食管气管沟、食管旁、1区、2区、4区、7区的淋巴引流;下段:食管旁、4区、7区、胃左、贲门周围的淋巴引流区。

（3）累及淋巴引流区照射：包括 GTV 和 GTVnd（已有肯定的淋巴结转移为 GTVnd）。GTV 左右前后方向（四周）均放 0.5～1 cm，病变上下（GTV 上下方向）各外放 3～5 cm；GTVnd 左右前后方向（四周）及上下均放 0.8～1 cm，外放后将解剖屏障包括在内时需要调整。对于接受新辅助治疗的进展期食管癌患者，瑞金医院放疗科采用第三种方式进行靶区勾画。

PTV：在 CTV 基础上各外放 0.5 cm。

5.3.6.3 放疗计划采用技术

传统的食管癌照射方法为二维放疗技术，包括等中心照射（常用一前二后斜野和两前斜野）和非等中心前后野对穿＋斜野照射。与二维放疗相比，三维适形放疗靶区覆盖更好，且周围正常组织损伤更小。因此自 2000 年以来，国内逐步采用三维适形放疗技术。对于没有三维适形放疗设备的医院，常规放疗仍然是可行和有效的治疗技术。近年来，IMRT 作为先进的高精度放疗技术，较三维适形放疗相比，其放疗靶区内剂量分布更均匀，同时周围的正常组织受照射剂量更低。因此本例患者采用 IMRT 技术。

5.3.6.4 病例勾画

该病例为局部进展期食管癌，拟接受新辅助放化疗后根治性食管癌切除术，采用前文所述第三种方式进行靶区勾画，图 5-3-5 示典型层面靶区勾画。

胸锁关节层面
GTVnd：转移淋巴结
CTV：由GTVnd均匀外放8 mm

主动脉弓层面
GTVp：原发食管病灶
CTV：由GTVp上下外放3 cm，
周围外放5 mm

隆突层面
GTVp：原发食管病灶
CTV：由GTVp上下外放3 cm，
周围外放5 mm

贲门层面
GTVnd：贲门周围转移淋巴结
CTV：由GTVnd均匀外放8 mm

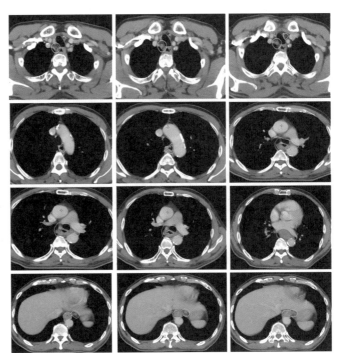

图 5-3-5　病例的靶区勾画
绿色线（CTV），红色线（GTV）

5.3.6.5 病例治疗计划

该病例为ⅢB期（cT3N1M0）食管胸下段鳞状细胞癌，经食管肿瘤多学科团队协作讨论，该患者进行新辅助放化疗联合根治性食管癌切除术。新辅助放疗方案为 41.4 Gy/23 Fx,同步化疗方案为:紫杉醇 50 mg/m^2＋卡铂 AUC＝2,qw,采用 IMRT 技术,具体放疗计划见图 5-3-6(95％剂量覆盖范围)和图 5-3-7(DVH)。

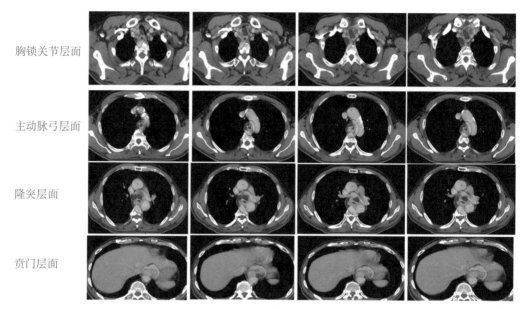

图 5-3-6　食管癌患者 95％处方剂量分布图

绿色线(PTV),红色线(GTV)

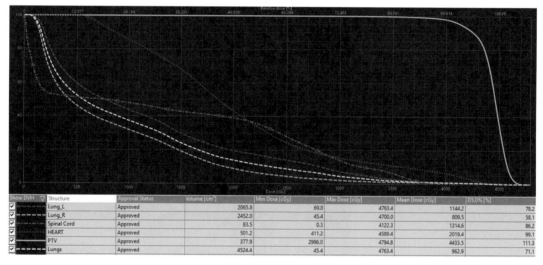

图 5-3-7　DVH 显示靶区覆盖率及正常组织受照射剂量

5.3.6.6　放疗剂量推荐

(1) 新辅助治疗:总剂量为 40～50.4 Gy,分割剂量为 1.8～2 Gy/Fx。

(2) 根治性治疗:总剂量为 50.4 Gy(颈段食管癌总剂量为 66 Gy),分割剂量为 1.8～2 Gy/Fx。

（3）术后辅助治疗：总剂量为 45～50.4 Gy，分割剂量为 1.8～2 Gy/Fx。

（4）同步化疗方案：紫杉醇或白蛋白紫杉醇 50 mg/m² qw＋卡铂 AUC＝2 qw；顺铂 100 mg/m² d1＋5－FU 1 000 mg/m²，d1～4 q3w。

（5）关键器官剂量限制。

根治性放疗限量。双肺：V20 Gy≤30％，V30 Gy≤20％，V5 Gy≤65％，平均剂量＜18 Gy；脊髓：最大剂量≤45 Gy；心脏：V30 Gy≤30％（接近 20％最佳），平均剂量＜30 Gy（尽可能压低＜20 Gy 最佳）；肝脏：V20 Gy≤30％，平均剂量≤28 Gy；肾脏（两侧肾脏单独评估）：平均剂量＜18 Gy，不超过 33％肾脏体积接受 18 Gy 照射；胃：平均剂量＜30 Gy（不在 PTV 靶区内），最大剂量＜54 Gy。

新辅助治疗限量。双肺：V20 Gy≤25％，V30 Gy≤17％，V5 Gy≤50％，平均剂量＜15 Gy；脊髓：最大剂量≤35 Gy；心脏：V30 Gy≤30％（接近 20％最佳），平均剂量＜15 Gy。

5.3.7 随访

食管癌患者治疗后建议根据表 5－3－4 所示随访周期和检查项目进行定期随访。目前并不推荐 PET/CT 作为食管癌随访的常规检查手段。

表 5－3－4　食管癌随访周期及项目

治疗后间隔时间	随访频率	随访项目	随访内容
2 年	每 3～6 个月 1 次	病史及体格检查	完整的病史评估及体格检查 营养咨询
2～5 年	每 6 个月 1 次	实验室检验	血常规、肿瘤标记物
5 年以上	每年 1 次	影像学检查	胸腹部增强 CT 颈部超声 胃镜检查 其他根据临床所需检查项目

（祁伟祥　赵胜光）

参 考 文 献

［1］Sung H，Ferlay J，Siegel RL，et al. Global Cancer Statistics 2020：GLOBOCAN Estimates of Incidence and Mortality Worldwide for 36 Cancers in 185 Countries[J]. CA Cancer J Clin，2021，71(3)：209-249.

［2］Chen W，Zheng R，Baade PD，et al. Cancer statistics in China，2015[J]. CA Cancer J Clin，2016，66(2)：115-132.

［3］Rice TW，Ishwaran H，Ferguson MK，et al. Cancer of the Esophagus and Esophagogastric Junction：An Eighth Edition Staging Primer[J]. J Thorac Oncol，2017，12(1)：36-42.

［4］Rusch VW，Asamura H，Watanabe H，et al. The IASLC lung cancer staging project：a proposal for a new international lymph node map in the forthcoming seventh edition of the TNM classification for lung cancer[J]. J Thorac Oncol，2009，4(5)：568-577.

［5］ Eyck BM，van Lanschot JJB，Hulshof M，et al. Ten-Year Outcome of Neoadjuvant Chemoradiotherapy Plus Surgery for Esophageal Cancer：The Randomized Controlled CROSS Trial［J］. J Clin Oncol，2021，39(18)：1995 - 2004.

［6］ Shapiro J，van Lanschot JJB，Hulshof M，et al. Neoadjuvant chemoradiotherapy plus surgery versus surgery alone for oesophageal or junctional cancer（CROSS）：long-term results of a randomised controlled trial［J］. Lancet Oncol，2015，16(9)：1090 - 1098.

［7］ van Hagen P，Hulshof MC，van Lanschot JJ，et al. Preoperative chemoradiotherapy for esophageal or junctional cancer［J］. N Engl J Med，2012，366(22)：2074 - 2084.

［8］ Yang H，Liu H，Chen Y，et al. Long-term Efficacy of Neoadjuvant Chemoradiotherapy Plus Surgery for the Treatment of Locally Advanced Esophageal Squamous Cell Carcinoma：The NEOCRTEC5010 Randomized Clinical Trial［J］. JAMA Surg，2021,156(8):721 - 729.

［9］ Yang H，Liu H，Chen Y，et al. Neoadjuvant Chemoradiotherapy Followed by Surgery Versus Surgery Alone for Locally Advanced Squamous Cell Carcinoma of the Esophagus（NEOCRTEC5010）：A Phase Ⅲ Multicenter，Randomized，Open-Label Clinical Trial［J］. J Clin Oncol，2018，36(27)：2796 - 2803.

［10］ Kelly RJ，Ajani JA，Kuzdzal J，et al. Adjuvant Nivolumab in Resected Esophageal or Gastroesophageal Junction Cancer［J］. N Engl J Med，2021，384(13)：1191 - 1203.

［11］ Ando N，Kato H，Igaki H，et al. A randomized trial comparing postoperative adjuvant chemotherapy with cisplatin and 5-fluorouracil versus preoperative chemotherapy for localized advanced squamous cell carcinoma of the thoracic esophagus（JCOG9907）［J］. Ann Surg Oncol，2012，19(1)：68 - 74.

［12］ Cooper JS，Guo MD，Herskovic A，et al. Chemoradiotherapy of locally advanced esophageal cancer：long-term follow-up of a prospective randomized trial（RTOG 85 - 01）. Radiation Therapy Oncology Group［J］. JAMA，1999，281(17)：1623 - 1627.

［13］ Minsky BD，Pajak TF，Ginsberg RJ，et al. INT 0123（Radiation Therapy Oncology Group 94 - 05）phase Ⅲ trial of combined-modality therapy for esophageal cancer：high-dose versus standard-dose radiation therapy［J］. J Clin Oncol，2002，20(5)：1167 - 1174.

［14］ Chen Y，Ye J，Zhu Z，et al. Comparing Paclitaxel Plus Fluorouracil Versus Cisplatin Plus Fluorouracil in Chemoradiotherapy for Locally Advanced Esophageal Squamous Cell Cancer：A Randomized，Multicenter，Phase Ⅲ Clinical Trial［J］. J Clin Oncol，2019，37(20)：1695 - 1703.

［15］ Xu Y，Dong B，Zhu W，et al. A Phase Ⅲ Multicenter Randomized Clinical Trial of 60 Gy versus 50 Gy Radiation Dose in Concurrent Chemoradiotherapy for Inoperable Esophageal Squamous Cell Carcinoma［J］. Clin Cancer Res，2022，28(9)：1792 - 1799.

［16］ Ji Y，Du X，Zhu W，et al. Efficacy of Concurrent Chemoradiotherapy With S - 1 vs Radiotherapy Alone for Older Patients With Esophageal Cancer：A Multicenter Randomized Phase 3 Clinical Trial［J］. JAMA Oncol，2021，7(10)：1459 - 1466.

6 胃 癌

要点

(1) 胃癌的发病率占全球所有恶性肿瘤的第 5 位,病死率占全球所有恶性肿瘤的第 4 位[1]。

(2) 据国家癌症中心的统计数据显示,胃癌发病率占我国恶性肿瘤的第 3 位,病死率占第 3 位[2]。

(3) 近年来,胃癌的全球发病率有所下降,但中国的发病率下降没有其他国家显著,其发病可能与幽门螺杆菌有一定关系。

(4) 胃腺癌有两种不同的病理类型:肠型和弥漫型,弥漫型胃癌具有高度的转移潜能,预后不良。

(5) 约 60% 的胃癌发生在男性中,男女比约为 3∶2。

(6) 体重减轻及持续性腹痛是胃癌初诊时最常见的症状。

(7) 其诊断主要依赖上消化道内镜检查和活组织检查;增强 CT 和超声内镜检查(endoscopic ultrasonography, EUS)是评估肿瘤浸润范围的重要手段。

(8) 内镜下切除或外科手术切除是早期胃癌的标准治疗方案,局部进展期胃癌患者建议行根治性手术切除联合新辅助或辅助治疗策略。

6.1 胃的解剖

6.1.1 胃的分部

胃上接食管,下通小肠。胃的上口为贲门,下口为幽门。其分为四部,贲门部、胃底、胃体和幽门部。AJCC 第 8 版分期对有争议的胃食管交界部(EGJ)肿瘤分期进行了修订:肿瘤中心距离贲门≤2 cm,按食管癌进行分期;肿瘤中心距离贲门>2 cm,则按胃癌进行分期。图 6-1-1 示胃癌的分部。

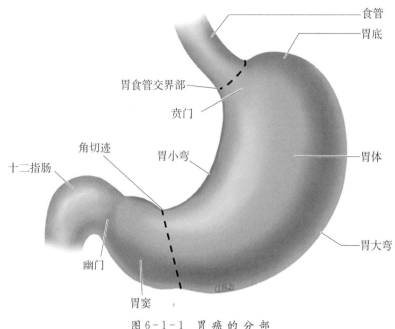

图 6-1-1 胃癌的分部

6.1.2 胃壁的分层

胃壁分为四层：黏膜层、黏膜下层、固有肌层和浆膜层。其中黏膜层由一层柱状上皮细胞组成，表面有密集小凹，此层内尚有大量胃腺体。在胃黏膜腺体的基底部有薄层交织肌束，称为黏膜肌层。黏膜下层由疏松结缔组织组成。固有肌层包括三层不同方向的肌纤维。浆膜层即腹膜层。图 6-1-2 显示胃分层解剖[3]。

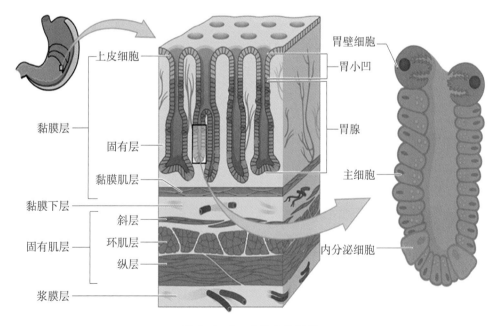

图 6-1-2 胃的分层解剖

6.1.3 胃癌淋巴引流区

目前主要存在两种淋巴结分组系统,较为精细的是日本胃癌协会制定的分组系统[4]。NO. 1:贲门右淋巴结;NO. 2:贲门左淋巴结;NO. 3:胃小弯淋巴结;NO. 4sa:胃短血管淋巴结;NO. 4sb:胃网膜左血管淋巴结;NO. 4d:胃网膜右血管淋巴结;NO. 5:幽门上淋巴结;NO. 6:幽门下淋巴结;NO. 7:胃左动脉淋巴结;NO. 8a:肝总动脉前淋巴结;NO. 8p:肝总动脉后淋巴结;NO. 9:腹腔干淋巴结;NO. 10:脾门淋巴结;NO. 11p:脾动脉近端淋巴结;NO. 11d:脾动脉远端淋巴结;NO. 12a:肝十二指肠韧带内沿肝动脉淋巴结;NO. 12b:肝十二指肠韧带内沿胆管淋巴结;NO. 12p:肝十二指肠韧带内沿门静脉后淋巴结;NO. 13:胰头后淋巴结;NO. 14v:肠系膜上静脉淋巴结;NO. 14a:肠系膜上动脉淋巴结;NO. 15:结肠中血管淋巴结;NO. 16a1:主动脉裂孔淋巴结;NO. 16a2:腹腔干上缘至左肾静脉下缘之间腹主动周围脉淋巴结;NO. 16b1:左肾静脉下缘至肠系膜下动脉上缘之间腹主动脉周围淋巴结;NO. 16b2:肠系膜下动脉上缘至腹主动脉分叉之间腹主动脉周围淋巴结;NO. 17:胰头前淋巴结;NO. 18:胰腺下缘淋巴结;NO. 19:膈下淋巴结;NO. 20:膈肌食管裂孔淋巴结;NO. 110:下胸部食管旁淋巴结;NO. 111:膈上淋巴结;NO. 112:中纵隔后淋巴结。图 6-1-3 显示胃淋巴引流分组。

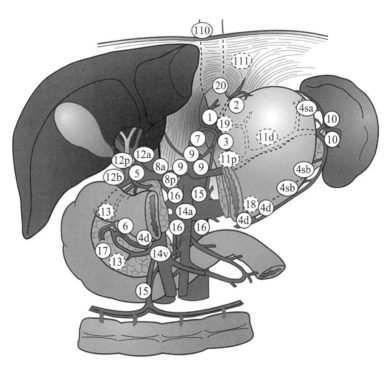

图 6-1-3 胃淋巴引流分组(日本胃癌协会版)

AJCC 第 8 版胃癌淋巴引流区[5]:胃壁有数组淋巴结引流,沿胃大小弯可见胃周淋巴结(图 6-1-4)。其他主要淋巴结沿着自腹腔动脉及其分支和门静脉循环发出的主要动静脉。充分清扫这些淋巴结对准确评估 N 分期十分重要,建议至少清扫/病理评估 16 枚淋巴结,但是最好切除/评价更多的淋巴结(≥30 枚)。

以下是区域淋巴结：胃周沿胃大弯（包括胃大弯、大网膜）、胃周沿胃小弯（包括胃小弯、小网膜）、贲门右和左（贲门食管）、幽门上（包括胃十二指肠）、幽门下（包括胃网膜）、胃左动脉、腹腔动脉、肝总动脉、肝十二指肠（沿肝固有动脉，包括门静脉）、脾动脉，以及脾门淋巴结。

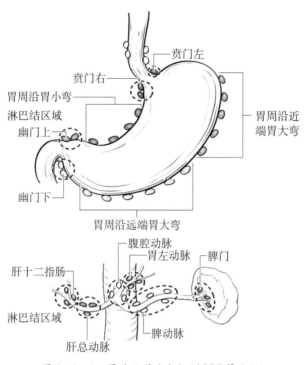

图 6-1-4　胃淋巴引流分组（AJCC 第 8 版）

6.2　TNM 临床分期

AJCC/UICC TNM 分期（第 8 版，2017 年）为临床和病理 TNM 分期（包括新辅助治疗后的病理分期，即 ypTNM 分期）分别制定了不同的预后分期[5]。表 6-2-1 列出了 AJCC 第 8 版 TNM 分期定义。表 6-2-2、表 6-2-3 和表 6-2-4 分别列出了 AJCC 第 8 版胃癌 pTNM 分期、新辅助治疗后 ypTNM 分期和 cTNM 分期。

表 6-2-1　AJCC 第 8 版 TNM 分期

T 分期	
Tx	不能评价原发肿瘤
T0	无原发肿瘤证据
Tis	原位癌：上皮内肿瘤未侵犯固有层，高级别不典型增生
T1	肿瘤侵犯固有层、黏膜肌层或黏膜下层

（续表）

T 分期	
T1a	侵犯固有层或黏膜肌层
T1b	侵犯黏膜下层
T2	侵犯固有肌层
T3	穿透浆膜下结缔组织，但未侵犯脏层腹膜或邻近结构
T4	侵犯浆膜（脏层腹膜）或邻近结构
T4a	侵犯浆膜（脏层腹膜）
T4b	侵犯邻近结构
N 分期	
Nx	无法评估
N0	无区域淋巴结转移
N1	1～2 枚区域淋巴结转移
N2	3～6 枚区域淋巴结转移
N3	7 枚及以上区域淋巴结转移
N3a	7～15 枚区域淋巴结转移
N3b	16 枚及以上区域淋巴结转移
M 分期	
M0	无远处转移
M1	有远处转移

注：肿瘤穿透固有肌层，浸润胃肠或肝胃韧带、大网膜或小网膜，覆盖这些结构的脏层腹膜未穿孔，应为 T3，如脏层腹膜穿孔，则为 T4。胃邻近结构包括：脾脏、横结肠、肝脏、横膈膜、胰腺、腹壁、肾上腺、肾脏、小肠和腹膜后腔。十二指肠或食管内浸润不认为是邻近结构侵犯，但浸润的最大深度为分期的依据。

表 6-2-2　胃癌 pTNM 分期

	N0	N1	N2	N3a	N3b
T1	I A	I B	II A	II B	III B
T2	I B	II A	II B	III A	III B
T3	II A	II B	III A	III B	III C
T4a	II B	III A	III A	III B	III C
T4b	III A	III B	III B	III C	III C
M1	IV	IV	IV	IV	IV

表 6-2-3　胃癌新辅助治疗后 ypTNM 分期

	N0	N1	N2	N3
T1	I	I	II	II
T2	I	II	II	III
T3	II	II	III	III
T4a	II	III	III	III
T4b	III	III	III	III
M1	IV	IV	IV	IV

表 6-2-4　胃癌 cTNM 分期

	N0	N1	N2	N3
T1	I	IIA	IIA	IIA
T2	I	IIA	IIA	IIA
T3	IIB	III	III	III
T4a	IIB	III	III	III
T4b	IVA	IVA	IVA	IVA
M1	IVB	IVB	IVB	IVB

6.3　基于循证医学的胃癌放疗方案与案例实践

6.3.1　病例介绍

这是一位 73 岁男性患者,因上腹痛、消瘦 3 个月就诊我院。腔内超声内镜示:贲门胃底、胃体黏膜广泛病变,蠕动僵硬、减弱。腔内超声探查(图 6-3-1)提示病灶起源于上皮-黏膜层,呈偏低回声,侵犯胃壁全层,皮革胃,伴胃周淋巴结肿大;病理活检:印戒细胞癌。胃癌分期 CT(图 6-3-2)提示:胃底及胃体胃壁广泛增厚,侵犯全层可能;胃周、腹腔、腹膜后多发淋巴结。PET/CT(图 6-3-3):贲门、胃底、胃体胃壁广泛增厚伴代谢异常增高,考虑恶性病变,SUVmax 16.3;胃周、腹腔、腹膜后高代谢淋巴结,考虑转移性病变。血常规及肝肾功能正常,CEA 30.15 ng/ml,其余指标正常。根据 AJCC 第 8 版分期,患者诊断为胃印戒细胞癌 cT4aN3M0 ⅢB。

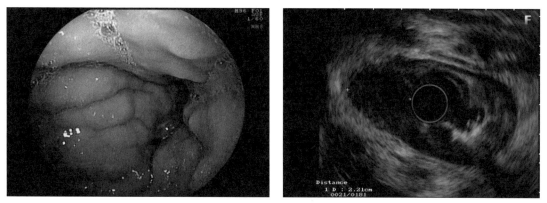

图6-3-1　超声内镜检查提示病灶广泛侵犯胃壁全层,皮革胃

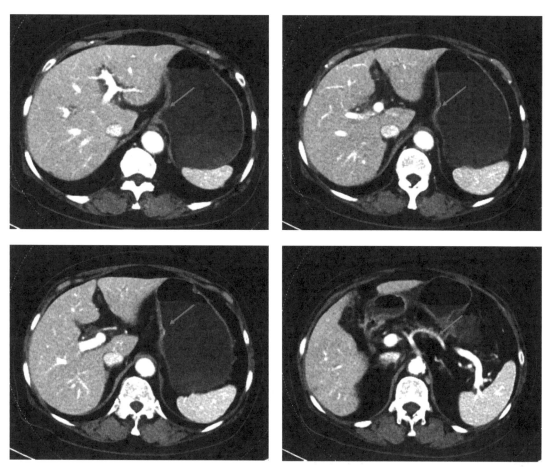

图6-3-2　胃癌分期CT

胃底及胃体胃壁广泛增厚,侵犯全层可能;胃周、腹腔、腹膜后多发淋巴结

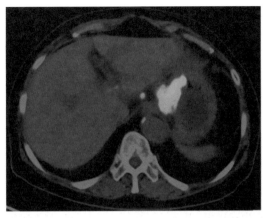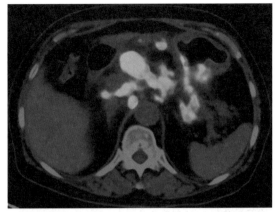

图 6-3-3　PET/CT 影像学检查

贲门、胃底、胃体胃壁广泛增厚伴代谢增高,考虑恶性病变

6.3.2　诊断检查

（1）病史及体格检查:评估患者腹痛及体重变化情况,并询问患者是否有幽门螺杆菌感染史,既往胃溃疡病史;体格检查评估脐周结节及锁骨区是否有肿大淋巴结,是否有直肠子宫陷凹处肿块。

（2）实验室检查:血常规、血生化检查、肿瘤标志物。

（3）内镜检查:上消化道内镜是确定原发肿瘤解剖位置及组织学诊断的最佳方法。

（4）超声内镜:EUS 是评估原发性胃癌侵犯深度的最可靠非手术方法。根据 NCCN 和欧洲肿瘤内科学会(European Society of Medical Oncology,ESMO)推荐,所有影像学检查未见远处转移且有手术可能的胃癌患者应通过 EUS 进行治疗前评估。

（5）胸部、腹部、盆腔 CT 检查:所有胃癌患者都应接受胸部、腹部、盆腔 CT 检查,以评估远处转移情况。CT 判断原发肿瘤 T 分期的准确性为 $50\%\sim70\%$,对区域淋巴结转移的敏感性为 $65\%\sim97\%$,特异性为 $49\%\sim90\%$。

（6）PET/CT 检查:NCCN 推荐对所有影像学检查未见转移的患者,在有相应临床指征时行 PET/CT 检查。

（7）腹腔镜分期。NCCN 推荐对所有身体状况适合且满足下列条件的患者行治疗前腹腔镜分期,以检查有无隐匿性腹膜播散:EUS 发现病变可能超过 T1a 期、无Ⅳ期的组织学证据,且不需要为缓解症状而接受姑息性胃切除术。考虑进行新辅助治疗的患者也均应接受诊断性腹腔镜检查。

（8）营养状况评估。

6.3.3　基于循证医学的治疗推荐

胃癌治疗前需要评估原发病灶局部进展情况及远处的转移程度,评估项目见诊断检查。对于早期胃癌推荐行根治性手术切除或根治性内镜下切除。对于局部进展期胃癌患者,贲门癌和胃食管交界部癌目前 NCCN 指南推荐行新辅助放化疗联合根治性胃癌切除术;若胃癌根治术后患者为病理淋巴结阳性或分期 T3~4,推荐给予辅助治疗。而对于不可切除胃癌或者存在远处转移的胃癌患者,放疗是重要的姑息治疗手段。

6.3.4　文献综述

6.3.4.1　胃癌/胃食管交界部癌新辅助放化疗的临床证据

术前新辅助放化疗更常用于胃食管交界部癌和贲门癌,已有大型 3 期随机对照临床研究证实,新辅助放化疗联合手术治疗可提高进展期胃食管交界部癌和贲门癌患者总生存期,因此目前对于局部进展期胃食管交界部癌和贲门癌推荐新辅助放化疗联合根治性手术治疗(表 6-3-1)。

表 6-3-1　胃癌新辅助放化疗相关研究

研究	结果	意义
CROSS 研究[6-8]	(1) 共有 366 例食管和胃食管交界部癌患者随机纳入新辅助放化疗联合手术或单纯手术治疗 (2) 入组人群:T1N1M0,T2~3N0~1M0 (3) 新辅助放化疗方案为放疗:41.4 Gy/23 Fx,同步化疗:紫杉醇 50 mg/m² +卡铂 AUC=2 qw (4) 病理类型:腺癌 75%,鳞状细胞癌 23% (5) pCR 率:腺癌 29%,鳞状细胞癌 49% (6) 10 年生存结果:新辅助放化疗组＋手术组 vs 单纯手术组为 38% vs 25%,P=0.004	该研究的发表奠定了局部进展期可切除食管和胃食管交界部癌治疗新模式
RTOG9904[9]	(1) 共有 43 例局限期胃癌或胃食管交界部癌患者纳入行新辅助放化疗 (2) 入组人群:局限期胃癌或胃食管交界部癌 (3) 新辅助化疗方案:顺铂/5-FU/亚叶酸钙×2 (4) 放化疗方案为放疗:45 Gy/25 Fx,同期化疗:每天 5-FU 300 mg/m²,每周紫杉醇 45 mg/m² (5) 4 级不良反应发生率为 21%,pCR 率为 26%,R0 切除率为 77%,中位生存期为 23.2 个月	该研究奠定了指南中胃食管交界部癌新辅助放化疗的基础
POET 研究[10]	(1) 共纳入 126 例胃食管交界部腺癌患者行新辅助放化疗或单纯新辅助化疗 (2) 入组人群:食管下段、胃食管交界部癌或胃贲门的局部晚期腺癌(T3~4NxM0) (3) 新辅助化疗组方案:顺铂 q2w＋5-FU/亚叶酸钙 qw,15w;新辅助放化疗组方案:顺铂 q2w＋5-FU/亚叶酸钙 qw,12w＋放疗 30 y/15 Fx;同步化疗:顺铂＋依托泊苷 (4) 放化疗组和化疗组的 R0 切除率:72% vs 70%,pCR 率:16% vs 2% (5) 5 年生存结果:放化疗组 vs 化疗组为 39.5% vs 24.4%,P=0.055	第一项专门针对胃食管交界部腺癌患者的随机试验,也是唯一一直接比较新辅助放化疗与单纯新辅助化疗的 3 期临床试验

6.3.4.2　胃癌术后辅助放化疗的临床证据

ESMO 指南建议,对于已行手术但未行新辅助化疗的≥ⅠB 期胃癌患者,可给予术后放化疗或辅助化疗。而 NCCN 指南则建议,对于淋巴结清扫未达到 D2 范围的病理分期为 T3~4 期患者或淋巴结阳性患者、接受不完全[显微镜下不完全(R1)或肉眼下不完全(R2)]切除的患者,应行放疗。建议对于已行充分淋巴结清扫的患者可以省去放疗,但也可给予放化疗＋化疗,特别是淋巴结阳性患者(表 6 - 3 - 2)。

表 6 - 3 - 2　胃癌术后辅助放化疗相关研究

研究	结果	意义
INT 0116 研究[11]	(1) 共有 556 例胃癌根治术后患者随机纳入观察组或辅助放化疗组 (2) 入组人群:T1～4N0～1 (3) 辅助放化疗方案:1 周期 5 - FU＋亚叶酸钙,后放疗 45 Gy/25 Fx,同步化疗方案为 5 - FU＋亚叶酸钙,后续贯 2 周期化疗 (4) 10 年生存结果:同步放化疗组 vs 观察组 $HR=1.32, P=0.0046$	改变了根治性胃癌切除术后的标准治疗,使术后辅助放化疗和 5 - FU 为基础的化疗成为胃癌的标准术后治疗方案
ARTIST 研究[12]	(1) 共有 458 例胃癌 D2 根治术后患者随机纳入放化疗组和化疗组 (2) 入组人群:ⅠB～Ⅳ期(M0) (3) 化疗组方案:卡培他滨＋顺铂共 6 周期; 放化疗组方案:2 周期卡培他滨＋顺铂化疗,后放疗 45 Gy/25 Fx,同期化疗方案为卡培他滨 825 mg/m² bid,后续贯 2 周期化疗 (4) 7 年随访结果:两组无病生存期差异无统计学意义, $HR=0.740, P=0.0922$ (5) 亚组分析表明淋巴结阳性患者放化疗后无病生存期显著更高(3 年无病生存期:76% vs 72%, $P=0.004$)	直接比较了胃癌根治术后辅助放化疗与单用辅助化疗的最大型研究
ARTIST2 研究[13]	(1) 共有 900 例胃癌 D2 术后淋巴结阳性患者随机纳入 S1 化疗组,SOX 化疗组,或放化疗组 (2) 入组人群:Ⅱ～Ⅲ期 (3) 辅助放化疗方案为放疗:45 Gy/25 Fx,同步化疗:S1 (4) 3 年无病生存期:SOX 化疗组 vs 放化疗组为 74.3% vs 72.8%, $P=0.879$	基于 ARTIST 及 ARTIST2 系列研究的结果,目前 NCCN 指南认为对 D2 根治术后的胃癌患者可以免除放疗
CRITICS 研究[14]	(1) 共有 788 例胃癌新辅助化疗后手术切除后患者随机纳入术后化疗组或术后放化疗组 (2) 入组人群:ⅠB～Ⅳ期 (3) 放化疗方案:患者接受诱导化疗(3 周期表柔比星＋顺铂/奥沙利铂＋卡培他滨),后手术,然后进入术后化疗组(3 周期)或术后放化疗组(45 Gy/25 Fx,同期化疗:顺铂 qw＋卡培他滨 bid) (4) 5 年生存率:术后化疗组 vs 术后放化疗组为 42% vs 40%, $P=0.9$	提示对术前化疗反应不佳患者改为术后放化疗或继续术后化疗并无益处

6.3.5　根据 NCCN 指南进行胃癌治疗推荐

基于 2022 年第 2 版 NCCN 指南,表 6 - 3 - 3 归纳了不同胃癌临床分期的诊疗推荐。

表 6 - 3 - 3　胃癌治疗的 NCCN 指南推荐

分期	推荐治疗方案
cTis,pT1a	内镜下切除(推荐)或根治性胃癌切除术
cT1b	根治性胃癌切除术
cT2 及以上,任何 N 的潜在可切除肿瘤	根治性胃癌切除术 或围手术期化疗 或术前放化疗
不可切除的肿瘤	放化疗或系统治疗
R0 切除术(pTis 或 pT1,N0)	定期随访
R0 切除术(pT2N0)	定期随访或辅助放化疗
R0 切除术(pT3,pT4,任何 N 或任何 pT 伴 N+)	淋巴结清扫未达到 D2 范围者推荐辅助放化疗 淋巴结清扫达到 D2 范围者推荐辅助化疗
R0 切除术(任何 ypT,任何 N)	定期随访或辅助化疗
R1 切除术	辅助放化疗(5 - FU 为基础)
R2 切除术	辅助放化疗(5 - FU 为基础)或对症支持治疗

R0:肿瘤完整切除;R1:镜下阳性;R2:肉眼阳性。

6.3.6　治疗计划

6.3.6.1　模拟定位

对于胃癌患者,采用手臂托架+脚垫的固定方式,患者仰卧位,双手置于手臂托架上。图 6 - 3 - 4 显示瑞金医院胃癌患者固定方式。

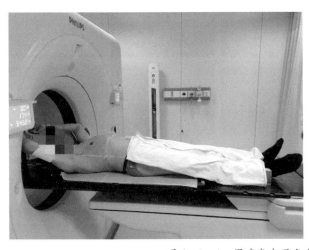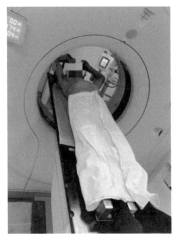

图 6 - 3 - 4　胃癌患者固定方式

6.3.6.2　靶区勾画

勾画胃癌术后靶区目前主要包括残胃、瘤床、吻合口、十二指肠残端及淋巴引流区,目前就

CTV 应包括多大的范围(是否行残胃照射以及淋巴引流区照射范围等)存在不同的意见。临床靶区(CTV):以内镜检查、影像学检查(CT 或 PET/CT 等)、手术记录及术后病理进行确认。

十二指肠残端:在行部分胃切除的远端/胃窦肿瘤的患者中应包括在内,在行全胃切除的近端/贲门肿瘤患者中不应该包括在内。

瘤床:在 T3~4 患者中应包括在内。

吻合口:胃空肠吻合口和食管空肠吻合口应包含在内,尤其是切缘小于 3 cm 的患者。

残胃:目前认为可不进行残胃的照射。

淋巴引流区:应包括淋巴结转移率较高的相应淋巴引流区域。近端 1/3 胃癌:9,11,16a,16b1 组;中/远端 1/3:8,9,11p,12,13,14v,16a,16b1 组。

PTV:在 CTV 基础上各外放 1 cm。

6.3.6.3　放疗计划采用技术

传统的胃癌二维放疗技术,主要采用前后野放疗 AP/PA 照射。与二维放疗相比,三维适形放疗靶区覆盖更好,且周围正常组织损伤更小。因此自 2000 年以来,国内逐步采用三维适形放疗技术。对于没有三维适形放疗设备的医院,常规放疗仍然是可行和有效的治疗技术。近年来,IMRT 作为先进的高精度放疗技术,较三维适形放疗相比,其放疗靶区内剂量分布更均匀,同时周围的正常组织受照射剂量更低。因此本例患者采用 IMRT 技术。

6.3.6.4　病例勾画

该病例为局部进展期胃癌,行毕Ⅰ式根治性远端胃大部切除术,术后病理示低分化腺癌,侵犯浆膜,伴第 3 组淋巴结,第 5 组淋巴结,第 6 组淋巴结,第 7、8、9 组淋巴结转移。采用前文所述方式进行靶区勾画,图 6-3-5 示典型层面靶区勾画。

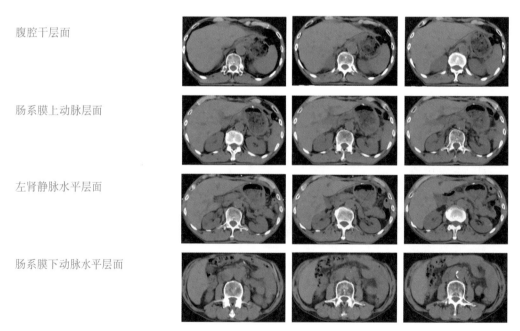

腹腔干层面

肠系膜上动脉层面

左肾静脉水平层面

肠系膜下动脉水平层面

图 6-3-5　胃癌典型层面靶区勾画
红色线(CTV)

6.3.6.5　病例治疗计划

　　该病例为局部进展期胃癌,行毕Ⅰ式根治性远端胃大部切除术,术后病理示低分化腺癌,侵犯浆膜,切缘阴性,淋巴结转移情况:5/43(+),第 3 组淋巴结 1/10 枚,第 5 组淋巴结 1/1 枚,第 6 组淋巴结 2/3 枚,第 7、8、9 组淋巴结 1/9 枚阳性;大弯侧淋巴结 7 枚,第 1 组淋巴结 4 枚,第 4 组淋巴结 7 枚,第 8 组淋巴结 2 枚,均未见癌转移。分期为 pT4aN2M0,ⅢA 期,术后行 SOX 方案辅助化疗 4 周期后,拟行辅助放疗。辅助放疗方案为 45 Gy/25 Fx,同步化疗方案为卡培他滨 825 mg/m² bid 口服,周一至周五,与放疗同步。采用 IMRT 技术,具体放疗计划见图 6-3-6(95%剂量覆盖范围)和图 6-3-7(DVH)。

腹腔干层面

肠系膜上动脉层面

左肾静脉水平层面

肠系膜下动脉水平层面

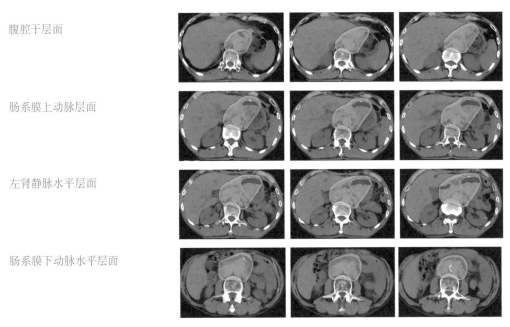

图 6-3-6　胃癌患者 95%处方剂量分布图
绿色线(PTV),红色线(GTV)

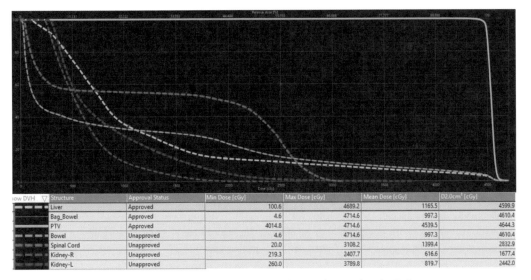

Structure	Approval Status	Min Dose [cGy]	Max Dose [cGy]	Mean Dose [cGy]	D2.0cm³ [cGy]
Liver	Approved	100.6	4689.2	1165.5	4599.9
Bag_Bowel	Approved	4.6	4714.6	997.3	4610.4
PTV	Approved	4014.8	4714.6	4539.5	4644.3
Bowel	Unapproved	4.6	4714.6	997.3	4610.4
Spinal Cord	Unapproved	20.0	3108.2	1399.4	2832.9
Kidney-R	Unapproved	219.3	2407.7	616.6	1677.4
Kidney-L	Unapproved	260.0	3789.8	819.7	2442.0

图 6-3-7　DVH 显示靶区覆盖率及正常组织受照射剂量

6.3.6.6 放疗剂量推荐

（1）术后辅助治疗：总剂量为 45～50.4 Gy，分割剂量为 1.8 Gy/Fx（对于术后病灶残留区域可适当加量）。

（2）同步化疗方案：5-FU 为基础的方案（静脉注射 5-FU 或口服卡培他滨）。

（3）关键器官剂量限制。肺：V20 Gy ≤ 30%，平均剂量 < 20 Gy；脊髓：最大剂量 ≤ 45 Gy；心脏：V30 Gy ≤ 30%（接近 20% 最佳），平均剂量 < 30 Gy；肝脏：V30 Gy ≤ 33%，平均剂量 ≤ 25 Gy；肾脏（两侧肾脏单独评估）：平均剂量 < 18 Gy，V20 Gy ≤ 33%；小肠：V45 Gy ≤ 195 cc。

6.3.7 随访

胃癌患者治疗后建议根据表 6-3-4 所示随访周期和检查项目进行定期随访。

表 6-3-4 胃癌放疗后患者随访周期及项目

治疗后间隔时间	随访频率	随访项目	随访内容
2 年	每 3～6 个月 1 次	病史及体格检查	完整的病史评估及体格检查 营养咨询
2～5 年	每 6 个月 1 次	实验室检验	血常规、肿瘤标记物、铁、维生素 B_{12}、维生素 D
5 年以上	每年 1 次	影像学检查	胸部、腹部、盆腔增强 CT 胃镜检查 并（或）根据临床情况考虑 PET/CT

（王舒蓓　蔡钢）

参 考 文 献

[1] Sung H, Ferlay J, Siegel R L, et al. Global Cancer Statistics 2020：GLOBOCAN Estimates of Incidence and Mortality Worldwide for 36 Cancers in 185 Countries [J]. CA Cancer J Clin, 2021, 71 (3)：209-249.

[2] Zheng R, Zhang S, Zeng H, et al. Cancer incidence and mortality in China, 2016 [J]. J Nat Cancer Cent, 2022, 2(1)：1-9.

[3] Betts J G, Desaix P, Johnson E. Anatomy and Physiology [M]. Houston：OpenStax, 2013.

[4] 日本胃癌学会. 胃癌取扱い規約 [M]. 15 版. 东京：金原出版, 2017.

[5] Amin M B, Gress D M, Vega L R M. AJCC Cancer Staging Manual [M]. 8th ed. Berlin：Springer, 2016.

[6] Eyck BM, van Lanschot JJB, Hulshof MCCM, et al. Ten-Year Outcome of Neoadjuvant Chemoradiotherapy Plus Surgery for Esophageal Cancer：The Randomized Controlled CROSS Trial[J]. J Clin Oncol, 2021, 39(18)：1995-2004.

[7] Shapiro J, van Lanschot JJB, Hulshof MCCM, et al. Neoadjuvant chemoradiotherapy plus surgery versus surgery alone for oesophageal or junctional cancer (CROSS)：long-term results of a randomised controlled trial [J]. Lancet Oncol, 2015, 16(9)：1090-1098.

[8] van Hagen P, Hulshof MC, van Lanschot JJ, et al. Preoperative chemoradiotherapy for esophageal or

junctional cancer [J]. N Engl J Med, 2012, 366(22): 2074 - 2084.

[9] Ajani J A, Winter K, Okawara G S, et al. Phase Ⅱ trial of preoperative chemoradiation in patients with localized gastric adenocarcinoma (RTOG 9904): quality of combined modality therapy and pathologic response [J]. J Clin Oncol, 2006, 24(24): 3953 - 3958.

[10] Stahl M, Walz M K, Stuschke M, et al. Phase Ⅲ comparison of preoperative chemotherapy compared with chemoradiotherapy in patients with locally advanced adenocarcinoma of the esophagogastric junction [J]. J Clin Oncol, 2009, 27(6): 851 - 856.

[11] Smalley S R, Benedetti J K, Haller D G, et al. Updated analysis of SWOG-directed intergroup study 0116: a phase Ⅲ trial of adjuvant radiochemotherapy versus observation after curative gastric cancer resection [J]. J Clin Oncol, 2012, 30(19): 2327 - 2333.

[12] Park S H, Sohn T S, Lee J, et al. Phase Ⅲ Trial to Compare Adjuvant Chemotherapy With Capecitabine and Cisplatin Versus Concurrent Chemoradiotherapy in Gastric Cancer: Final Report of the Adjuvant Chemoradiotherapy in Stomach Tumors Trial, Including Survival and Subset Analyses [J]. J Clin Oncol, 2015, 33(28): 3130 - 3136.

[13] Park S H, Lim D H, Sohn T S, et al. A randomized phase Ⅲ trial comparing adjuvant single-agent S1, S - 1 with oxaliplatin, and postoperative chemoradiation with S - 1 and oxaliplatin in patients with node-positive gastric cancer after D2 resection: the ARTIST 2 trial [J]. Ann Oncol, 2021, 32(3):368 - 374.

[14] Cats A, Jansen EPM, van Grieken NCT, et al. Chemotherapy versus chemoradiotherapy after surgery and preoperative chemotherapy for resectable gastric cancer (CRITICS): an international, open-label, randomised phase 3 trial [J]. Lancet Oncol, 2018, 19(5): 616 - 628.

7　胰　腺　癌

要点

(1) 2021 年的流行病学显示,胰腺癌发病率在男性和女性中分别占第 10 位和第 8 位,病死率在男性和女性中均居第 4 位[1]。

(2) 国内数据显示,2015 年胰腺癌发病例数预计达 9.01 万,并有 7.94 万例患者死于该病,致死率居中国癌症相关死亡的第 6 位[2]。

(3) 胰腺癌发病率随年龄递增而逐渐升高,肥胖、吸烟、饮酒和慢性胰腺炎与胰腺癌的发病有关,还有部分患者与遗传因素有关,诊断时应特别注意同源重组修复和错配修复基因的检测。

(4) 胰腺癌最常见的病理类型系导管腺癌,占 95% 以上,其他包括腺泡细胞癌、鳞状细胞癌、神经内分泌癌等。

(5) 胰腺癌早期症状不典型,极易漏诊,随疾病发展,可出现黄疸、腹痛、厌食及恶心、呕吐等消化道症状,以及消瘦、血糖升高、贫血等全身症状,临床发现上述现象需提高警惕。

(6) 疑似胰腺癌的患者,CA19-9 等肿瘤标志物可异常升高,EUS、CT/MRI 或 PET/CT、PET/MRI 等影像学检查可发现胰腺占位,要求活检病理确诊,并进行临床分期。

(7) 对于初诊的胰腺癌患者,强调包括消化内科、影像科、肿瘤外科、肿瘤内科及放疗科等医生的多学科整合门诊,并将其归为如下四类[3]。

可切除(resectable)胰腺癌:以根治手术及围手术期化疗为主,对存在高危复发风险的患者,可进行新辅助或辅助放化疗。

临界可切除(borderline resectable)胰腺癌:肿瘤常侵犯大血管,需要进行血管重建方可完全切除,切缘阳性率较高,潜在的远处转移风险也很大,治疗以手术和围手术期(放)化疗为主,晚近新辅助放化疗的缩瘤降期效果更受关注。

局部进展期(locally advanced)胰腺癌:首先考虑化疗,疗效稳定者可考虑加用同步放化疗或 SBRT,以求缓解症状并增加局控。

转移性(metastatic)胰腺癌:以化疗为主的全身治疗系主要手段,放疗可用于姑息止痛和控制骨转移等。

　　（8）胰腺癌发病时 85%～90% 的患者无法手术切除，其中局部进展期和转移者各占 40% 左右；而在手术切除者中，85%～90% 又将发生复发转移，因此预后极差。

　　（9）胰腺癌治疗失败的主因是远处转移，要在充分评估肿瘤进展风险和切实考虑患者需求的情况下实施放疗，同时注重与全身治疗的"有机结合"。

7.1　胰腺解剖

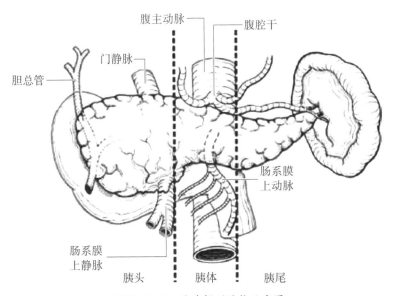

图 7-1-1　胰腺解剖结构示意图

　　胰腺位于腹膜后，大致相当于 L_1～L_2 水平，起始于十二指肠框，自右下向左上倾斜直至脾门，长 15～20 cm，宽 3.1 cm，厚 1～1.5 cm。主胰管（Wirsung 管）起始于胰腺尾部，通过各分支导管收集腺泡细胞分泌的消化酶，自左至右贯穿整个胰腺长径，在胰头部与胆总管末端融合成壶腹部，经十二指肠大乳头开口汇入十二指肠第 2 段。一般以肠系膜上静脉的右缘、左缘和腹主动脉左缘为界，将胰腺分为头、颈、体、尾四部分；也有将胰腺分为头、体、尾三部分（胰颈归入胰头部分），其中，胰腺癌最常发生于胰头，占 60%～70%。

7.2　TNM 临床分期

　　胰腺癌的 TNM 分期（2017 年 UICC/AJCC 第 8 版）如表 7-2-1 所示。胰腺癌的病理分期（2017 年 UICC/AJCC 第 8 版）如表 7-2-2 所示。

表 7-2-1　胰腺癌的 TNM 分期

T 分期	
Tx	原发灶无法评估
Tis	原位癌[包括高级别的胰腺上皮内瘤变(PanIN-3)、导管内乳头状黏液性肿瘤伴高度异型增生、导管内乳头状肿瘤伴高度异型增生,以及胰腺黏液性囊性肿瘤伴高度异型增生]
T1	肿瘤最长径≤2 cm
T1a	肿瘤最长径≤0.5 cm
T1b	肿瘤最长径>0.5 cm,且<1 cm
T1c	肿瘤最长径≥1 cm,且≤2 cm
T2	肿瘤最长径>2 cm,且≤4 cm
T3	肿瘤最长径>4 cm
T4	肿瘤不论大小,侵及腹腔干、肠系膜上动脉,和(或)肝总动脉
N 分期	
Nx	区域淋巴结无法评估
N0	无区域淋巴结转移
N1	1~3 枚区域淋巴结转移
N2	≥4 枚淋巴结转移
M 分期	
M0	无远处转移
M1	有远处转移

表 7-2-2　胰腺癌的病理分期

临床分期	T	N	M
0 期	Tis	N0	M0
I A 期	T1	N0	M0
I B 期	T2	N0	M0
II A 期	T3	N0	M0
II B 期	T1~3	N1	M0
III 期	任何 T	N2	M0
	T4	任何 N	M0
IV 期	任何 T	任何 N	M1

7.3 胰腺癌的可切除性标准

表 7-3-1 列出了 NCCN 指南中确诊时胰腺癌可切除性的主要影像学标准[4]。

表 7-3-1　确诊时胰腺癌可切除性的主要影像学标准(NCCN)

可切除性	动脉	静脉
可切除	肿瘤未邻接腹腔干、肠系膜上动脉或肝总动脉	肿瘤未邻接肠系膜上静脉或门静脉,或虽有邻接但≤180°,且未包裹静脉
临界可切除	胰头肿瘤: 肿瘤邻接肝总动脉,但未侵犯腹腔动脉或肝动脉分叉,允许安全切除和重建; 肿瘤邻接肠系膜上动脉但≤180°;或邻接某些解剖学的变异动脉,可能影响外科手术,需特殊注明 胰体/尾肿瘤: 肿瘤邻接腹腔干但≤180°; 肿瘤邻接腹腔干>180°,但未侵犯腹主动脉,且未累及胃十二指肠动脉(因此可进行改良 Appleby 手术)	肿瘤邻接肠系膜上静脉或门静脉>180°,或邻接虽≤180°而伴有静脉包裹或血栓,但在受累区域近端和远端血管存有适当范围,允许安全切除静脉并重建 肿瘤邻接下腔静脉
局部进展(不可切除)	胰头肿瘤: 肿瘤邻接肠系膜上动脉或腹腔干>180° 胰体/尾肿瘤: 肿瘤邻接肠系膜上动脉或腹腔干>180°,或侵犯腹主动脉	因肿瘤侵犯或静脉癌栓导致闭塞,无法重建肠系膜上静脉和门静脉

7.4 基于循证医学的胰腺癌放疗方案与案例实践

7.4.1 病例介绍

这是一位 49 岁胰腺癌女性患者,因体检发现 CA19-9 异常升高(75 U/ml)入院,无腹痛等临床症状。经 CT 和 MRI 检查(图 7-4-1),结果显示:①病灶部位,胰腺头颈部占位,大小为 2.4 cm×2.3 cm,边界不清,病灶呈囊实性,内见斑点状液性信号区,胰管中断伴上游扩张,胆管未见扩张;②动脉,腹腔干(-),肠系膜上动脉(-),脾动脉(-),包绕胃十二指肠动脉管径 1 周;③静脉,邻接门静脉及肠系膜上静脉;④邻近脏器,与十二指肠球部分界不清;⑤区域淋巴结,胰周及肝门数枚小淋巴结。经多学科团队协作讨论,临床诊断为胰腺导管腺癌,分期 cT2N0M0 ⅠB 期。本拟考虑经 EUS 下内镜活检明确诊断,但多学科团队认为手术指征明确,为可切除胰腺癌,等待病理结果时间较长,对诊治有一定影响,与家属商讨后,医患双方的最终意见为先行手术。术式为根治性胰头十二指肠切除术,病理结果为:胰头中分化导管腺癌,肿瘤大小为 3.5 cm×3.0 cm×2.0 cm,侵犯胰腺周围脂肪组织及胃壁,神经侵犯(＋),脉管侵犯(－),各切缘(－),胰腺周围淋巴结 1/20(＋),病理分期 pT2N1M0 ⅡB期。

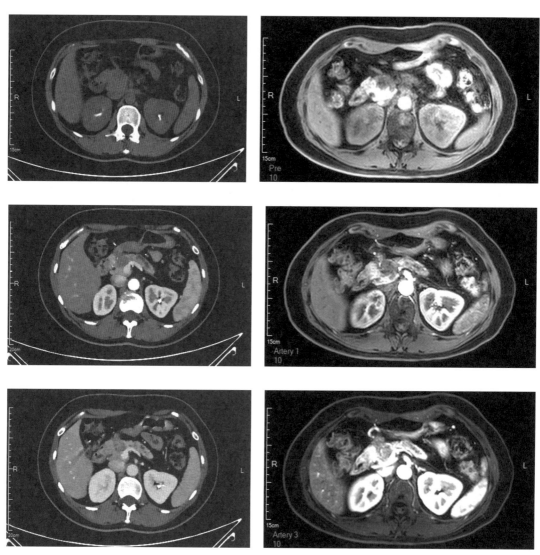

图 7-4-1　病例所示胰腺占位
CT 图像(左),MRI 图像(右)

7.4.2　诊断检查

(1) 病史及体格检查:评估患者症状,如腹痛、食欲不振等病史,体检应注意患者有无黄疸、腹部肿块及锁骨上淋巴结肿大,并询问患者是否有吸烟、饮酒史和糖尿病,及有无肿瘤家族史。

(2) 实验室检查:血常规、血生化检查、肿瘤标志物(务必包括 CA19-9)。

(3) 超声内镜:可提供高分辨率的胰腺图像,以鉴别胰腺囊实性占位,经穿刺活检可获取细胞学诊断,粗针穿刺活检可取得病理诊断并可进行基因检测。

（4）胸腹盆部 CT 检查：评估原发病灶侵犯范围、区域淋巴结及远处转移证据；对于术后患者，常规 CT 检查进行基线评估。

（5）CT 引导下穿刺活检：对于无条件或无法耐受超声内镜的疑似胰腺癌患者，可在 CT 引导下活检明确诊断，并用于相应基因检测。

（6）胰腺 MRI 检查：因其对软组织的高分辨率，MRI 可提高胰腺微小病灶的检出率，特别适合临床高度怀疑胰腺肿瘤，而 CT 无法明确病变性质者。

（7）PET/CT 或 PET/MRI 检查：在 CT 和 MRI 的基础上，结合 FDG 为放射性示踪剂的 PET 检查，可用于鉴别胰腺的良、恶性病变，由于正常胰腺不摄取 FDG，因此 PET 图像上胰腺 FDG 异常升高的区域往往系肿瘤患者。

（8）MRCP 和 ERCP：对于合并胆管阻塞，临床表现为梗阻性黄疸的患者，上述检查有助于诊断和退黄、减轻症状、引流，并为胰腺癌的后续治疗打下基础。

7.4.3　基于循证医学的治疗推荐

胰腺癌治疗前需要通过多项检查综合评估病灶的局部进展及远处转移。根治手术是胰腺癌唯一的治愈手段，对于（临界）可切除的胰腺癌患者，目前 NCCN 指南[5]推荐：①胰腺癌手术切除后，给予辅助（放）化疗；②对于临界可切除胰腺癌，新辅助放化疗可能是一个有效手段；③对于化疗控制良好的局部进展期胰腺癌，放化疗也是进一步提高疗效的选择之一。

7.4.4　文献综述

7.4.4.1　（临界）可切除胰腺癌的临床证据

表 7-4-1 归纳了（临界）可切除胰腺癌围手术期治疗的临床证据。

表 7-4-1　胰腺癌的围手术期治疗

研究	结果	意义
ESPAC-1[6]	（1）279 例胰腺癌术后患者，随机分为 4 组。 放化疗组：20 Gy/10 Fx 放疗，同步 5-FU 化疗； 化疗组：亚叶酸钙/5-FU 辅助化疗 6 周期； 放化疗＋化疗组：20 Gy/10 Fx 放疗＋亚叶酸钙/5-FU 6 周期； 观察组：术后随访 （2）术后放化疗 vs 未行放化疗：中位总生存期为 15.9 个月 vs 17.9 个月；2 年生存率为 29% vs 41%；5 年生存率为 10% vs 20%（$P=0.05$）。 术后化疗 vs 未行化疗：中位总生存期为 20.1 个月 vs 15.5 个月；2 年生存率为 40% vs 30%；5 年生存率为 21% vs 8%（$P=0.009$）	研究结果显示，辅助化疗有生存获益，辅助放化疗却可能缩短生存期；研究采用了原始的放疗技术和过低的放疗剂量，结论无法令人信服，为此后的临床试验设计提供了"反面教材"

（续表）

研究	结果	意义
CONKO - 001[7]	（1）368 例胰腺癌术后患者随机分为 2 组： 吉西他滨辅助化疗 1 000 mg/m² d1,8,15 q28d，共 6 周期； 观察组术后随访 （2）吉西他滨 vs 术后观察：中位无病生存期为 13.4 个月 vs 6.9 个月（P＜0.001）；中位总生存期为 22.8 个月 vs 20.2 个月；5 年生存率为 20.7% vs 10.4%（P＝0.01）	确立了胰腺癌术后吉西他滨辅助化疗的基础地位
JASPAC - 01[8]	（1）385 例 ECOG PS 评分 0～1 分的胰腺癌术后患者，随机分组： 替吉奥（S1）40～60 mg bid（根据体表面积）d1～28，q42d,4 周期； 吉西他滨 1 000 mg/m² d1,8,15 q28d,6 周期 （2）S1 vs 吉西他滨：中位无复发生存期为 22.9 个月 vs 11.3 个月（P＜0.000 1）；中位总生存期为 46.5 个月 vs 25.5 个月；5 年生存率 44.1% vs 24.4%（P＜0.000 1）	该项 3 期临床试验结果显示，S1 疗效优于吉西他滨，尽管该试验仅在日本完成，但也为胰腺癌患者辅助化疗提供了新的选择
RTOG - 9704[9]	（1）451 例胰腺癌术后患者，随机分组。 吉西他滨＋放化疗组： 吉西他滨 1 000 mg/m² d1,8,15 q28d,第 1 周期； 50.4 Gy/28 Fx 放疗，同步 5 - FU 250 mg/m²/d 化疗； 吉西他滨 1 000 mg/m² d1,8,15 q28d,第 2～4 周期。 5 - FU＋放化疗组： 5 - FU 250 mg/m² d1～21,q28d 第 1 周期； 50.4 Gy/28 Fx 放疗，同步 5 - FU 250 mg/m²/d 化疗； 5 - FU 250 mg/m² d1～21,q28d 第 2～4 周期 （2）胰头癌亚组：中位总生存期为 20.5 个月 vs 16.9 个月；3 年总生存率为 31% vs 22%（P＝0.05）	自 20 世纪 80 年代起，化疗序贯放化疗始终是北美地区胰腺癌辅助治疗的重要手段，该研究经多因素生存分析显示，在胰头癌患者中，吉西他滨辅助化疗序贯 5 - FU 放化疗的疗效更胜一筹
PRODIGE 24[10]	（1）493 例 ECOG PS 评分 0～1 分的胰腺癌术后患者，随机分组。 FOLFIRINOX：奥沙利铂 85 mg/m² d1,伊立替康 150 mg/m² d1,亚叶酸钙 400 mg/m² d1,5 - FU 2 400 mg/m² civ 48 h,q2w,共 12 周期； 吉西他滨 1 000 mg/m² d1,8,15 q28d,共 6 周期 （2）FOLFIRINOX vs 吉西他滨：中位无病生存期为 21.6 个月 vs 12.8 个月（P＜0.001）；中位总生存期为 54.4 个月 vs 35.0 个月；3 年生存率为 63.4% vs 48.6%（P＝0.003）	对于体力良好的胰腺癌术后患者，FOLFIRINOX 可视为最佳方案，但 3/4 度不良反应高达 75.9%，临床应充分重视

（续表）

研究	结果	意义
PREOPANC-1[11]	（1）246 例（临界）可切除胰腺癌患者随机分组。新辅助治疗组:吉西他滨 1 000 mg/m² d1,8 q21d 重复,36 Gy/15 Fx 放疗＋吉西他滨 1 000 mg/m² qw 同步化疗,吉西他滨 1 000 mg/m² d1,8 q21d 重复,外科手术,吉西他滨 1 000 mg/m² d1,8,15 q28d,4 周期; 直接手术组:外科手术,吉西他滨 1 000 mg/m² d1,8,15 q28d,6 周期 （2）新辅助治疗组 *vs* 直接手术:手术切除率为 61% *vs* 72%（$P=0.058$);R0 切除率为 72% *vs* 43%（$P<0.001$);中位总生存期为 15.7 个月 *vs* 14.3 个月;5 年生存率为 6.5% *vs* 20.5%（$P=0.025$);手术切除患者中位总生存期为 33.7 个月 *vs* 17.3 个月（$P<0.001$）	这是胰腺癌新辅助放化疗的第一项 3 期临床试验,新辅助治疗尽管延迟了手术,并导致手术(切除)率下降,但质量显著提升,重点表现为 R0 切除率的提高,而且病理分析提示新辅助治疗后阳性淋巴结转移率、神经和脉管侵犯率均显著降低。起初的分析并未提示新辅助治疗可延长生存期,但随访更长时间后发现两组 5 年生存率差异显著。因此,新辅助治疗是胰腺癌,特别是临界可切除胰腺癌的更优选择

　　根治手术是治愈胰腺癌最重要的手段,但胰腺癌术后复发转移率高达 85% 以上,围手术期(放)化疗非常必要。早期研究主要围绕术后辅助治疗,但受放疗质控不佳的 ESPAC-1 阴性结果[6]影响,欧洲的临床研究主要集中于辅助化疗,其中吉西他滨是基础用药[7],对于部分体力良好的患者可采用毒性较大的 FOLFIRINOX 方案[10],有望取得更好的疗效。尽管目前尚无高质量循证医学证据,北美地区依然以辅助放化疗为主[9],但其地位尚待 RTOG 0848 的最终结果确认。目前临床上对于胰腺癌术后患者虽以辅助化疗为主,但对于有高危因素,如淋巴结阳性、R1 切除等患者,可在 4～6 个周期化疗后,考虑加用放化疗。

　　由于胰腺癌手术复杂,并发症多,因此还有部分患者会在术后快速复发转移,仅 50% 左右的患者可接受辅助治疗。而新辅助治疗于手术前进行,PREOPANC-1 研究结果为其提供了充分的理论依据,确有缩瘤降期、提高 R0 切除率的效果,且可延长生存期,对于临界可切除的胰腺癌更有优势[11],而不断发展的 SBRT[12]和质子放疗技术[13],因具有剂量和准确性高、耗时短、毒性可控等优点,也在新辅助治疗中有相当大的发展潜力。

7.4.4.2　局部进展期胰腺癌的临床证据

　　表 7-4-2 归纳了局部晚期和转移性胰腺癌治疗的临床证据。

表 7-4-2　局部晚期和转移性胰腺癌的治疗

研究	结果	意义
Burris Ⅲ[14]	（1）126 例有临床症状的局部晚期/转移性胰腺癌患者,随机分为 2 组。 吉西他滨:吉西他滨 1 000 mg/m² qw,连续 7 周休 1 周;吉西他滨 1 000 mg/m² d1,8,15 q28d。 5-FU:5-FU 600 mg/m² qw （2）临床获益率:23.8% *vs* 4.8%（$P=0.0022$);中位总生存期:5.65 个月 *vs* 4.41 个月（$P=0.0025$）	吉西他滨是治疗不可切除胰腺癌的基本和首选用药,可缓解疼痛,改善体力评分,且可延长总生存期

(续表)

研究	结果	意义
GEST[15]	(1) 共有 832 例 ECOG PS 评分 0~1 分的局部晚期/转移性胰腺癌患者,随机分为 3 组。 吉西他滨:吉西他滨 1 000 mg/m² d1,8,15 q28d; S1:S1 40~60 mg bid(根据体表面积),d1~28,q42d; 吉西他滨+S1:吉西他滨 1 000 mg/m² d1,8,15 q28d,S1 40~60 mg bid(根据体表面积),d1~14,q21d (2) 吉西他滨 *vs* S1 *vs* 吉西他滨+S1:客观缓解率为 13.3% *vs* 21.0% *vs* 29.3%(吉西他滨+S1 *vs* 吉西他滨,$P<0.001$;S1 *vs* 吉西他滨,$P=0.02$); 中位无进展生存期为 4.1 个月 *vs* 3.8 个月 *vs* 5.7 个月(吉西他滨+S1 *vs* 吉西他滨,优效性 $P<0.001$;S1 *vs* 吉西他滨,非劣效性 $P=0.02$); 中位总生存期为 8.8 个月 *vs* 9.7 个月 *vs* 10.1 个月(吉西他滨+S1 *vs* 吉西他滨,优效性 $P=0.15$;S1 *vs* 吉西他滨,非劣效性 $P<0.001$)	该研究证实了在局部进展期/转移性胰腺癌的治疗中,S1 非劣效于吉西他滨
LAP 07[16]	(1) 449 例局部进展期胰腺癌入组,第 1 次随机化。 吉西他滨:吉西他滨 1 000 mg/m² d1,8,15 q28d,4 周期; 吉西他滨+厄洛替尼:吉西他滨 1 000 mg/m² d1,8,15 q28d,厄洛替尼 100 mg/d,4 周期。 4 周期诱导化疗结束后,第 2 次随机化。 同步放化疗组:54 Gy/30 Fx 放疗+卡培他滨 800 mg/m² bid 同步化疗; 继续化疗组:延续原方案化疗 2 个月 (2) 吉西他滨+厄洛替尼 *vs* 吉西他滨:中位总生存期为 11.9 个月 *vs* 13.6 个月($P=0.09$); 同步放化疗 *vs* 继续化疗:中位总生存期为 15.2 个月 *vs* 16.5 个月($P=0.83$)	这项针对局部进展期胰腺癌的临床试验既未能显示出加用厄洛替尼的优势,又未能证明加用同步放化疗的获益,但同步放化疗组的局部区域复发率更低(32% *vs* 46%),而远处转移率较高(60% *vs* 44%)($P=0.04$)。局部进展期胰腺癌目前的治疗目标是:在内科治疗控制良好的情况下,加用放化疗增加局控,可起到增强疗效的作用,此外,在筛选适合同步放化疗的患者时,建议检查 PET/CT 或 PET/MRI。
ACCORD11/PRODIGE 4[17]	(1) 共 342 例 ECOG PS 评分 0~1 分的转移性胰腺癌,随机分为 2 组。 FOLFIRINOX:奥沙利铂 85 mg/m² d1,伊立替康 180 mg/m² d1,亚叶酸钙 400 mg/m² d1,5-FU 2 400 mg/m² civ 48 h; 吉西他滨:吉西他滨 1 000 mg/m² qw,连续 7 周休 1 周,吉西他滨 1 000 mg/m² d1,8,15 q28d (2) FOLFIRINOX *vs* 吉西他滨:客观缓解率为 31.6% *vs* 9.4%($P<0.001$);中位无进展生存期为 6.4 个月 *vs* 3.3 个月($P<0.001$);中位总生存期为 11.1 个月 *vs* 6.8 个月($P<0.001$)	在体力良好的转移性胰腺癌中,FOLFIRINOX 方案疗效显著优于经典的吉西他滨单药方案,此方案在胰腺癌辅助治疗中同样获得了成功,因此有理由认为该方案适用于局部进展期胰腺癌。但该方案毒性较大,发热性粒细胞缺乏症发生率为 5.4%,仅适合 ECOG PS 评分 0~1 分的患者。

（续表）

研究	结果	意义
MPACT[18]	（1）共 861 例 KPS 评分 70～100 分的转移性胰腺癌，随机分为 2 组。 吉西他滨＋白蛋白紫杉醇：吉西他滨 1 000 mg/m² d1，8，15 q28d，白蛋白紫杉醇 125 mg/m² d1，8，15 q28d； 吉西他滨：吉西他滨 1 000 mg/m² qw，连续 7 周休 1 周，吉西他滨 1 000 mg/m² d1，8，15 q28d （2）吉西他滨＋白蛋白紫杉醇 vs 吉西他滨：客观缓解率为 23% vs 7%（P＜0.001）；中位无进展生存期为 5.5 个月 vs 3.7 个月（P＜0.001）；中位总生存期为 8.7 个月 vs 6.6 个月（P＜0.001）	尽管吉西他滨联合白蛋白紫杉醇方案的骨髓抑制、神经毒性等不良反应发生率更高，但近、远期疗效全面超越吉西他滨。此方案在数据上略逊色于 FOLFIRINOX 方案，很多指南将其定位为不耐受后者的替代方案，此外吉西他滨联合白蛋白紫杉醇也适合体力稍差的胰腺癌患者，临床实际应用更为广泛

较早期的研究常将局部进展期和转移性胰腺癌同时入组，全力探索治疗不可切除胰腺癌的最佳内科治疗方案。在经历了十余年失败的尝试后，目前的临床试验逐渐将局部进展期（Ⅲ期）和转移性胰腺癌（Ⅳ期）分开，此外 PS 评分（0～1 vs 2）也是临床研究入组的重要筛选因素，PS 评分较差（≥2 分）者往往作为剔除标准。但随着外科手术，特别是血管重建技术的进步，部分"早期"局部进展期患者得以手术切除，而部分"晚期"可能伴有潜在远处转移，使得针对局部进展期胰腺癌的临床试验难以开展。

局部进展期胰腺癌治疗现状仍以有效的内科治疗为主，ECOG PS 评分 0～1 分可选择 FOLFIRINOX[17]或吉西他滨＋白蛋白紫杉醇方案[18]，PS 评分≥2 分者可选择吉西他滨[14]或替吉奥单药[15]，尽管 LAP 07 并未发现辅助放化疗的生存获益[16]，但其疗效与化疗相当，对于内科治疗疗效稳定的患者，仍可积极尝试，特别是伴有疼痛、纳差等症状者。此外，建议在放化疗前检查 PET/CT 或 PET/MRI，鉴别出"真正的"局部进展期胰腺癌患者。但必须指出的是，目前的放疗技术可能对局部晚期胰腺癌的疗效不尽如人意，随着 SBRT[12]和质子技术[19]的发展，势必对常规放化疗模式发起冲击。

7.4.5 治疗计划

该患者为 pT2N1M0 ⅡB 期胰头癌，但术后恢复缓慢，2 个月后 ECOG PS 评分为 2 分，经胰腺多学科团队协作讨论后，首先给予该患者吉西他滨单药化疗，剂量为 1 000 mg/m² d1，8，15 q21d，计划给予 6 周期治疗，但治疗中多次出现Ⅱ～Ⅲ度粒细胞减少，造成治疗推迟，但并无发热性粒细胞缺乏症。4 周期后患者因不良反应要求停止化疗，考虑患者发病年龄轻，且有淋巴结转移及神经侵犯等高危因素，与家属商讨后，决定采用卡培他滨同步放化疗的方式，力求减少局部复发。

7.4.5.1 模拟定位

对于胰腺癌术后患者，取仰卧体位，双臂上举置于体部托架，真空负压垫体位固定。

瑞金医院工作流程：体位固定—模拟 CT 平扫＋增强，层厚 3 mm 扫描，范围至少包括横膈上 5 cm 到 L₅ 水平—医生勾画肿瘤靶区（需参照术前 CT 或 MRI）和正常组织—上级医生确认靶区—由物理师设计放疗计划—物理主任核对并认可—副主任以上医师认可治疗计划—由医师、物理师和技术人员共同在加速器 CBCT 在线匹配—照射计划实施。

7.4.5.2　靶区勾画

大体肿瘤靶区（GTV）：若为局部进展期胰腺癌，应以影像学检查（CT/MRI，或 PET/CT、PET/MRI 等）可见的原发肿瘤以及转移淋巴结来勾画；而（临界）可切除胰腺癌辅助治疗时因原发病灶已切除，无须勾画 GTV；但若有阳性区域（如局部残留或 R1 切缘），可根据影像学表现酌情勾画 GTV。

胰腺癌术后患者的临床靶区（CTV）勾画：胰腺瘤床参考术前影像学资料，高危淋巴结区域包括腹主动脉旁、胰腺空肠吻合口、门静脉、肠系膜上动脉及肝门区淋巴结（胰体尾部癌无须覆盖肝门区）。勾画过程总体分为如下 3 步。

（1）勾画感兴趣区。

A．腹主动脉旁：从门静脉、腹腔干或胰腺空肠吻合口三者中最靠头侧的平面开始，直至 L_2 或 L_3 下缘（取决于术前肿瘤范围至 L_2 或低于 L_2 下缘）。

B．腹腔干：主动脉发出后 $1 \sim 1.5 \, cm$ 的范围，同时包括第 1 分叉处。

C．肠系膜上动脉：主动脉发出后 $2.5 \sim 3 \, cm$ 的范围。

D．门静脉：从肠系膜上动脉（或脾静脉，以两者中靠头侧者）向上勾画，位于下腔静脉前方，直至左右分叉处（门静脉可能存在解剖变异，分叉可发生于肝内或肝外，并可能与肠系膜上静脉或脾静脉汇合）。

E．胰腺空肠吻合口：通常沿残余胰腺向内及前方，直至与空肠的连接处。

F．瘤床：根据术前影像学资料。

（2）扩淋巴结区。

A．腹主动脉旁淋巴结区：腹主动脉向右侧扩 $2.5 \sim 3 \, cm$，向左侧扩 $1 \, cm$，后方 $0.2 \, cm$，前方 $2 \sim 2.5 \, cm$。

B．胰腺空肠吻合口：各方向扩 $0.5 \sim 1 \, cm$。

C．其余血管：向周围各方向扩 $1 \, cm$ 形成 CTV（注意避开肾脏）；若为胰体尾部肿瘤，无须包门静脉区；若胰腺空肠吻合口及门静脉向头侧扩后，达到了腹腔干水平，后者需向头侧扩至更高层面。

D．瘤区：应根据术前影像学治疗酌情扩 $0.5 \sim 1 \, cm$。

（3）PTV 和 PTV boost。

A．PTV：系 CTV 外扩 5 mm 而成，推荐剂量为 $5\,040 \, cGy/28 \, Fx$。

B．PTV boost：若有阳性区域（如局部残留或 R1 切缘），系 GTV 扩 $3 \sim 5 \, mm$ 而成，推荐剂量为 $5\,600 \, cGy/28 \, Fx$。

7.4.5.3　放疗计划采用技术

近年来，IMRT 作为先进的高精度放疗技术，与三维适形放疗相比，其放疗靶区内剂量分布更均匀，同时周围正常组织受照射剂量更低。本例患者采用 IMRT 技术。

7.4.5.4　病例勾画

图 7 - 4 - 2 显示病例的靶区勾画。

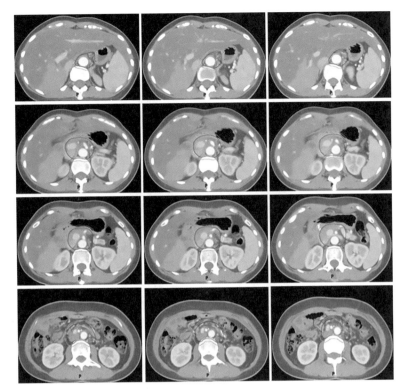

腹主动脉起始平面
（T_{12}下缘）

腹腔干平面

肠系膜上动脉平面

腹主动脉下缘平面
（L_3中段）

图 7-4-2　胰腺癌典型层面靶区勾画
橙色线（PTV），红色线（CTV）

7.4.5.5　病例治疗计划

该病例为ⅡB期（pT2N1M0）胰头腺癌，经胰腺肿瘤多学科团队协作讨论，该患者于术后吉西他滨单药化疗后，给予辅助放化疗，方案为 5 040 cGy/28 Fx，同步化疗方案为卡培他滨 1 000 mg bid（放疗日进行），采用 IMRT 技术，具体放疗计划见图 7-4-3（95％剂量覆盖范围）和图 7-4-4（DVH）。

7.4.5.6　放疗剂量推荐

辅助治疗：5 040 cGy，分割剂量 1.8 Gy/Fx，对局部残留或 R1 切缘者，可考虑局部加量，总剂量最高可达 5 600 cGy。

新辅助放疗：3 600 cGy，分割剂量 2.4 Gy/Fx。

同步化疗方案：卡培他滨 625 mg/m² bid，放疗日口服；替吉奥 40 mg bid，放疗日口服；吉西他滨 800～1 000 mg/m²，放疗期间每周 1 次。

7.4.5.7　关键器官剂量限制

肝脏：V20＜30％，平均剂量＜25 Gy；肾脏（每侧肾脏单独评估）：V18＜33％，V15＜30％；胃：平均剂量＜30 Gy（不在 PTV 靶区内），Dmax＜54 Gy；脊髓：最大剂量＜45 Gy；心脏：V30＜20％，平均剂量＜30 Gy；小肠（PTV 范围上下 2 cm）：Dmax＜54 Gy，D15％＜45 Gy。

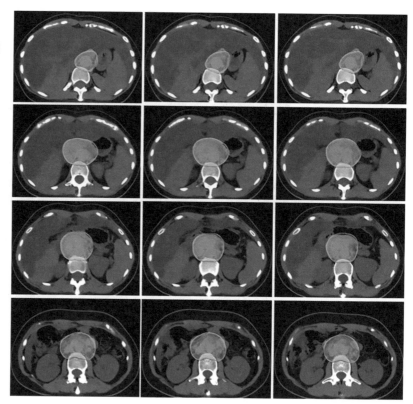

腹主动脉起始平面
（T_{12}下缘）

腹腔干平面

肠系膜上动脉平面

腹主动脉下缘平面
（L_3中段）

图 7 - 4 - 3　胰腺癌患者95％处方剂量分布图

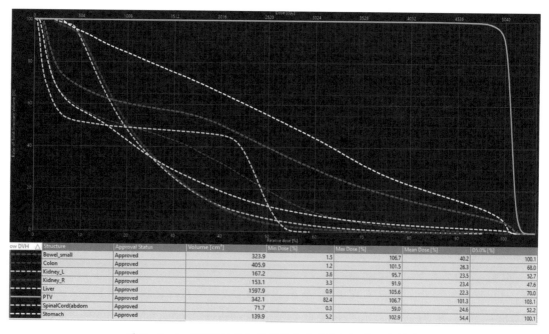

ow DVH	△	Structure	Approval Status	Volume [cm³]	Min Dose [%]	Max Dose [%]	Mean Dose [%]	D5.0% [%]
		Bowel_small	Approved	323.9	1.5	106.7	40.2	100.1
		Colon	Approved	405.9	1.2	101.5	26.3	68.0
		Kidney_L	Approved	167.2	3.6	95.7	23.5	52.7
		Kidney_R	Approved	153.1	3.3	91.9	23.4	47.6
		Liver	Approved	1597.9	0.9	105.6	22.3	70.0
		PTV	Approved	342.1	82.4	106.7	101.3	103.1
		SpinalCord(abdom	Approved	71.7	0.3	59.0	24.6	52.2
		Stomach	Approved	139.9	5.2	102.9	54.4	100.1

图 7 - 4 - 4　DVH 显示靶区覆盖率及正常组织受照射剂量

7.4.6　随访

胰腺癌患者治疗后建议根据表 7-4-3 所示随访周期和检查项目进行定期随访。若肿瘤标志物持续异常升高,而影像学检查无阳性发现者,可考虑行 PET/CT 或 PET/MRI 协助诊断。

表 7-4-3　胰腺癌随访周期及项目

治疗后间隔时间	随访频率	随访项目	随访内容
1～2 年	每 3 个月 1 次	病史及体格检查	完整的病史评估及体格检查 营养咨询
3～5 年	每 6 个月 1 次	实验室检验	血常规、肝肾功能、肿瘤标记物(必须包括 CA19-9)
5 年以上	每年 1 次	影像学检查	胸腹盆部增强 CT 其他根据临床所需检查项目

(马　韬　赵胜光)

参 考 文 献

[1] Siegel RL, Miller KD, Fuchs HE, et al. Cancer Statistics, 2021[J]. CA Cancer J Clin, 2021,71(1): 7-33.

[2] Chen W, Zheng R, Baade PD, et al. Cancer statistics in China, 2015[J]. CA Cancer J Clin, 2016, 66 (2): 115-132.

[3] Park W, Chawla A, O'Reilly EM. Pancreatic Cancer: A Review[J]. JAMA, 2021,326(9):851-862.

[4] Tempero MA, Malafa MP, Al-Hawary M, et al. Pancreatic Adenocarcinoma, Version 2. 2017, NCCN Clinical Practice Guidelines in Oncology[J]. J Natl Compr Canc Netw, 2017,15(8):1028-1061.

[5] Tempero MA, Malafa MP, Al-Hawary M, et al. Pancreatic Adenocarcinoma, Version 2. 2021, NCCN Clinical Practice Guidelines in Oncology[J]. J Natl Compr Canc Netw, 2021,19(4):439-457.

[6] Neoptolemos JP, Stocken DD, Friess H, et al. A randomized trial of chemoradiotherapy and chemotherapy after resection of pancreatic cancer[J]. N Engl J Med, 2004,350(12):1200-1210.

[7] Oettle H, Neuhaus P, Hochhaus A, et al. Adjuvant chemotherapy with gemcitabine and long-term outcomes among patients with resected pancreatic cancer: the CONKO-001 randomized trial[J]. JAMA, 2013,310(14):1473-1481.

[8] Uesaka K, Boku N, Fukutomi A, et al. Adjuvant chemotherapy of S-1 versus gemcitabine for resected pancreatic cancer: a phase 3, open-label, randomised, non-inferiority trial (JASPAC 01)[J]. Lancet, 2016,388(10041):248-257.

[9] Regine WF, Winter KA, Abrams RA, et al. Fluorouracil vs gemcitabine chemotherapy before and after fluorouracil-based chemoradiation following resection of pancreatic adenocarcinoma: a randomized controlled trial[J]. JAMA, 2008,299(9):1019-1026.

[10] Conroy T, Hammel P, Hebbar M, et al. FOLFIRINOX or Gemcitabine as Adjuvant Therapy for Pancreatic Cancer[J]. N Engl J Med, 2018,379(25):2395-2406.

[11] Versteijne E, van Dam JL, Suker M, et al. Neoadjuvant Chemoradiotherapy Versus Upfront Surgery for Resectable and Borderline Resectable Pancreatic Cancer: Long-Term Results of the Dutch

Randomized PREOPANC Trial[J]. J Clin Oncol，2022，40(11)：1220－1230.

[12] Hill CS，Rosati LM，Hu C，et al. Neoadjuvant Stereotactic Body Radiotherapy After Upfront Chemotherapy Improves Pathologic Outcomes Compared With Chemotherapy Alone for Patients With Borderline Resectable or Locally Advanced Pancreatic Adenocarcinoma Without Increasing Perioperative Toxicity[J]. Ann Surg Oncol，2022，29(4)：2456－2468.

[13] Murphy JE，Wo JY，Ryan DP，et al. Total Neoadjuvant Therapy With FOLFIRINOX Followed by Individualized Chemoradiotherapy for Borderline Resectable Pancreatic Adenocarcinoma：A Phase 2 Clinical Trial[J]. JAMA Oncol，2018，4(7)：963－969.

[14] Burris HA 3rd，Moore MJ，Andersen J，et al. Improvements in survival and clinical benefit with gemcitabine as first-line therapy for patients with advanced pancreas cancer：a randomized trial[J]. J Clin Oncol，1997，15(6)：2403－2413.

[15] Ueno H，Ioka T，Ikeda M，et al. Randomized phase Ⅲ study of gemcitabine plus S－1，S－1 alone，or gemcitabine alone in patients with locally advanced and metastatic pancreatic cancer in Japan and Taiwan：GEST study[J]. J Clin Oncol，2013，31(13)：1640－1648.

[16] Hammel P，Huguet F，van Laethem JL，et al. Effect of Chemoradiotherapy vs Chemotherapy on Survival in Patients With Locally Advanced Pancreatic Cancer Controlled After 4 Months of Gemcitabine With or Without Erlotinib：The LAP07 Randomized Clinical Trial[J]. JAMA，2016，315(17)：1844－1853.

[17] Conroy T，Desseigne F，Ychou M，et al. FOLFIRINOX versus gemcitabine for metastatic pancreatic cancer[J]. N Engl J Med，2011，364(19)：1817－1825.

[18] Von Hoff DD，Ervin T，Arena FP，et al. Increased survival in pancreatic cancer with nab-paclitaxel plus gemcitabine[J]. N Engl J Med，2013，369(18)：1691－1703.

[19] Murphy JE，Wo JY，Ryan DP，et al. Total Neoadjuvant Therapy With FOLFIRINOX in Combination With Losartan Followed by Chemoradiotherapy for Locally Advanced Pancreatic Cancer：A Phase 2 Clinical Trial[J]. JAMA Oncol，2019，5(7)：1020－1027.

8 直 肠 癌

要点

（1）结直肠癌的发病率占全球所有恶性肿瘤的第 3 位，病死率占全球所有恶性肿瘤的第 2 位[1]。

（2）据国家癌症中心的统计数据显示，结直肠癌在我国恶性肿瘤的发病率为第 2 位，病死率为第 4 位[2]。

（3）结直肠癌是中国最常见的、严重损害健康和寿命的恶性肿瘤之一。

（4）全球不同地区的结直肠癌发病率相差超过 10 倍，不同的膳食和环境暴露因素及其与遗传易感性的相互作用可能是造成结直肠癌地域差异的原因。

（5）约 60% 的直肠癌发生在男性中。

（6）直肠癌的典型症状/体征包括便血或黑便、腹痛、其他原因无法解释的缺铁性贫血和（或）排便习惯改变。

（7）手术切除是潜在可切除直肠癌患者治愈的基础；新辅助放化疗联合根治性直肠癌切除术是目前局部晚期直肠癌患者的最佳治疗模式；对于未行新辅助放疗的局部晚期直肠癌患者，术后需行辅助放化疗。

（8）新辅助放化疗后直肠癌病理完全缓解率约为 20%，在部分患者中可使用短程放疗代替长程放化疗。

8.1 直肠解剖

8.1.1 直肠的生理结构

直肠指在 S_3 前方起自乙状结肠，沿骶、尾骨前面下行，穿过盆膈移行于肛管的一段肠管。直肠是消化管位于盆腔下部的一段。直肠并不直，在矢状面上形成两个明显的弯曲，即直肠骶曲和直肠会阴曲。在冠状面上也有 3 个突向侧方的弯曲，但不恒定，一般中间较大的一个凸向左侧，上下两个凸向右侧。男性直肠的前方是膀胱、精囊腺和前列腺，女性直肠的前方是子宫和阴道，故可经直肠触查这些器官。

8.1.2 直肠分层

直肠黏膜分为 4 层:黏膜层、黏膜下层、固有肌层和外膜层。其中黏膜层包括黏膜上皮(壶腹部为单层柱状上皮,齿状线处移行为未角化的复层扁平上皮),黏膜固有层和黏膜肌层。黏膜下层为疏松结缔组织,含丰富的静脉血管。肌层为内环形和外纵行两层平滑肌。外膜为纤维膜。图 8-1-1 显示直肠分层解剖。

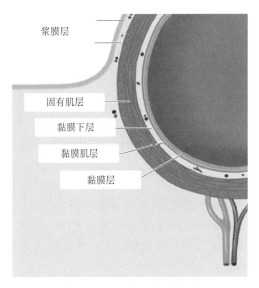

图 8-1-1 直肠分层解剖

8.1.3 直肠癌淋巴引流区

直肠癌的区域淋巴结站分布于直肠系膜及髂内引流通道上(图 8-1-2)[3]。根据

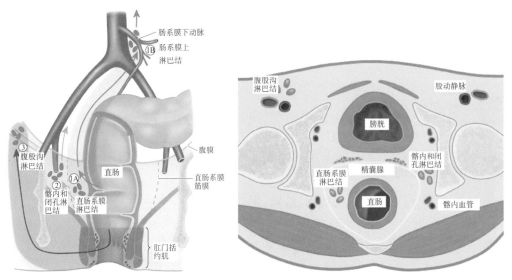

图 8-1-2 直肠癌区域淋巴引流区分布图

AJCC,直肠癌的区域淋巴结包括直肠系膜、肠系膜上、髂内(包括闭孔)淋巴结以及腹股沟淋巴结。髂内淋巴结包括骶外侧淋巴结站和骶前淋巴结站。髂外淋巴结是区域外淋巴结,若受累则表明为Ⅳ期疾病。

8.2 TNM 临床分期

目前 TNM 分期系统涉及肿瘤浸润肠壁的深度和淋巴结转移状况。表 8-2-1 列出 2017 年 AJCC 第 8 版 TNM 分期定义。表 8-2-2 列出了直肠癌 pTNM 分期。

表 8-2-1　AJCC 第 8 版 TNM 直肠癌分期

	T 分期
Tx	原发肿瘤无法评价
T0	无原发肿瘤证据
Tis	原位癌,黏膜内癌(肿瘤侵犯黏膜固有层,但未突破黏膜肌层)
T1	肿瘤侵犯黏膜下层(肿瘤突破黏膜肌层,但未累及固有肌层)
T2	肿瘤侵犯固有肌层
T3	肿瘤穿透固有肌层到达结直肠旁组织
T4a	肿瘤穿透脏层腹膜(包括肉眼可见的肿瘤部位肠穿孔,以及肿瘤透过炎症区域持续浸润到达脏层腹膜表面)
T4b	肿瘤直接侵犯或附着于邻近器官或结构
	N 分期
Nx	区域淋巴结无法评价
N0	无区域淋巴结转移
N1	有 1~3 枚区域淋巴结转移(淋巴结中的肿瘤直径≥0.2 mm),或无区域淋巴结转移,但存在任意数目的肿瘤结节
N1a	有 1 枚区域淋巴结转移
N1b	有 2~3 枚区域淋巴结转移
N1c	无区域淋巴结转移,但浆膜下、肠系膜内、或无腹膜覆盖的结肠/直肠周围组织内有肿瘤结节
N2	有 4 枚及以上区域淋巴结转移
N2a	有 4~6 枚区域淋巴结转移
N2b	有≥7 枚区域淋巴结转移
	M 分期
Mx	远处转移无法评价
M0	影像学检查无远处转移,即远隔部位和器官无转移肿瘤存在的证据(该分类不应该由病理医师来判定)
M1	存在一个或多个远隔部位、器官或腹膜的转移
M1a	远处转移局限于单个远离部位或器官,无腹膜转移
M1b	远处转移分布于两个及以上的远离部位或器官,无腹膜转移
M1c	腹膜转移,伴或不伴其他部位或器官转移

表 8-2-2　直肠癌 pTNM 分期

T	N	M	分期
Tis	N0	M0	0
T1~2	N0	M0	I
T3	N0	M0	ⅡA
T4a	N0	M0	ⅡB
T4b	N0	M0	ⅡC
T1~2	N1/N1c	M0	ⅢA
T1	N2a	M0	ⅢA
T3~4a	N1/N1c	M0	ⅢB
T2~3	N2a	M0	ⅢB
T1~2	N2b	M0	ⅢB
T4a	N2a	M0	ⅢC
T3~4a	N2b	M0	ⅢC
T4b	N1~2	M0	ⅢC
任何 T	任何 N	M1a	ⅣA
任何 T	任何 N	M1b	ⅣB
任何 T	任何 N	M1c	ⅣC

8.3　基于循证医学的直肠癌放疗方案与案例实践

8.3.1　病例介绍

66 岁男性患者，因反复便血 2 个月就诊。肠镜示：距肛门 3~8 cm 处可见一巨大溃疡型新生物，占据肠腔 2/3，致肠腔狭窄，表覆污秽苔（图 8-3-1）；病理活检：中分化腺癌。盆腔CT 提示：直肠壁稍增厚，系膜区数枚淋巴结显示伴强化。直肠 MRI：直肠中下段占位，拟直

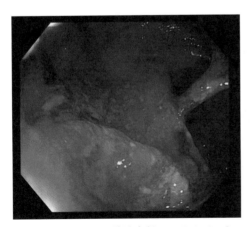
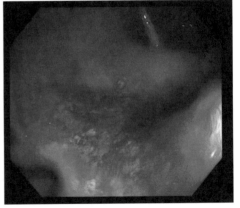

图 8-3-1　肠镜检查提示距肛门 3~8 cm 处可见一巨大溃疡型新生物，占据肠腔 2/3

肠癌(T3N1),考虑恶性病变,环周切缘(circumferential resection margin,CRM)(+),壁外血管侵犯(extramural vascular invasion,EMVI)(可疑+)(图8-3-2)。血常规及肝肾功能正常,CEA 100.5 ng/ml,其余指标正常。根据 AJCC 第8版分期,患者诊断为直肠腺癌cT3N1M0ⅢB。

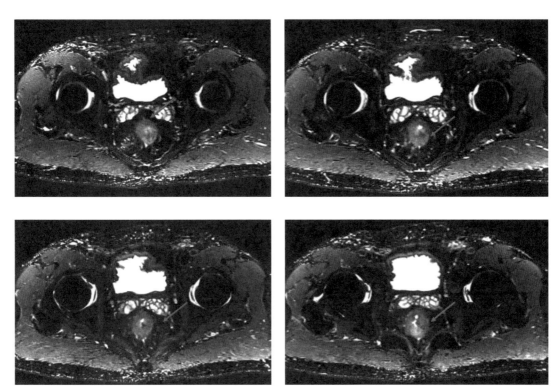

图 8-3-2　直 肠 MRI

直肠中下段占位,拟直肠癌(T3N1),考虑恶性病变,CRM(+)

8.3.2　诊断检查

(1) 病史及体格检查:评估患者便血、黑便、腹痛、排便习惯改变及体重变化情况,并询问患者既往直肠息肉病史;体格检查评估是否有贫血及腹部肿块表现,直肠指检是直肠癌的重要体检手段。

(2) 实验室检查:血常规、血生化检查、肿瘤标志物。

(3) 内镜检查:下消化道内镜检查获得活检样本是直肠癌最准确、最通用的诊断性检查。

(4) 经直肠超声内镜:空间分辨率优于标准 CT 和 MRI,可更精细地评估浸润深度以便肿瘤分期。经直肠超声内镜的高分辨率尤其有助于鉴别 T2 期与早期 T3 期肿瘤。

(5) 胸腹盆 CT 检查:评估原发病灶侵犯范围,区域淋巴结及远处转移状况,CT 诊断远处转移的敏感性为 75%～87%,检测淋巴结受累的敏感性为 45%～73%,检测肿瘤浸润深度的敏感性约为 50%。

(6) 肝脏 MRI:肝脏 MRI 是评估直肠癌肝转移的首选影像学检查。

（7）直肠 MRI：MRI 的优点包括软组织对比度优于 CT 和超声，可鉴别恶性组织与直肠固有肌层，并确定肿瘤对直肠系膜筋膜的浸润情况。在术前分期中，对于 T 分期，敏感性为 87%，特异性为 75%；对于淋巴结受累，敏感性为 77%，特异性为 71%；对于 CRM 状况，敏感性为 77%，特异性为 94%。

（8）PET/CT 检查：主要用于定位隐匿性病灶，或对适合行孤立性结直肠癌肝转移灶切除术的患者进行评估。

（9）营养状况评估。

8.3.3　基于循证医学的治疗推荐

直肠癌治疗前需要评估直肠病灶局部进展情况及远处的转移程度，评估项目见诊断检查。尽管手术治疗是直肠癌最重要的治疗手段，对于局部进展期直肠癌患者，目前 NCCN 指南推荐行新辅助放（化）疗联合根治性直肠癌切除术。对于术前未行新辅助放疗的局部进展期直肠癌术后患者，推荐行术后辅助放疗。而对于不能耐受手术或不适合手术的直肠癌患者，根治性放化疗是一种有效的治疗手段。

8.3.4　文献综述

8.3.4.1　新辅助治疗可切除直肠癌的临床证据

已有大型 3 期随机对照临床研究证实，新辅助放（化）疗联合手术治疗可提高进展期直肠癌患者总生存期，因此目前 NCCN 指南对于局部进展期直肠癌推荐新辅助放（化）疗联合根治性手术切除治疗（表 8-3-1）。

表 8-3-1　直肠癌新辅助放化疗相关研究

研究	结果	意义
德国 CAO/ARO/AIO-94 研究[4,5]	（1）共有 823 例直肠癌患者随机纳入新辅助放化疗组或辅助放化疗组 （2）入组人群：cT3/4 或淋巴结阳性 （3）放化疗方案为放疗：50.4Gy/28Fx，同步化疗：5-FU 1000 mg/m² × 5 d，第 1 周及第 5 周进行；辅助放化疗组接受 5.4Gy 放疗加量 （4）术后化疗：所有患者均接受 4 周期的 5-FU 单药化疗 （5）所有患者均接受全直肠系膜切除术 （6）11 年随访结果：新辅助放化疗组 vs 辅助放化疗组的局部复发率为 7.1% vs 10.1%，P = 0.006；无病生存率均约为 68%，总生存率均约为 60%	该研究的发表奠定了局部进展期可切除直肠癌治疗新模式
MRC CR07 研究[6,7]	（1）共有 1 350 例直肠癌患者随机纳入术前短程放疗组或无术前放疗组 （2）入组人群：I～III 期 （3）新辅助放疗方案：25 Gy/5Fx （4）无术前放疗组：676 例患者中共有 77 例为 CRM 阳性，其中 53 例接受了术后放化疗	证实术前短程放疗联合手术治疗在直肠癌患者中的安全性和有效性

（续表）

研究	结果	意义
	（5）两组中 CRM 阳性和(或)淋巴结阳性者均行术后化疗 （6）3 年随访结果:新辅助放疗组 *vs* 无术前放疗组的局部复发率为 4.4% *vs* 10.6%,$P<0.001$;无病生存率为 77.5% *vs* 71.5%,$P=0.013$	
波兰研究[8]	（1）共有 316 例直肠癌患者随机纳入短程放疗组或常规放化疗组 （2）入组人群:T3/T4 （3）短程放疗:5×5Gy,且在最后一次放疗结束后 7 日内手术;常规分割放疗:50.4Gy/28Fx,联合第 1 周和第 5 周推注 5-FU 和亚叶酸钙 （4）局部复发率(9% *vs* 14%)、无病生存率(58% *vs* 56%)和重度迟发毒性反应发生率(10% *vs* 7%)都没有显著差异	3 期研究证实,短程放疗与常规分割长程放化疗的局部复发率、无病生存率和重度迟发毒性反应发生率相当
TROG 01.04 研究[9]	（1）共有 326 例直肠癌患者随机纳入短程放疗组或常规放化疗组 （2）入组人群:T3Nx （3）短程放疗组:5×5Gy,接受了 6 个周期的术后辅助化疗;常规分割放化疗组:50.4Gy/28Fx,同期 5-FU 化疗,接受了 4 个周期的术后辅助化疗 （4）长程放化疗组的 3 年局部复发率比短程放疗组低(4.4% *vs* 7.5%,$P=0.24$),远处复发率、无病生存率、总生存率的差异亦无统计学意义	该研究证实,短程放疗与常规分割长程放化疗的局部复发率、远处转移率、无病生存率、总生存率和重度迟发毒性反应发生率相当

8.3.4.2　直肠癌术后辅助化放疗的临床证据

　　20 世纪 80 年代和 90 年代开展的一系列随机试验发现,对于 2 期或 3 期直肠腺癌患者,相比单纯手术或手术加术后放疗,切除后予以基于 5-FU 的化疗(加或不加放疗)有利于提高生存。然而,其中很多试验所应用的化疗方案在现代标准看来效果较差,而且很少有试验直接比较辅助化疗与同步放化疗(表 8-3-2)。

表 8-3-2　直肠癌术后辅助化放疗相关研究

研究	结果	意义
GITSG 研究[10,11]	（1）共有 227 例根治性切除的直肠癌患者随机分为 4 组 （2）入组人群:Dukes B2 期和 C 期 （3）观察组;术后单纯放疗组(40 Gy 或 48 Gy);单纯化疗组(司莫司汀＋5-FU);术后放疗(40 Gy 或 44 Gy)联合同步 5-FU,随后采用 5-FU 和司莫司汀继续化疗 （4）和单纯手术相比,接受放化疗的患者复发率显著降低(55% *vs* 33%),并且在随访 8 年后,其生存期显著延长	该研究的发表奠定了局部进展期直肠癌术后辅助治疗的基础
NCCTG 研究[12]	（1）共有 204 例根治性切除的直肠癌患者随机纳入单纯放疗组和放化疗组 （2）入组人群:Ⅱ～Ⅲ期术后 （3）术后单纯放疗组:45～50.4 Gy;	基于 GITSG 和 NCCTG 研究结果,1990 年美国国立卫生研究院共识会议

(续表)

研究	结果	意义
	放化疗组:放疗联合同步 5 - FU,同步治疗前后都应用了 1 个周期的 5 - FU 联合司莫司汀治疗 (4) 中位随访超过 7 年时,与单纯放疗组相比,放化疗组的复发风险降低了 47%,癌症相关死亡风险降低了 36%。局部复发率降低了 46%,远处转移率降低了 37%	推荐,将术后化疗＋放疗作为Ⅱ或Ⅲ期直肠癌切除术后的标准治疗
INT0144 研究[13]	(1) 共有 1917 例直肠癌根治术后患者随机分为 3 组 (2) 入组人群:T3～4N0M0 或 T1～4N1～2M0 (3) 1 组:放疗前和放疗后推注 5 - FU,放疗期间持续灌注 5 - FU; 2 组:放疗前、放疗后和放疗期间均持续灌注 5 - FU; 3 组:放疗前、放疗后和放疗期间均推注 5 - FU＋亚叶酸钙＋左旋咪唑 (4) 中位随访 5.7 年,各组 3 年无病生存率和总生存率无差异,局部区域复发率也相近	以 5 - FU 为基础的化疗方案成为直肠癌放疗期间同步化疗的标准方案

8.3.5 根据 NCCN 指南进行直肠癌治疗推荐

基于 2022 年第 1 版 NCCN 指南,表 8 - 3 - 3 归纳了不同直肠癌临床分期的诊疗推荐。

表 8 - 3 - 3 直肠癌治疗 NCCN 推荐

分期	推荐治疗方案
cT1N0	局部切除(无高危因素); 直肠癌根治术(pT1 有高危因素或 pT2,推荐); 局部切除后放化疗(pT1 有高危因素或 pT2)
cT1～2N0	直肠癌根治术(pT1～2N0); 直肠癌根治术后放化疗:化疗:随访(pT3N0); 直肠癌根治术后放化疗(pT4N0,pT1～4N1～2)
cT3,任何 N,CRM（－）;T1～2,N1～2	全新辅助治疗:化疗＋长程放化疗或短程放疗＋直肠癌根治术; 长程放化疗或短程放疗＋化疗＋直肠癌根治术; 新辅助治疗:长程放化疗或短程放疗＋直肠癌根治术＋术后化疗
cT3,任何 N,CRM（＋）;T4,任何 N 或局部不可切除肿块或无法耐受手术	全新辅助治疗:长程放化疗或短程放疗＋化疗＋直肠癌根治术; 化疗＋长程放化疗或短程放疗＋直肠癌根治术

8.3.6 治疗计划

8.3.6.1 固定方式

目前瑞金医院放疗科多采用头枕＋膝枕＋脚垫固定体位,患者呈仰卧位,双臂置于胸前,可充盈膀胱。图8-3-3显示瑞金医院直肠癌患者固定方式。

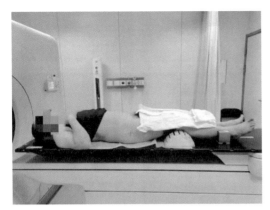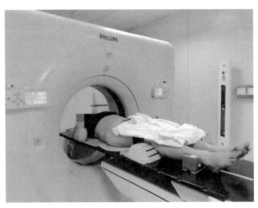

图8-3-3 瑞金医院直肠癌患者固定方式

8.3.6.2 靶区勾画

原发肿瘤高危复发区域包括肿瘤/瘤床、直肠系膜区和骶前区;区域淋巴引流区包括髂内淋巴引流区、髂外淋巴引流区、腹股沟淋巴引流区;盆腔复发灶的放疗,需包括复发肿瘤及高危复发区域;有肿瘤和(或)残留者,局部加量需考虑肠道受照剂量。

大体肿瘤靶区(GTV):内镜检查[肠镜和(或)腔内超声]和影像学检查(直肠 MRI、CT、或 PET/CT 等)可见的原发肿瘤以及治疗前检查所见的肿大淋巴结。

临床靶区(CTV)勾画:CTV 对于术前患者应包括至少 GTV 在内的 1.5~2 cm 远端和近端范围,应包括完整的直肠、直肠系膜和骶前区;对于术后患者应包括所有残留的直肠、直肠系膜区和骶前区,上界至吻合口上至少1 cm,下界至盆底或吻合口/直肠残端下至少1 cm,前界应包括1~1.5 cm 的膀胱范围。对于淋巴引流区的勾画,应包括髂内淋巴结区及闭孔淋巴结区至髂血管外0.7 cm边界。

PTV:在 CTV 基础上各外放 0.5~1 cm。

8.3.6.3 放疗计划采用技术

直肠癌的放疗可采用常规、三维适形、调强、图像引导放疗技术等,推荐三维适形和调强放疗技术。弧形调强放疗作为先进的高精度放疗技术,较三维适形放疗相比,其放疗靶区内剂量分布更均匀,同时周围的正常组织受照射剂量更低。因此本例患者采用弧形调强放疗技术。

8.3.6.4 病例勾画

该病例为ⅢB期(cT3N1M0)直肠腺癌,拟进行新辅助放化疗联合直肠癌根治术,采用前文所述方式进行靶区勾画,图8-3-4显示典型层面靶区勾画。

8.3.6.5 病例治疗计划

该病例为ⅢB期(cT3N1M0)直肠腺癌,拟进行新辅助放化疗联合直肠癌根治术。新辅助放疗方案为50 Gy/25 Fx,同步化疗方案为卡培他滨825 mg/m^2,bid 口服,周一到周五,与放疗同步,采用弧形调强放疗技术,具体放疗计划见图8-3-5(95%剂量覆盖范围)和图8-3-6(DVH)。

髂血管分叉层面

直肠上段层面

直肠中段层面

直肠下段层面

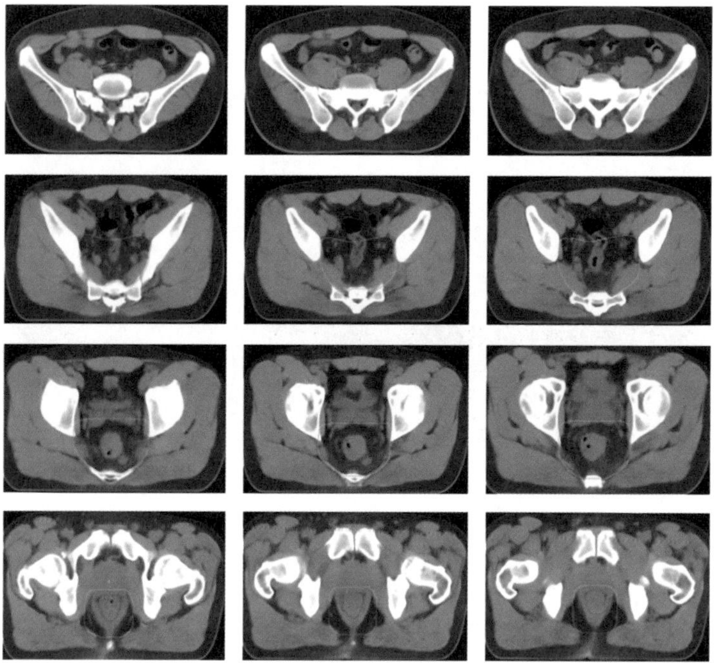

图 8-3-4　直肠癌靶区勾画
绿色线(CTV),红色线(GTV)

髂血管分叉层面

直肠上段层面

直肠中段层面

直肠下段层面

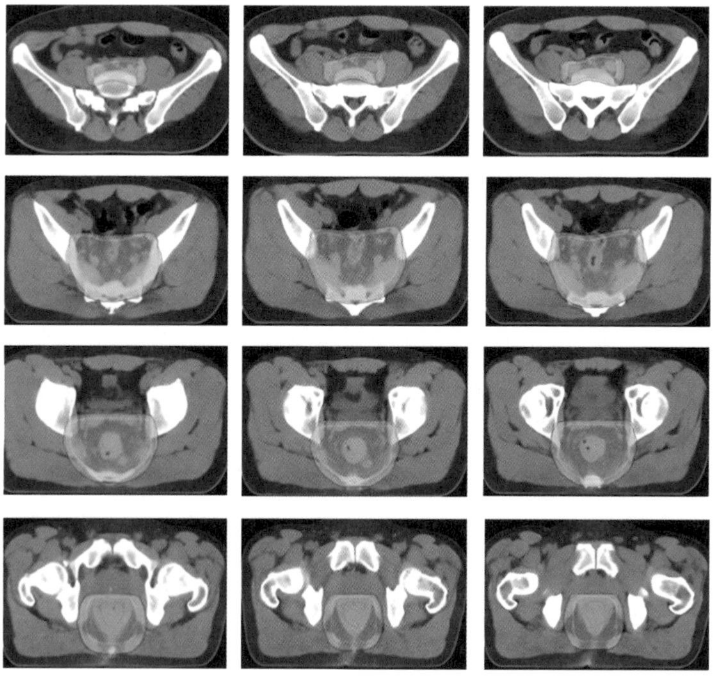

图 8-3-5　直肠癌患者 95% 处方剂量分布图
蓝色线(PTV),绿色线(CTV),红色线(GTV)

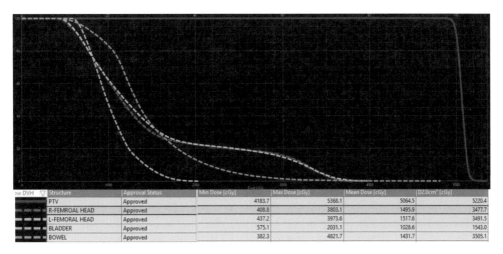

ow DVH	Structure	Approval Status	Min Dose [cGy]	Max Dose [cGy]	Mean Dose [cGy]	D2.0cm² [cGy]
	PTV	Approved	4183.7	5368.1	5064.5	5220.4
	R-FEMROAL HEAD	Approved	408.8	3803.1	1495.9	3477.7
	L-FEMORAL HEAD	Approved	437.2	3973.6	1517.6	3491.5
	BLADDER	Approved	575.1	2031.1	1028.6	1543.0
	BOWEL	Approved	382.3	4821.7	1431.7	3505.1

图 8-3-6　DVH 显示靶区覆盖率及正常组织受照射剂量

8.3.6.6　放疗剂量推荐

（1）术前或术后放疗，推荐 DT45～50.4 Gy/25～28 次；局部晚期不可手术切除直肠癌推荐长疗程常规分割放疗。

（2）术前放疗也可采用 5×5 Gy/5 次/1 周，或其他剂量分割方式，生物有效剂量必须≥30 Gy。

（3）有肿瘤或残留者，全盆腔放疗后，局部加量 DT10～20 Gy，同时需考虑肠道受照剂量。

（4）同步放化疗的化疗方案：推荐卡培他滨或 5-FU 为基础的方案。术后放化疗和辅助化疗顺序：推荐同步放化疗＋辅助化疗，或 1～2 周期辅助化疗＋同步放化疗＋辅助化疗。

（5）关键器官剂量限制。小肠：V35 Gy≤180 cc，V40 Gy≤100 cc，V45 Gy≤65 cc，Dmax＜50 Gy；膀胱：V40 Gy≤40％，V45 Gy≤25％，Dmax＜50 Gy；股骨头：V40 Gy≤40％，V45 Gy≤25％，Dmax＜50 Gy。

8.3.7　随访

直肠癌患者治疗后建议根据表 8-3-4 所示随访周期和检查项目进行定期随访。目前不建议 PET/CT 作为常规随访项目。

表 8-3-4　直肠癌治疗后随访周期及项目

治疗后间隔时间	随访频率	随访项目	随访内容
3 年	每 3～6 个月 1 次	病史及体格检查	完整的病史评估及体格检查，包括直肠检查 营养咨询
3～5 年	每 6 个月 1 次	实验室检验	肿瘤标记物（包括 CEA）
5 年以上	每年 1 次	影像学检查	胸腹盆部增强 CT 肠镜检查（每年 1 次） 其他根据临床所需检查项目

（王舒蓓　蔡钢）

参考文献

[1] Sung H, Ferlay J, Siegel R L, et al. Global Cancer Statistics 2020: GLOBOCAN Estimates of Incidence and Mortality Worldwide for 36 Cancers in 185 Countries [J]. CA Cancer J Clin, 2021,71 (3):209 - 249.

[2] Zheng R, Zhang S, Zeng H, et al. Cancer incidence and mortality in China, 2016 [J]. J Nat Cancer Cent, 2022, 2(1): 1 - 9.

[3] Amin M B, Gress D M, Vega L R M. AJCC Cancer Staging Manual [M]. 8th ed. Berlin: Springer, 2016.

[4] Sauer R, Liersch T, Merkel S, et al. Preoperative versus postoperative chemoradiotherapy for locally advanced rectal cancer: results of the German CAO/ARO/AIO - 94 randomized phase Ⅲ trial after a median follow-up of 11 years [J]. J Clin Oncol, 2012, 30(16): 1926 - 1933.

[5] Fokas E, Liersch T, Fietkau R, et al. Tumor regression grading after preoperative chemoradiotherapy for locally advanced rectal carcinoma revisited: updated results of the CAO/ARO/AIO - 94 trial [J]. J Clin Oncol, 2014, 32(15): 1554 - 1562.

[6] Sebag-Montefiore D, Stephens R J, Steele R, et al. Preoperative radiotherapy versus selective postoperative chemoradiotherapy in patients with rectal cancer (MRC CR07 and NCIC-CTG C016): a multicentre, randomised trial [J]. Lancet, 2009, 373(9666): 811 - 820.

[7] Quirke P, Steele R, Monson J, et al. Effect of the plane of surgery achieved on local recurrence in patients with operable rectal cancer: a prospective study using data from the MRC CR07 and NCIC-CTG CO16 randomised clinical trial [J]. Lancet, 2009, 373(9666): 821 - 828.

[8] Bujko K, Nowacki M P, Nasierowska-Guttmejer A, et al. Long-term results of a randomized trial comparing preoperative short-course radiotherapy with preoperative conventionally fractionated chemoradiation for rectal cancer [J]. Br J Surg, 2006, 93(10): 1215 - 1223.

[9] Ngan S Y, Burmeister B, Fisher R J, et al. Randomized trial of short-course radiotherapy versus long-course chemoradiation comparing rates of local recurrence in patients with T3 rectal cancer: Trans-Tasman Radiation Oncology Group trial 01.04 [J]. J Clin Oncol, 2012, 30(31): 3827 - 3833.

[10] Gastrointestinal Tumor Study Group. Prolongation of the disease-free interval in surgically treated rectal carcinoma [J]. N Engl J Med, 1985, 312(23): 1465 - 1472.

[11] Douglass HO Jr, Moertel CG, Mayer RJ, et al. Survival after postoperative combination treatment of rectal cancer [J]. N Engl J Med, 1986, 315(20): 1294 - 1295.

[12] Krook J E, Moertel C G, Gunderson L L, et al. Effective surgical adjuvant therapy for high-risk rectal carcinoma [J]. N Engl J Med, 1991, 324(11): 709 - 715.

[13] Smalley S R, Benedetti J K, Williamson S K, et al. Phase Ⅲ trial of fluorouracil-based chemotherapy regimens plus radiotherapy in postoperative adjuvant rectal cancer: GI INT 0144 [J]. J Clin Oncol, 2006, 24(22): 3542 - 3547.

9 妇科肿瘤

9.1 宫颈癌

要点

(1) 宫颈癌在女性常见恶性肿瘤中占居第4,其中85%以上发生在低收入和中等收入国家,成为发展中国家女性最常见的癌症死亡原因之一。

(2) 宫颈癌发病年龄:20岁以前很低,20～50岁逐渐增高,以后增长变缓,但近年来有年轻化趋势。

(3) 持续人乳头瘤病毒(human papilloma virus,HPV)感染是最重要的致病因素,90%以上的宫颈癌患者曾有HPV感染。与宫颈癌有关的其他流行病学危险因素包括吸烟史、多产、口服避孕药使用、初次性行为早、性伴侣数量较多、性传播疾病史、某些自身免疫性疾病等。

(4) HPV有几十种亚型,宫颈癌的发生发展主要与高危型HPV感染有关,其中又以HPV 16和18型为最常见,可引起70%的宫颈癌和宫颈癌前病变。其他高危型HPV包括31、33、35、45、51、52、56、58和61型。腺癌与鳞状细胞癌中HPV的类型相似。

(5) 宫颈癌的发展是致病因素持续作用下的连续过程,其中宫颈上皮内瘤变(cervical intraepithelial neoplasia,CIN)是发展至宫颈浸润癌前重要的癌前病变。

(6) 临床表现主要为不规则阴道出血、接触性出血、阴道异常流液,晚期病例可出现下腹痛、腰背部疼痛、泌尿系统或排便异常等症状。

(7) 绝大多数宫颈癌为鳞状细胞癌,仅10%左右为腺癌,但腺癌的比例正逐渐上升。

(8) 宫颈癌分期、肿块大小、淋巴结状态是影响预后的主要因素。

(9) 早期宫颈癌(肿块小于4 cm,无宫旁浸润)手术与放疗有着相似的预后,局部晚期宫颈癌采取以同步放化疗为主的根治性治疗。

(10) 对于无远处转移的宫颈癌,辅助化疗的地位仍处于临床研究中。

9.1.1 宫颈肿瘤病理及解剖

（1）宫颈解剖：宫颈位于子宫下 1/3，分宫颈阴道部和宫颈管。经子宫峡部与宫体相连，下经宫颈外口与阴道相通。子宫颈黏膜被覆上皮有两种，子宫颈阴道部被覆以复层鳞状上皮，子宫颈管内膜为单层柱状上皮。两者交界区域称为移行带。

（2）宫颈肿瘤病理：85%～90% 的宫颈癌病理类型为鳞状细胞癌（角化、非角化、乳头状，基底细胞癌，疣状，鳞状移型，淋巴上皮瘤样），多发于宫颈口鳞状上皮和柱状上皮交界区，随着年龄增大逐渐向内缩，年老女性癌肿多位于宫颈管内。腺癌（宫颈管、黏液性、绒毛状、子宫内膜样）占宫颈癌患者的 5%～15%，多发生于宫颈管的柱状上皮或宫颈腺体，多见于小于 30 岁的年轻女性。其他病理类型包括腺鳞癌（组织内有明确腺癌和鳞状细胞癌成分，各占比例不同，分化也各有不同）、腺样囊性癌、未分化癌、肉瘤、小细胞癌、黑色素瘤及宫颈转移癌等。

（3）宫颈癌蔓延途径：宫颈癌可通过直接蔓延浸润阴道、宫体、宫体周围结缔组织、子宫韧带、膀胱和直肠。宫颈两侧的输尿管因肿瘤压迫及浸润形成不同程度的梗阻，导致输尿管或肾盂积水。

淋巴管是宫颈癌最常见、最重要的转移途径，一般由原发病灶通过附近的淋巴管向宫颈旁、闭孔、髂内、髂外等淋巴结向髂总淋巴结转移，进而转移至腹主动脉旁淋巴结；也可以通过骶前淋巴结向腹主动脉旁淋巴结转移。晚期宫颈癌可转移到锁骨上淋巴结及全身其他淋巴结。

宫颈血管由来自子宫动脉的分支——子宫颈动脉供应，动静脉伴行。动脉为髂内动脉前干分支，子宫阴道静脉丛接受子宫体、宫颈和阴道静脉等回流血液，以宫颈两侧和阴道后侧壁最为丰富。宫颈癌血行转移主要通过静脉系统及胸导管或小的淋巴静脉交通支进入血循环而到达远处脏器。最常见转移的脏器是肺、肝、骨等。

9.1.2 宫颈癌 FIGO 分期

目前采用宫颈癌国际妇产科联盟（International Federation of Gynecology and Obstetrics，FIGO）2018 版分期（表 9-1-1）。手术标本或影像引导的细针穿刺细胞学病理报告是评估病灶范围的重要依据。病理学和影像学均为分期依据。宫颈癌组织学分级如下，Gx：无法评估等级；G1：分化良好；G2：中等分化；G3：低分化或未分化。分级不纳入宫颈癌分期。

表 9-1-1　宫颈癌国际妇产科联盟（FIGO）2018 版分期

分期	描　　述
Ⅰ期	肿瘤局限于宫颈（不考虑扩散至宫体）
ⅠA期	只是在显微镜下诊断的、所测量的最大浸润深度<5.0 mm 的浸润癌
ⅠA1期	所测量间质浸润小于<3.0 mm
ⅠA2期	所测量间质浸润≥3.0 mm 而<5.0 mm
ⅠB期	所测量最大浸润深度≥5.0 mm 的浸润癌

分期	描　　述
ⅠB1 期	浸润深度≥5.0 mm 而最大径线<2.0 cm 的浸润癌
ⅠB2 期	最大径线≥2.0 cm 而<4.0 cm 的浸润癌
ⅠB3 期	最大径线≥4.0 cm 的浸润癌
Ⅱ期	宫颈癌浸润超出子宫，但未达阴道下 1/3 或骨盆壁。
ⅡA 期	无宫旁浸润
ⅡA1 期	浸润癌最大径线<4.0 cm
ⅡA2 期	浸润癌最大径线≥4.0 cm
ⅡB 期	宫旁浸润
Ⅲ期	肿瘤累及阴道下 1/3，和（或）扩散到骨盆壁，和（或）导致肾积水或无功能肾，和（或）累及盆腔和（或）腹主动脉旁淋巴结
ⅢA 期	癌累及阴道下 1/3，未扩散到骨盆壁
ⅢB 期	扩散到骨盆壁，和（或）肾积水或无功能肾
ⅢC 期	盆腔和（或）腹主动脉旁淋巴结受累，无论肿瘤的大小与范围（影像学或者病理学发现分别采用 r 与 p 标记）
ⅢC1 期	只是盆腔淋巴结转移
ⅢC2 期	腹主动脉旁淋巴结转移
Ⅳ期	肿瘤侵犯膀胱黏膜或直肠黏膜（需经活检证实）和（或）超出真骨盆（泡状水肿不分为Ⅳ期）
ⅣA 期	转移至邻近器官
ⅣB 期	转移至远处器官

注：（1）静脉/淋巴管间隙浸润不改变分期。

（2）在ⅠB期，已经引入另外一个分期标准（cut-off）——2.0 cm，这是根据来自包括ⅠA期锥切以及ⅠB早期根治性宫颈切除术在内的保留生育功能手术相关肿瘤结局的数据。在原发Ⅰ期肿瘤<2.0 cm的患者中，与那些所测量的最大径线为 2.0~4.0 cm 患者相比较，复发率显著降低。

（3）对宫旁评估而言，MRI 比 CT 扫描表现更好。已经有研究报道，存在假阴性以及假阳性结果，尤其是在感染或者体积更大的肿瘤使得阴道上段膨胀之时。

（4）卵巢受累：在早期宫颈癌中，鳞状细胞癌病例中卵巢受累<1%，非鳞状细胞癌病例<5%。由于常常与其他存在的危险因素相关，因此，作为独立危险因素对生存率影响的数据有限。目前，卵巢受累不改变分期。

（5）无论其他的结果如何，采用任何方法确诊肾积水或无功能肾时，均将病例划为ⅢB期。同样地，无论其他结果如何，存在盆腔或腹主动脉旁淋巴结转移，均将病例划为ⅢC期，因为与那些无淋巴结转移者相比较，患者生存率更低。盆腔和腹主动脉旁淋巴结受累分别归为ⅢC1与ⅢC2期。

（6）应采用可以获得的最好的技术用于评估，应将病例归为最低的适合的分期，即当可疑之时，归为更低的分期。目前已经认识到，医疗设备广泛存在不足，采用可以获得的其他设备进行分期临床评估是允许的。应记录并报告分期的方法。

（7）影像学上可能提示膀胱与直肠受累，但不一定意味着被肿瘤浸润。如果患者无症状，建议采用膀胱镜与直肠乙状结肠镜分别评估膀胱与直肠。在宫颈管内桶状肿物、肿物扩散到阴道前壁的病例中，应该考虑膀胱镜检查。如要把病例归为Ⅳ期，应组织学确诊。

9.1.3 病例介绍

43 岁女性患者,因接触性阴道出血 3 个月就诊。妇科检查:外阴(一);阴道上 1/3 见菜花样病变;宫颈可见菜花样肿物,直径约 5 cm;子宫前位,正常大小,质地中,活动;双附件未及明显包块;三合诊示双侧宫旁可及,柔软。宫颈活检病理提示宫颈鳞状细胞癌。鳞状细胞癌抗原 18.2 ng/ml。盆腔增强 MRI(图 9-1-1)提示宫颈不规则团块状等 T1、略长 T2 信号影,增强后呈低强化,DWI 呈稍高信号,ADC 值减低,最大横截面约 5.1 cm×4.0 cm,最大垂直长径为 4.5 cm,阴道后穹隆受累,病变达宫颈外口,突入阴道上段内,病变累及宫颈后唇,未见明确宫旁浸润;阴道下 1/3 无累及,阴道及外阴形态、信号无异常;卵巢形态、信号无异常;淋巴结:双侧髂血管旁多发肿大淋巴结伴强化宫颈占位,考虑转移性淋巴结。胸腹盆部增强 CT 提示:宫颈癌,双侧髂血管旁、髂总肿大淋巴结,考虑转移;未见远处转移征象。根据 2018 版 FIGO 分期为ⅢC1 期。

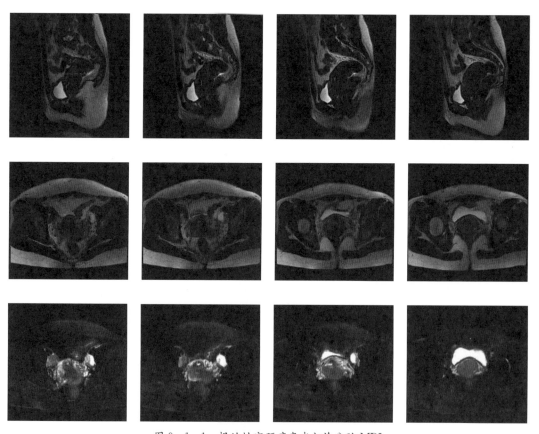

图 9-1-1　根治性宫颈癌患者初诊盆腔 MRI

宫颈不规则团块状等 T1、略长 T2 信号影,增强后呈低强化;最大横截面约 5.1 cm×4.0 cm,最大垂直长径为 4.5 cm,阴道后穹隆受累,未达阴道下 1/3,双侧盆腔多发淋巴结伴强化

9.1.4 诊断检查

(1)病史:包括妇科检查在内的体格检查、血常规、肝肾功能。

（2）肿瘤指标：鳞状细胞癌抗原不能用于筛选，可用于随访；约50%的复发者鳞状细胞癌抗原升高，先于临床诊断2～5个月；约25%的病例在临床诊断复发的同时升高。

（3）细胞学检查：液基薄层细胞学检查明显提高了宫颈细胞样本的检测质量；与传统的宫颈刮片巴氏涂片检查相比，明显提高了标本的满意度及宫颈异常细胞的检出率；对早期诊断很有帮助，可用于排除、鉴别、普查、随访。

（4）阴道镜检查：有助于确定病变部位，确定活检部位。

（5）病理检查：方法为咬取活检，组织病理检查是宫颈癌主要的确诊方法。

（6）影像学检查：胸部X线/胸部CT；盆腔增强MRI明确局部浸润范围；PET/CT（ⅠB1期及以上患者建议行PET/CT评估全身转移情况），或以胸腹盆部增强CT代替。PET/CT诊断敏感性为85%～90%，特异性可达95%～100%；盆腔MRI诊断宫旁及阴道侵犯的准确性达90%。

（7）营养状况评估。

9.1.5　基于循证医学的治疗推荐

宫颈癌治疗前需要评估原发病灶浸润范围、盆腔及远处的转移情况，评估项目见诊断检查。手术治疗是早期宫颈癌最重要的治疗手段，对于局部进展期宫颈癌患者，目前NCCN指南推荐行同步放化疗联合近距离治疗。而对于不能耐受手术或不愿意手术的早期宫颈癌患者，根治性放化疗是一种有效的治疗手段。

9.1.6　文献综述

9.1.6.1　早期宫颈癌放疗的临床证据

早期宫颈癌的主要治疗方法是根治术或放疗。手术通常用于较小的病变，例如ⅠA、ⅠB1、ⅠB2及部分ⅡA1期患者[1]。对于早期不伴有危险因素的患者而言，接受手术或放疗总生存率或无病生存率并没有差异[2]。对于术后病理中伴有高危因素的患者，推荐术后予以同步放化疗和（或）近距离治疗[3-5]，高危因素包括宫旁阳性、盆腔淋巴结阳性、切缘阳性。术后病理中无高危因素的患者，根据Sedlis标准（包括浸润深度、肿块大小以及淋巴脉管情况）评估辅助放疗指征[6-8]，推荐的同步化疗方案包括顺铂（首选）、卡铂（顺铂不耐受时）或顺铂/5-FU。早期宫颈癌辅助放疗的临床证据见表9-1-2。

表9-1-2　早期宫颈癌辅助放疗的前瞻性随机对照研究临床证据

研究	结果	意义
Landoni等[2]	（1）纳入343例ⅠB～ⅡA期宫颈癌患者，1∶1随机分为根治性放疗或根治术±辅助放疗 （2）术后接受辅助放疗的指征为pT2b及以上、距切缘未达3 mm、淋巴结阳性 （3）手术组中63%的患者接受了辅助放疗 （4）总体5年总生存率为83%，无病生存率为74%，两组间无差异 （5）手术±辅助放疗的2～3级毒性反应显著高于根治性放疗组（28% vs 12%）	该研究证实ⅠB～ⅡA期宫颈癌患者行手术或根治性放疗预后相似

（续表）

研究	结果	意义
GOG 109/SWOG 8797/RTOG 91-12[3]	（1）纳入 243 例ⅠA2、ⅠB 及ⅡA 期宫颈癌且完成宫颈癌根治术的患者 （2）具有至少 1 个病理高危因素，包括盆腔淋巴结阳性、切缘阳性、宫旁侵犯 （3）盆腔放疗 49.3 Gy/29 Fx；127 例行同步放化疗（顺铂＋5-FU，三周方案，共 4 次，前两次与放疗同步），116 例行单纯放疗 （4）4 年无进展生存率结果：80%（同步放化疗）vs 63%（单纯放疗），P=0.003 （5）4 年总生存率结果：81%（同步放化疗）vs 71%（单纯放疗），P=0.007 （6）在肿块≥2 cm 或阳性淋巴结≥2 枚的患者中，同步放化疗获益明显，分别提高了 19%（77% vs 58%）及 20%（75% vs 55%）的 5 年总生存率 （7）同步放化疗组 3 级及以上毒性反应较多，12/122 vs 4/112	该研究奠定了宫颈癌根治术后具有病理高危因素患者以顺铂为基础的同步放化疗的地位
GOG 92[8,9]	（1）纳入 277 例ⅠB 期宫颈癌患者，完成宫颈癌根治术且盆腔淋巴结阴性，排除切缘阳性患者 （2）符合至少 2 个危险因素者，1∶1 随机入组后辅助放疗组或术后观察；危险因素包括：浸润＞1/3 宫颈肌层，淋巴脉管阳性，肿块超过 4 cm （3）2 年无复发生存率：88%（术后放疗组）vs 79%（术后观察组） （4）12 年随访结果：术后放疗组显著降低了盆腔局部（13.9% vs 20.7%）及远处复发（2.9% vs 8.6%）；在病理类型为腺癌或腺鳞癌的患者中，术后放疗组降低了复发率（8.8% vs 44%）	该研究证实在具有临床病理学危险因素的早期宫颈癌患者中，辅助放疗降低肿瘤复发率

9.1.6.2 局部进展期宫颈癌放疗的临床证据

根据 5 项随机临床试验的结果，以铂类为基础的同步放化疗是ⅠB3～ⅣA 期宫颈癌的首选治疗方法[10,11]。放化疗也可用于不适合手术的患者。由于针对宫颈腺癌治疗评估的研究较少，目前仍以与鳞状细胞癌相似的方式治疗[12-14]。而新辅助化疗联合宫颈癌根治术在局部晚期宫颈癌中并未显示生存获益[10,15]，目前并不推荐。局部进展期宫颈癌根治性放疗的临床证据见表 9-1-3。

表 9-1-3　局部晚期宫颈癌放疗的前瞻性随机研究临床证据

研究	结果	意义
RTOG 79-20[16,17]	（1）纳入 367 例 FIGO 分期ⅡB 或ⅠB、ⅡA 期伴大肿块（≥4 cm），病理确诊宫颈癌的患者 （2）排除临床或病理学明确的主动脉旁淋巴结阳性患者 （3）随机分为盆腔照射或盆腔＋预防性延伸野照射；盆腔照射 1.6～1.8 Gy/45～50 Gy，延伸野照射 1.6～1.8 Gy/44～45 Gy；近距离后装治疗剂量 30～40 Gy（A 点） （4）盆腔＋延伸野照射提高了 10 年总生存率：55% vs 44%，P=0.02 （5）盆腔＋延伸野照射提高了 10 年无病生存率：42% vs 40% （6）盆腔＋延伸野照射降低了 10 年宫颈癌相关死亡率：30% vs 41%	在宫颈癌伴大肿块的患者中，预防性延伸野照射提高了 10 年总生存率，但未影响局控或远处转移

（续表）

研究	结果	意义
RTOG 90－01[18,19]	（1）纳入 403 例ⅡB～ⅣA 期或伴肿块≥5 cm/活检病理确诊淋巴结阳性的ⅠB～ⅡA 期局部晚期宫颈癌患者；排除主动脉旁淋巴结阳性者 （2）ⅠB、ⅡA、ⅡB 期患者占 70％ （3）随机分为盆腔＋预防性延伸野照射 45 Gy 或盆腔照射 45 Gy 联合同步化疗（5－FU/顺铂，q21d,共 3 疗程） （4）两组均完成 1～2 次的低剂量率近距离腔内治疗，A 点剂量 85 Gy （5）中位随访时间 43 个月结果：同步放化疗提高了 5 年总生存率，73％ vs 58％，P=0.004；提高了 5 年无病生存率，67％ vs 40％，P<0.001；降低了 5 年局部复发率，19％ vs 35％，P<0.001；降低了 5 年远处转移率，14％ vs 33％，P<0.001；Ⅲ～ⅣA 期患者中两组无总生存率或无病生存率的差异 （6）中位随访 55 个月结果：同步放化疗提高了 8 年总生存率，67％ vs 41％，P<0.001；提高了 8 年无病生存率，61％ vs 46％，P<0.001，降低了 51％的复发及死亡风险；在Ⅲ～ⅣA 期患者中观察到了较好的无病生存率（P=0.05）及总生存率（P=0.07）	在外照射和腔内放疗的基础上加入 5－FU 和顺铂化疗显著提高了局部晚期宫颈癌患者的生存率
GOG120[20,21]	（1）纳入 526 例ⅡB～ⅣA 期宫颈癌患者，包括鳞状细胞癌、腺鳞癌及腺癌，排除主动脉旁淋巴结转移，比较 3 种同步化疗方案患者的无进展生存率、总生存率 （2）盆腔外照射＋腔内治疗：外照射 40.8 Gy/24 Fx 或 51 Gy/30 Fx；腔内治疗 A 点总剂量达到 80.8 Gy（ⅡB 期），81 Gy（Ⅲ～ⅣA 期） （3）6 周期同步化疗方案：① 顺铂每周单药（176 例），② 每两周口服羟基脲（177 例），③ 顺铂/5－FU 三周联合羟基脲每周二次方案（173 例） （4）10 年无进展生存率：46％ vs 26％ vs 43％，含铂方案的两组患者无进展生存率较长，P<0.001 （5）10 年无病生存率：53％ vs 34％ vs 53％，含铂方案的两组患者无病生存率较长，P<0.001 （6）10 年局部复发率：22％ vs 34％ vs 21％ （7）3～4 级血液学不良反应主要发生在三药化疗同步放疗组，P<0.001；其他两组毒性反应无明显差别；晚期 3～4 级消化/泌尿系统毒性反应发生率在是否联合铂类同步化疗的患者中无显著差异	奠定了局部晚期宫颈癌患者铂类为基础的同步化疗方案，首选顺铂单药每周同步化疗
B9E-MC-JHQS[22]	（1）纳入 515 例ⅡB～ⅣA 期宫颈癌患者，年龄 18～70 岁，排除主动脉旁淋巴结病理确认阳性者 （2）1∶1 随机分为 A 组：顺铂/吉西他滨（GP）每周方案同步放化疗联合 2 周期 GP 三周方案辅助化疗，B 组：顺铂单药每周同步放化疗；两组均接受近距离腔内治疗 （3）外照射 50.4 Gy/28 Fx，近距离治疗 30～35 Gy/96 h（A 点） （4）3 年无进展生存率：74.4％（A 组）vs 65％（B 组），P=0.029 （5）局部复发率：11.2％（A 组）vs 16.4％（B 组），P=0.097 （6）远处转移率：8.1％（A 组）vs 16.4（B 组），P=0.005 （7）3～4 级毒性反应：86.5％（A 组）vs 46.3％（B 组），P<0.001，A 组 2 例患者死亡	GP 同步放化疗联合 GP 辅助化疗的方案与顺铂每周同步放化疗方案相比，虽然改善了生存数据，但存在未能解决的毒性问题，该研究在入组完成 3 年后修改了主要终点，也使该研究存在争议

研究	结果	意义
ANZGOG 0902/ GOG 274[23]	(1) 纳入 926 例宫颈癌 I B1＋淋巴结阳性、I B2、II、III B、IV A 期宫颈癌,包括鳞状细胞癌、腺鳞癌及腺癌;I～II 期占 76％ (2) 排除 $L_{3/4}$ 水平以上淋巴结阳性患者 (3) 1∶1 随机分至同步放化疗组(CRT)或 CRT 联合辅助化疗(CRT＋ACT) (4) CRT:外照射 40～45 Gy/20～25 Fx＋近距离治疗,同步顺铂 40 mg/m² 周疗 (5) 辅助化疗:紫杉醇 155 mg/m²＋卡铂 AUC＝5 q3w×4 周期 (6) 5 年无进展生存率:61％(CRT) vs 63％(CRT＋ACT),P＝0.6 (7) 5 年总生存率:71％(CRT) vs 72％(CRT＋ACT),P＝0.8 (8) 不良反应无明显差异	基于顺铂的同步放化疗后继续辅助化疗并未延长局部晚期宫颈癌患者总生存率或无进展生存率,以顺铂为基础的同步放化疗依然是目前局部晚期宫颈癌患者的标准治疗方式

9.1.7 根据 NCCN 指南进行宫颈癌治疗推荐(2022 年第 1 版)

(1) 各期初始治疗原则(采用 FIGO 2018 版分期)见表 9-1-4。

表 9-1-4 根据 NCCN 指南推荐的各期宫颈癌治疗原则

分期			治 疗 原 则
I A 期	I A1	无生育要求者	淋巴血管间隙浸润(－):单纯子宫切除术; 淋巴血管间隙浸润(＋):改良根治性子宫切除术＋双侧盆腔淋巴结清扫术
		有生育要求者	淋巴血管间隙浸润(－):宫颈锥切术; 淋巴血管间隙浸润(＋):宫颈锥切术＋前哨淋巴结活检
	I A2	无生育要求者	改良根治性子宫切除术＋双侧盆腔淋巴结清扫术
		有生育要求者	根治性宫颈切除术＋双侧盆腔淋巴结清扫
I B 期	I B1～I B2	无生育要求者	改良根治性子宫切除术＋双侧盆腔淋巴结清扫术
		有生育要求者	根治性宫颈切除术＋双侧盆腔淋巴结清扫
	I B3		根治性放化疗:顺铂为主的同步放化疗＋近距离后装治疗
II A 期	II A1		改良根治性子宫切除术＋双侧盆腔淋巴结清扫术
	II A2		根治性放化疗:顺铂为主的同步放化疗＋近距离后装治疗
II B～IV A 期			根治性放化疗:顺铂为主的同步放化疗＋近距离后装治疗
IV B 期			全身治疗±局部手术或个体化放疗

注:对于早期宫颈癌患者,若有手术禁忌,放疗可与手术治疗达到同样的治疗效果。

(2) 宫颈癌根治术后,病理无高危因素患者(淋巴结阴性、宫旁阴性、切缘阴性)盆腔外照射的 Sedlis 标准[6-9]见表 9-1-5。

表 9-1-5 宫颈癌根治术后辅助放疗的 Sedlis 标准

淋巴血管间隙侵犯	肌层浸润	肿瘤大小(妇科检查决定)
＋	深 1/3 肌层	任何大小
＋	中 1/3 肌层	≥2 cm
＋	浅 1/3 肌层	≥5 cm
－	中或深 1/3 肌层	≥4 cm

9.1.8 治疗计划

9.1.8.1 模拟定位

患者定位与治疗时通常采用仰卧位,使用合适的装置至少使上半身、躯干及近端下肢固定;每次治疗均需采取与定位扫描时相同的体位及相同的固定装置。患者在 CT 扫描时还需要保持膀胱充盈。可以进行膀胱充盈及排空两个时相的 CT 扫描,然后将两个时相的 CT 图像进行融合以获得内靶区(ITV)。定位 CT 扫描的范围应包括需放疗的区域及正常组织,尽可能使用增强 CT 定位,以便进一步鉴别患者的脉管与淋巴结。对于术后患者,建议在定位前使用不透射线材料置入阴道顶端以进行标记,但不可改变阴道形状。

9.1.8.2 靶区勾画

(1)宫颈癌术后 CTV 勾画:Small 等[24]于 2008 年总结了各临床协作组专家对宫颈癌及子宫内膜癌术后 CTV 勾画的意见及达成的共识,指出宫颈癌术后 CTV 靶区应包括髂总、髂外、髂内及骶前淋巴结区;还需包括阴道残端 3 cm 及其周围软组织。CTV 的上界应从 $L_{4\sim5}$ 间隙以下 7 mm 开始,并取阴道残端以下 3 cm 或者闭孔下缘以上 1 cm 之中的较低者为下界。CTV 需要包括邻近可见的或者可疑的淋巴结、淋巴囊肿以及术中放置的银夹。

虽然患者在膀胱充盈状态下能够较好地将小肠推移到盆腔照射野外,但在整个治疗疗程中均保持恒定的膀胱充盈状态是非常困难的;而且考虑到膀胱充盈度的不同会导致阴道残端位置的变化而影响靶区准确性,故建议分别勾画膀胱充盈及排空状态下的阴道及其周围组织,以获得 ITV 的范围。CTV 下界确定为阴道残端以下 3 cm 或者闭孔下缘以上 1 cm 之中的较低者;侧界则至两侧的闭孔内肌为止。宫颈癌术后靶区勾画各层面推荐见表 9-1-6。

表 9-1-6 宫颈癌术后靶区勾画推荐

层面	CTV 勾画
髂总血管分叉以上层面	髂总血管周围外扩 7 mm,骶前淋巴结区包括脊柱或者骶骨前至少 1.5 cm 的软组织,需避开椎体、腰肌以及肠道,且不能延伸到骶孔
髂总血管分叉到阴道残端	骶前淋巴结区由上延伸下来直至梨状肌清晰可见(约位于 S_2 下缘水平),此处开始 CTV 应分开成左右两部分,包括髂内及髂外血管周围 7 mm 的区域,避开骨、肠道及肌肉

（续表）

层面	CTV 勾画
阴道残端及以下	包括阴道残端、其周围约 0.5 cm 范围的软组织，及两侧的淋巴结区域。左右两部分的血管周围淋巴结区域 CTV 将通过阴道残端及其周围组织重新相连。髂外淋巴结区域下界终止于股骨头上缘水平；髂内血管区域推荐以梨状肌为后界，即使其范围已超出可见血管外 7 mm。为了保证体中线区域有前后径为 1.5 cm 的 CTV 覆盖，允许将部分直肠及膀胱包括在 CTV 内；下界为阴道残端以下 3 cm 或者闭孔下缘以上 1 cm 之中的较低者；侧界至两侧的闭孔内肌为止

以上推荐是各国际临床协作组首次在该方面达成共识并已被广泛应用于目前各研究中。然而出于对勾画方案中细节的关注，上述建议正在不断改进中。其中以直肠充盈与否对于阴道残端位置的影响，以及如何更准确地勾画主动脉旁及骶前淋巴结尤其受临床关注，但目前尚未有此方面进一步共识的报道。另外，当阴道下端受累时，需要考虑腹股沟淋巴结区的照射，但该共识并未对此区域的勾画做出描述。Kım 等[25]研究提出，勾画腹股沟淋巴结时在血管周围均匀外扩 7 mm 是显然不够的，临床医生按照盆腔淋巴结轮廓来推断腹股沟淋巴结轮廓时需要十分谨慎，同时他们提出根据解剖标志确定边界会更准确。

（2）宫颈癌根治性放疗的 CTV 靶区勾画：Lim 等[26]在 2011 年发表了宫颈癌根治性放疗 CTV 勾画的共识。在此共识中，CTV 包括了 GTV、宫颈、整个子宫、宫旁、卵巢、部分或全部阴道组织、直肠系膜（存在宫骶韧带受累时）及盆腔淋巴引流区；淋巴结引流区域包括髂总、髂内、髂外、闭孔、骶前淋巴结以及任何受累的淋巴结，淋巴结区的勾画与宫颈癌术后辅助放疗相同。值得注意的是宫旁区域的勾画，宫旁边界为上至输卵管的顶端，也就是紧邻子宫的肠袢出现的层面（阔韧带顶端），下至泌尿生殖膈；如果子宫前倾明显，尤其是在子宫底位置低于宫颈的情况下，宫旁的上界即为宫颈出现的层面；前界为膀胱或者髂外血管后缘（膀胱体积较小者）；后界为宫骶韧带和直肠系膜前缘；外界至两侧骨盆壁，不包括肌肉和骨。在宫骶韧带受累的情况下，CTV 必须包括整个宫骶韧带，此时整个直肠系膜也应包括在 CTV 内；对 FIGO 临床分期为 III B 期及以上的宫颈癌患者，也应将整个直肠系膜勾画在 CTV 内。当阴道穹隆未受累或仅有微浸润时，CTV 应包括上 1/2 的阴道；当阴道上段受累时，CTV 包括上 2/3 的阴道；当肿瘤有更广泛的浸润时，整个阴道需包括在CTV 靶区内。

（3）内靶区（ITV）：在 ICRU62 号报告中提出 ITV 的概念，定义为由于器官运动（如胃和膀胱的充盈度、呼吸引起的运动等）而引起 CTV 范围、形状和位置的变化所做的边缘扩大。RTOG 推荐完整的 CTV 应包括阴道/宫旁 ITV 加上淋巴结区 CTV。阴道/宫旁 ITV 的勾画应在膀胱充盈及排空两时相扫描图像融合后进行，必须包绕两个时相的阴道/宫旁组织，因为要求患者在治疗过程中保持恒定的膀胱充盈状态是非常困难的。但需要注意的是，我们仍嘱咐患者尽可能保持膀胱充盈，以尽量减少盆腔内小肠的体积。

（4）PTV：是一个几何学概念，指包含 CTV 及由于照射中患者器官运动、日常摆位误差、放疗中靶位置和靶体积变化等几何学因素而对 CTV 向外扩大后的组织范围，用于治疗计划的制订及评估。

PTV 在 CTV 基础上产生,治疗计划中最终的 PTV 主要基于不同的 PTV 图像生成。不同的 CTV - PTV 是基于每个 CTV 以及相应的组织器官移动范围和摆位误差基础上形成的。推荐原发肿瘤区域 CTV 在各方向上外扩 1.5~2.0 cm、淋巴结引流区 CTV 各方向外扩 7 mm 形成 PTV;若在治疗期间并没有每日摄片进行软组织图像配准,CTV 则需外扩更多。在进行 IMRT 治疗期间,没有任何形式的软组织图像配准会导致治疗中靶区偏移。对于阴道/宫旁 ITV 外扩范围并没有明确推荐,但在 RTOG0418、RTOG0724 等研究方案中均采用 ITV 各方向外扩 7 mm 以形成 PTV。

9.1.9 病例勾画

根治性放疗病例外照射代表性层面的靶区、剂量分布及 DVH 见图 9 - 1 - 2、图 9 - 1 - 3 及图 9 - 1 - 4。根治性放疗病例腔内近距离治疗靶区勾画及 DVH 见图 9 - 1 - 5、图 9 - 1 - 6。

髂总分叉以上层面

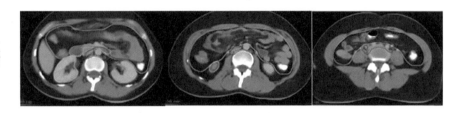

髂总分叉以下至股骨头出现层面

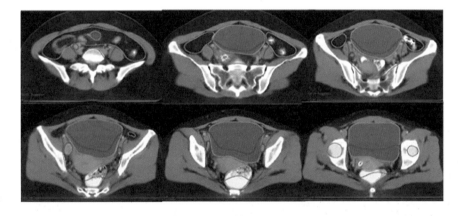

上2/3阴道层面

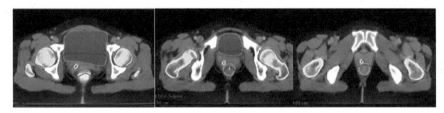

图 9 - 1 - 2　宫颈癌根治性放疗靶区

女性,43 岁,根治性放疗,靶区 CTV、GTVnd 及危及器官

髂总分叉
以上层面

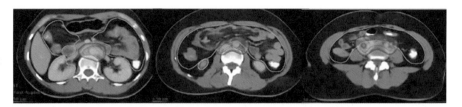

髂总分叉
以下至股
骨头出现
层面

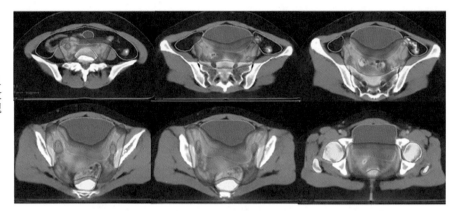

上2/3阴道
层面

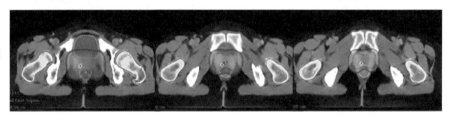

图 9-1-3　宫颈癌根治性放疗剂量分布情况(95%处方剂量)

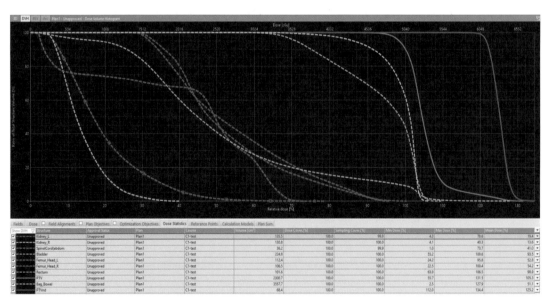

图 9-1-4　宫颈癌根治性放疗 DVH

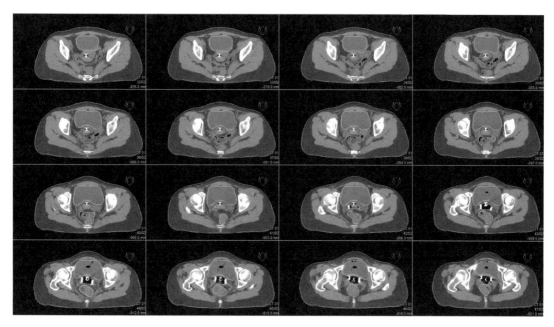

图 9-1-5 宫颈癌根治性放疗病例近距离治疗靶区勾画
红色为 HR-CTV

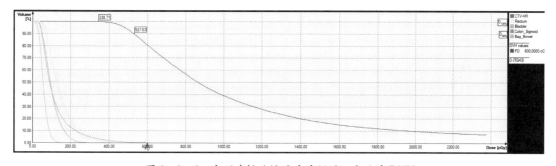

图 9-1-6 宫颈癌根治性放疗病例近距离治疗 DVH

9.1.10 放疗技术及剂量推荐

外照射可采用 VMAT 或 IMRT,淋巴结或宫旁组织的推量照射可采用同步加量（simultaneous integrated boost，SIB)进行。

1) 根治性放疗

（1）外照射。全盆腔放疗或延伸野 PTV:45～50.4Gy,每次 1.8～2.0Gy,PTVnd:60～70Gy;于每周周一至周五进行,总共在 5～6 周内完成;同步化疗方案:顺铂 60 mg qw×5 次。对于宫旁受累患者,推荐同步宫旁补量或近距离插植宫旁补量。IGRT 频率至少每周一次。

（2）近距离治疗。建议在外照射结束后尽快进行,每周两次。近距离照射可采用腔内±组织间插植方式进行,当腔内治疗剂量分布不能满足 HR-CTV 及危及器官 D2cc 要求时,应联合使用组织间插植治疗。采用高剂量率（HDR）近距离放疗。推荐图像引导三维治疗计划,使用 MRI 或 CT 帮助进行 3D 勾画肿瘤体积。腔内近距离放疗分割次数 4～5 次,HR-CTV 达到 EQD2 D90≥80Gy,90％ IR-CTV 达到 EQD2≥60Gy;当病灶≥4 cm、对外照射治疗反应差的患者，HRCTV D90≥85 Gy。总治疗时长不超过8周。

2）术后辅助治疗

总剂量：45～50.4 Gy，分割剂量 1.8～2 Gy/Fx；高危患者同步化疗方案：顺铂 60 mg qw*5次。

3）关键器官剂量限制

直肠：外照射，V30 Gy<60％，V50 Gy<50％；总 D2cc<75 Gy；膀胱：外照射，V45 Gy<30％，总 D2cc<90 Gy；乙状结肠：D2cc<75 Gy；肠袋：外照射，V45 Gy <195 cm，V40 Gy<30％，总 D2cc<70 Gy；股骨头：V30 Gy <15％，V50 Gy <5％；肾脏（两侧肾脏单独评估）：平均剂量<18 Gy；脊髓：最大剂量<45 Gy；阴道：表面最高剂量不超过 100 Gy。

9.1.11 随访

宫颈癌患者治疗后建议根据表 9-1-7 所示随访周期和检查项目进行定期随访。

表 9-1-7 宫颈癌随访周期表

治疗后间隔时间	随访频率	随访项目	随访内容
2 年内	每 3～6 个月 1 次	病史及体格检查	完整的病史评估及体格检查 营养咨询
2～5 年	每 6 个月 1 次	实验室检验	血常规、肝肾功能、肿瘤标记物（宫颈鳞状细胞癌患者：鳞状细胞癌抗原）
5 年以上	每年 1 次	影像学检查	胸部增强 CT（每年 1 次） 腹部超声/增强 CT（每半年 1 次） 盆腔增强 MRI（每半年 1 次）

（徐昊平　蔡嵘）

参 考 文 献

［1］American College of Obstetricians and Gynecologists. ACOG practice bulletin. Diagnosis and treatment of cervical carcinomas. Number 35，May 2002. American College of Obstetricians and Gynecologists ［J］. Int J Gynaecol Obstet，2002，78(1)：79－91.

［2］Landoni F，Maneo A，Colombo A，et al. Randomised study of radical surgery versus radiotherapy for stage Ⅰb-Ⅱa cervical cancer［J］. Lancet，1997，350(9077)：535－540.

［3］Peters WA 3rd，Liu PY，Barrett RJ 2nd，et al. Concurrent chemotherapy and pelvic radiation therapy compared with pelvic radiation therapy alone as adjuvant therapy after radical surgery in high-risk early-stage cancer of the cervix［J］. J Clin Oncol，2000，18(8)：1606－1613.

［4］Monk BJ，Wang J，Im S，et al. Rethinking the use of radiation and chemotherapy after radical hysterectomy：a clinical-pathologic analysis of a Gynecologic Oncology Group/Southwest Oncology Group/Radiation Therapy Oncology Group trial［J］. Gynecol Oncol，2005，96(3)：721－728.

［5］Trifiletti DM，Swisher-McClure S，Showalter TN，et al. Postoperative Chemoradiation Therapy in High-Risk Cervical Cancer：Re-evaluating the Findings of Gynecologic Oncology Group Study 109 in a Large，Population-Based Cohort［J］. Int J Radiat Oncol Biol Phys，2015，93(5)：1032－1044.

［6］Sedlis A，Bundy BN，Rotman MZ，et al. A randomized trial of pelvic radiation therapy versus no further therapy in selected patients with 2 stage Ⅰ B carcinoma of the cervix after radical hysterectomy and pelvic lymphadenectomy: a gynecologic oncology study group[J]. Gynecol Oncol, 1999,73(2): 177 - 183.

[7] Delgado G, Bundy B, Zaino R, et al. Prospective surgical-pathological study of disease-free interval in patients with stage Ⅰ B squamous cell carcinoma of the cervix: a 3 Gynecologic Oncology Group study [J]. Gynecol Oncol, 1990,38(3):352 - 357.

[8] Rotman M, Sedlis A, Piedmont MR, et al. A phase Ⅲ randomized trial of postoperative pelvic irradiation in stage Ⅰ B cervical carcinoma with poor prognostic 4 features: follow-up of a gynecologic oncology group study[J]. Int J Radiat Oncol Biol Phys, 2006,65(1):169 - 176.

[9] Sedlis A, Bundy BN, Rotman MZ, et al. A randomized trial of pelvic radiation therapy versus no further therapy in selected patients with stage Ⅰ B carcinoma of the cervix after radical hysterectomy and pelvic lymphadenectomy: A Gynecologic Oncology Group Study[J]. Gynecol Oncol, 1999,73(2):177 - 183.

[10] Gaffney DK, Erickson-Wittmann BA, Jhingran A, et al. ACR Appropriateness Criteria(R) on Advanced Cervical Cancer Expert Panel on Radiation Oncology-Gynecology[J]. Int J Radiat Oncol Biol Phys, 2011,81(3):609 - 614.

[11] Monk BJ, Tewari KS, Koh WJ. Multimodality therapy for locally advanced cervical carcinoma: state of the art and future directions[J]. J Clin Oncol, 2007,25(20):2952 - 2965.

[12] Gien LT, Beauchemin MC, Thomas G. Adenocarcinoma: a unique cervical cancer[J]. Gynecol Oncol, 2010,116(1):140 - 146.

[13] Baalbergen A, Veenstra Y, Stalpers LL, et al. Primary surgery versus primary radiation therapy with or without chemotherapy for early adenocarcinoma of the uterine cervix[J/OL]. Cochrane Database Syst Rev, 2010,1:CD006248.

[14] Park JY, Kim DY, Kim JH, et al. Outcomes after radical hysterectomy in patients with early-stage adenocarcinoma of uterine cervix[J]. Br J Cancer, 2010,102(12):1692 - 1698.

[15] Neoadjuvant Chemotherapy for Locally Advanced Cervical Cancer Meta-analysis Collaboration. Neoadjuvant chemotherapy for locally advanced cervical cancer: A systematic review and meta-analysis of individual patient data from 21 randomised trials[J]. Eur J Cancer, 2003,39(17):2470 - 2486.

[16] Rotman M, Choi K, Guse C, et al. Prophylactic irradiation of the para-aortic lymph node chain in stage Ⅱ B and bulky stage Ⅰ B carcinoma of the cervix, initial treatment results of RTOG 7920[J]. Int J Radiat Oncol Biol Phys, 1990,19(3):513 - 521.

[17] Rotman M, Pajak TF, Choi K, et al. Prophylactic extended-field irradiation of para-aortic lymph nodes in stages Ⅱ B and bulky Ⅰ B and Ⅱ A cervical carcinomas. Ten-year treatment results of RTOG 79 - 20 [J]. JAMA, 1995,274(5):387 - 393.

[18] Morris M, Eifel PJ, Lu J, et al. Pelvic radiation with concurrent chemotherapy compared with pelvic and para-aortic radiation for high-risk cervical cancer[J]. N Engl J Med, 1999,340(15):1137 - 1143.

[19] Eifel PJ, Winter K, Morris M, et al. Pelvic irradiation with concurrent chemotherapy versus pelvic and para-aortic irradiation for high-risk cervical cancer: an update of radiation therapy oncology group trial (RTOG) 90 - 01[J]. J Clin Oncol, 2004,22(5):872 - 880.

[20] Rose PG, Bundy BN, Watkins EB, et al. Concurrent cisplatin-based radiotherapy and chemotherapy for locally advanced cervical cancer[J]. N Engl J Med, 1999,340(15):1144 - 1153.

[21] Rose PG, Ali S, Watkins E, et al. Long-term follow-up of a randomized trial comparing concurrent single agent cisplatin, cisplatin - based combination chemotherapy, or hydroxyurea during pelvic irradiation for locally advanced cervical cancer: a gynecologic oncology group study[J]. J Clin Oncol, 2007,25(19):2804 - 2810.

[22] Dueñas-González A, Zarbá JJ, Patel F, et al. Phase Ⅲ, open-label, randomized study comparing concurrent gemcitabine plus cisplatin and radiation followed by adjuvant gemcitabine and cisplatin versus

concurrent cisplatin and radiation in patients with stage ⅡB to ⅣA carcinoma of the cervix[J]. J Clin Oncol, 2011,29(13):1678 - 1685.

[23] Mileshkin LR, Moore KN, Barnes E, et al. Adjuvant chemotherapy following chemoradiation as primary treatment for locally advanced cervical cancer compared to chemoradiation alone: The randomized phase 3 OUTBACK Trial (ANZGOG 0902, RTOG 1174, NRG 0274) [J/OL]. J Clin Oncol, 2021,39(18_suppl):LBA3.

[24] Small JRW, Mell LK, Anderson P, et al. Consensus guidelines for delineation of clinical target volume for intensity-modulated pelvic radiotherapy in postoperative treatment of endometrial and cervical cancer [J]. Int J Radiat Oncol Biol Phys, 2008,71(2):428 - 434.

[25] Kim CH, Olson AC, Kim H, et al. Contouring inguinal and femoral nodes: how much margin is needed around the vessels[J]. Pract Radiat Oncol, 2012,2(4): 274 - 278.

[26] Lim K, Small W Jr, Portelance L, et al. Consensus guidelines for delineation of clinical target volume for intensity-modulated pelvic radiotherapy for the definitive treatment of cervix cancer[J]. Int J Radiat Oncol Biol Phys,2011，79(2):348 - 355.

9.2 子宫内膜癌

要点

（1）子宫内膜癌在发达国家是最常见的妇科恶性肿瘤之一,发病率在全球范围内逐年上升。2020 年中国子宫内膜癌新发病例 81 964 例,死亡病例 16 607 例[1]。

（2）子宫内膜癌好发于老年妇女,绝经后及围绝经期妇女占比约 75%,90% 以上的子宫内膜癌患者发病年龄超过 50 岁,中位发病年龄为 63 岁[2]。

（3）子宫内膜癌的危险因素包括雌激素水平升高（由肥胖、糖尿病和高脂饮食引起）、初潮早、未产、绝经晚、林奇综合征、年龄较大（≥55 岁）和使用他莫昔芬等。

（4）80% 的子宫内膜癌患者诊断时为早期,肿瘤局限于子宫体的病例 5 年生存率大于 95%。

（5）患者可出现异常阴道流血（约 90% 的病例,早期即可出现）、非血性阴道分泌物（约 10%）、盆腔疼痛和（或）可触及的盆腔肿块。

（6）75%～80% 的子宫内膜癌是由子宫内膜增生引起的子宫内膜样腺癌。其他病理类型包括乳头状浆液性、透明细胞和黏液性癌。

（7）美国癌症基因组图谱多组学研究[3]提出新的分子分型策略,在临床实践中通过错配修复（mismatch repair,MMR）蛋白、p53 蛋白和 *POLE* 基因检测进行分型,4 种分子分型分别为 POLE 超突变型（POLE mut）、错配修复缺陷型（MMRd）、p53 突变型（p53 abn）和非特异性分子谱型（NSMP）。

（8）临床预后因素包括:分期、病理类型、分级、淋巴血管间隙浸润、浸润深度、是否侵犯宫颈以及年龄。

9.2.1 子宫内膜癌病理类型

（1）内膜样腺癌：是子宫内膜癌中最多见的类型，约占 80%，为典型的子宫内膜腺型，预后相对较好。

（2）透明细胞癌：细胞大而不规则且胞质透亮，可呈实心片状排列或腺状结构排列似鞋钉样，预后差。透明细胞癌倾向于高度恶性，组织学上不再进行分级，诊断时常处于晚期病变。

（3）浆液性癌：浆液性癌可表现为复杂的乳头和（或）腺性结构，多有 *TP53* 突变，Ki67往往较高，一部分子宫内膜样癌可以伴有浆液性癌，称为混合性浆液性-子宫内膜样癌，其预后取决于其中的浆液性癌成分。

（4）其他：包括黏液腺癌、鳞状细胞癌、移行细胞癌、未分化癌和混合癌。

9.2.2 子宫内膜癌蔓延途径

（1）子宫体的淋巴引流主要通过盆腔淋巴结，包括髂内外、闭孔、髂总、骶前及宫旁，也可直接蔓延至主动脉旁淋巴结。

（2）子宫内膜的淋巴管很少，但子宫肌层及浆膜下层有丰富的淋巴网络。

（3）约 1/3 盆腔淋巴结阳性的子宫内膜癌患者伴有腹主动脉旁淋巴结转移。

9.2.3 子宫内膜癌 FIGO 分期

目前子宫内膜癌手术病理分期较全面准确地反映了子宫内膜癌的转移、浸润状况，并由此制订正确的术后治疗方案，目前采用 2009 年 FIGO 手术病理分期标准，见表 9‑2‑1。

表 9‑2‑1 FIGO 2009 子宫内膜癌分期标准

分期	描述
Ⅰ期	肿瘤局限于子宫体，包括宫颈管腺体受侵
ⅠA期	侵犯子宫肌层<1/2
ⅠB期	侵犯子宫肌层≥1/2
Ⅱ期	肿瘤侵犯宫颈间质，但无宫体外蔓延
Ⅲ期	局部和（或）区域扩散
ⅢA期	肿瘤侵犯子宫浆膜和（或）附件，包括直接蔓延或转移
ⅢB期	阴道侵犯（包括直接蔓延或转移）和（或）宫旁受累
ⅢC期	盆腔和（或）腹主动脉旁淋巴结转移
ⅢC1期	盆腔淋巴结阳性
ⅢC2期	腹主动脉旁淋巴结阳性（和）盆腔淋巴结阳性
Ⅳ期	
ⅣA期	肿瘤侵犯膀胱和（或）肠黏膜
ⅣB期	肿瘤远处转移，包括腹腔内和（或）腹股沟淋巴结转移
G1	≤5%非鳞状或桑椹样实体生长状态
G2	6%～50%非鳞状或桑椹样实体生长状态
G3	≥50%非鳞状或桑椹样实体生长状态

9.2.4 病例介绍

患者,女性 59 岁,因绝经后阴道反复不规则流血 3 个月就诊。妇科检查提示阴道通畅,宫颈 9 点可见 1 枚表面光滑赘生物,直径约 1 cm,质硬,触血(+);子宫中位,大小正常,质中,无压痛;双侧附件(-)。予以摘除宫颈赘生物,送病理,病理结果:子宫颈管息肉伴糜烂,局部上皮增生、鳞化。宫颈赘生物摘除后,患者阴道出血无明显改善。妇科 B 超提示内膜双侧厚 7 mm,回声欠均匀,宫内节育环,遂行诊刮取环术,宫腔刮出物病理诊断:腺癌。术前盆腔 MRI 见图 9-2-1。完善检查后行腹腔镜广泛子宫切除术+双附件切除+盆腔淋巴结清扫术+腹主动脉旁淋巴切除术,术中剖视子宫标本见肿瘤位于子宫前壁及右侧壁,大小约 2.5 cm×2 cm,质地酥烂,颈体交界部可见直径 0.5 cm、似菜花样肿瘤组织种植,术后病理:

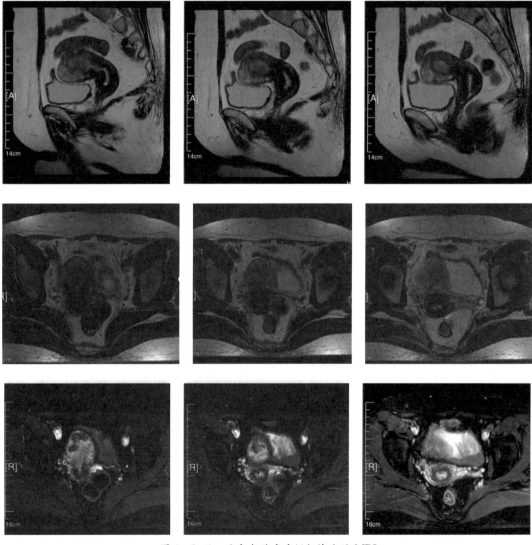

图 9-2-1 子宫内膜癌病例初诊盆腔 MRI

子宫形态饱满,前下壁见异常信号灶,T1W 高信号,T2W 高信号,脂肪抑制信号减低,增强扫描未见明显强化。子宫腔内占位,内膜连接带欠连续,内膜增厚。宫颈管增宽伴信号异常。考虑宫腔占位,累及肌层及宫颈管子宫内膜样腺癌,2级,浸润＞1/2肌层,脉管(＋),颈体交界处见癌累及,闭孔淋巴结2枚见癌转移,共清扫淋巴结29枚。根据FIGO 2009分期为ⅢC1期。

9.2.5 诊断检查

1) 病史及包括妇科检查在内的体格检查

注意子宫大小活动度、宫颈及阴道受侵情况、腹水、淋巴结等。

2) 遗传风险筛查

包括错配修复和微卫星不稳定性状态检测,筛查林奇综合征等。

3) 实验室检查

包括血常规、肝肾功能、肿瘤标志物CA12-5(60％患者会出现升高)等。

4) 病理学诊断

(1) 脱落细胞学检查:根据脱落细胞取材部位不同可分为阴道脱落细胞检查及宫腔脱落细胞检查,后者的阳性率更高。一般阴道脱落细胞检查准确率在60％～70％,宫腔脱落细胞检查准确率达85％。但值得注意的是,细胞学检查阴性并不能完全排除子宫内膜癌的可能性。

(2) 子宫内膜活组织检查:准确率可达90％,优于细胞学检查和分段诊断刮宫,但因随机取材有时对早期患者可能出现漏诊。因此若检查结果阴性但患者症状持续,仍应做分段诊断刮宫,但该检查不利于术前分期。

(3) 分段诊断刮宫:是早期诊断子宫内膜癌的重要手段。尽管对于肿瘤的定位及分期不一定十分准确,但仍是获得病变内膜较可靠的方式。

(4) 宫腔镜检查:由于能直视宫腔及宫颈管内病灶并可进行定位活检,因此有助于了解病变范围及分期。主要适用于以下情况:异常子宫出血而诊断刮宫为阴性者;了解宫颈管受累情况;对早期癌灶进行直视下活检。但以下情况为宫腔镜禁忌证:盆腔炎症,严重子宫出血,子宫穿孔,宫颈闭锁。

5) 影像学检查

(1) 盆腔MRI:是子宫内膜癌的首选影像学检查方法。MRI能够清晰显示子宫内膜及肌层结构,用于明确病变大小、位置,肌层侵犯深度,是否侵犯宫颈/阴道,是否侵犯子宫体外、阴道、膀胱及直肠,以及盆腔内的肿瘤播散,观察盆腔、腹膜后区及腹股沟区的淋巴结转移情况。

(2) 经阴道超声:了解子宫大小、宫腔内有无赘生物、内膜厚度、肌层有无浸润、附件肿物大小及性质等,为最常用的无创辅助检查方法。如绝经后妇女内膜厚度＞5 mm,应对绝经后患者进行子宫内膜活检。

(3) 高级别子宫内膜癌或在全子宫切除术后偶然发现的子宫内膜癌,推荐行胸腹盆部CT排除远处转移。

(4) PET/CT检查:较少用于初诊患者,在有临床合并症不适合行手术治疗的患者、怀疑存在非常见部位的转移(骨骼或中枢神经系统等)及活检病理提示为高级别肿瘤时排除远处转移。

9.2.6 基于循证医学的治疗推荐

子宫内膜癌的治疗以手术治疗为主,辅以放疗、化疗和内分泌等综合治疗。治疗方案应根据病理诊断和组织学类型,以及患者的年龄、全身状况、有无生育要求、有无手术禁忌证、有无内科合并症等综合评估来制订。手术是子宫内膜癌的主要治疗手段,除不能耐受手术或晚期无法手术的患者外,都应进行全面的分期手术。对于伴有严重内科并发症、高龄等不宜手术的各期子宫内膜癌患者,可采用放疗和药物治疗。

(1)局限于子宫的子宫内膜癌辅助治疗临床证据:前瞻性随机研究结果见表9-2-2。

表9-2-2　局限于子宫的子宫内膜癌辅助治疗前瞻性随机研究结果

研究	结果	意义
GOG99[4]	(1)392例FIGO(1988)ⅠB期(60%)、ⅠC期(30%)及Ⅱ期(10%)子宫内膜癌患者,均接受全子宫双附件切除＋盆腔及主动脉旁淋巴结切除 (2)术后1∶1随机予以盆腔外照射(50.4 Gy/28 Fx)或观察随访 (3)并根据危险因素(G2～3,淋巴血管间隙浸润阳性,浸润至外1/3肌层)分为中高危组:包括① 伴有3个危险因素者,② 年龄≥50岁且至少伴有2个危险因素者,③ 年龄≥70岁且至少伴有1个危险因素者;其余均为低中危组 (4)术后辅助盆腔外照射降低了58%的局部复发风险,2年局部区域复发率为12% vs 3%;尤其在中高危组中优势更加明显(26% vs 6%),低中危组为6% vs 2%;首次复发大多位于阴道残端。两组的4年总生存率无明显差异,92% vs 86% (5)放疗组的血液学、消化道、泌尿生殖道及皮肤不良事件发生率均显著高于观察组	早期具有危险因素的子宫内膜癌患者术后辅助放疗对比术后观察随访的首个前瞻性随机对照研究,为此研究中定义为中高危的亚组患者术后辅助放疗提供了强有力的证据;同时考虑到治疗毒性,不建议复发风险较低的患者接受术后辅助放疗
PORTEC-1[5-7]	(1)714例FIGO ⅠA期G2～3或FIGO ⅠB期G1～2子宫内膜癌患者(2009分期),接受全子宫双附件切除术 (2)术后1∶1随机分为盆腔外照射组(46 Gy/23 Fx)及观察随访组 (3)5年局部区域复发率:4%(放疗组)vs 14%(对照组),P<0.001,75%复发在阴道残端 (4)10年局部区域复发率:5%(放疗组)vs 14%(对照组),P<0.001;在至少有2个危险因素(≥60岁,G3,侵犯≥1/2肌层)的高危组中,10年局部区域复发率:4.6%(放疗组)vs 23.1%(对照组) (5)15年局部区域复发率:5.8%(放疗组)vs 15.5%(对照组),P<0.001 (6)辅助放疗组晚期的泌尿及消化道反应明显增加	对具有危险因素的早期子宫内膜癌患者,放疗降低了局部复发率,也奠定了放疗在子宫内膜癌辅助治疗中的地位
PORTEC-2[8]	(1)427例FIGO Ⅰ～ⅡA期伴有危险因素的子宫内膜癌患者(1988分期)包括:①年龄≥60岁,且FIGO ⅠC期G1～2或FIGO ⅠB期G3;②FIGO ⅡA期 (2)所有患者接受全子宫双附件切除,临床怀疑阳性的淋巴结切除但不做常规淋巴结清扫术 (3)随机分为外照射组(46 Gy/23 Fx)或阴道近距离治疗组(黏膜下5 mm,7 Gy×3 Fx HDR/30 Gy LDR/28 Gy MDR) (4)两组5年局部区域复发率无显著差异,5.1%(阴道近距离治疗)vs 2.1%(外照射);远处转移率无显著差异,8.3%(阴道近距离治疗)vs 5.7%(外照射) (5)阴道近距离治疗组1～2级急性毒性反应显著降低(12.6 % vs 53.8%),但在随后的长期随访中两组差异的显著性消失	由于早期子宫内膜癌患者局部复发最常见的部位为阴道残端,术后行阴道近距离治疗与盆腔外照射相比达到了相似的局部控制率及总生存率,且阴道近距离治疗显著改善了胃肠道急性毒性及生活质量,在早期伴危险因素患者中推荐为首选。但需注意该研究未纳入G3且肌层侵犯超过1/2的患者

(续表)

研究	结果	意义
Swedish low-risk trial[8]	(1) 645 例低危 FIGO ⅠA～ⅠB 期(1988 分期)子宫内膜癌患者;低危患者必须满足如下:①子宫内膜样腺癌,②G1～2,③浸润小于 1/2 肌层 (2) 均接受了全子宫双附件切除＋淋巴结活检/肿大淋巴结切除术(仅一个中心行淋巴结清扫术) (3) 术后 1∶1 随机分为阴道近距离治疗组(EQD2 19.5～36 Gy,黏膜下 5 mm)及观察组 (4) 中位随访 68 个月,两组共 26 例患者复发(4%);两组间的复发率无显著差异,4.3%(观察组)vs 3.8%(阴道近距离治疗组) (5) 共有 14 例患者出现阴道复发,复发位置均位于阴道上 2/3,其中阴道近距离治疗组的阴道复发率低于观察组,1.2% vs 3.1%,P=0.114 (6) 出现阴道复发的患者平均年龄显著较高(68.6 岁 vs 62.6 岁),BED_{10} 剂量超过 30 Gy 时,未出现阴道复发 (7) 两组不良反应均较轻微,无 3 级及以上不良反应发生,治疗组的阴道 1 级不良反应显著高于观察组,7.5% vs 0.6%	对于早期低危的子宫内膜癌患者,推荐术后密切随访;补充阴道近距离治疗可能在伴有其他危险因素(如淋巴血管间隙浸润阳性、老年等)的患者中获益
Swedish intermediate risk trial[9]	(1) 527 例 FIGO Ⅰ期子宫内膜样癌,并伴有以下 1 个危险因素:G3,超过 1/2 肌层浸润,存在 DNA 非整倍体 (2) 所有患者接受全子宫双附件切除及肿大淋巴结切除 (3) 术后 1∶1 随机分为外照射(中位 46 Gy)联合阴道近距离治疗组(EQD2 19.5～23.5 Gy,黏膜下 5 mm)或仅接受阴道近距离治疗组 (4) 相较于阴道近距离治疗组,外照射＋阴道近距离治疗组降低了 5 年局部区域复发率,5% vs 1.5%,P=0.013;降低了盆腔(除去阴道残端)复发,0.4% vs 5.3%,P=0.006,即降低了 93% 的盆腔复发风险;但两组 5 年总生存率及无远处转移率相似 (5) 所有级别不良事件(1～3 级)发生率分别为 14.5%(外照射＋阴道近距离治疗)及 2.7%(阴道近距离治疗),晚期消化道及阴道毒性反应在外照射＋阴道近距离治疗组显著增加,P<0.01	在早期中危患者中,外照射联合阴道近距离治疗降低了局部区域复发率,显著降低了盆腔复发;但考虑到外照射的不良反应及卫生经济学等原因,需要考虑在相对更高危的患者(伴 2 个危险因素)中采取不良反应更轻微的外照射技术实施联合治疗
GOG249 [10]	(1) 601 例子宫内膜癌患者,包括① FIGO Ⅰ期,病理为子宫内膜样腺癌,中高危组(同 GOG99 中高危组),② FIGO Ⅱ期,③ FIGO Ⅰ～Ⅱ期,病理为浆液性癌或者透明细胞癌,且腹腔冲洗液为阴性患者 (2) 全子宫切除术±淋巴结清扫术后 1∶1 随机分为① EBRT±VCB 组:外照射(45～50.4 Gy/25～28 Fx)±腔内近距离治疗(侵犯宫颈或病理为浆液性/透明细胞癌,32%),或② VCB/C 组:腔内近距离治疗＋三疗程 TC 方案化疗 (3) 两组 3 年无复发生存率为 82%,总生存率分别为 91%(EBRT±VCB 组)及 88%(VCB/C 组),均无差异 (4) 5 年腹主动脉旁及盆腔复发率 EBRT±VCB 组显著低于 VCB/C 组,4% vs 9%;两组 5 年阴道复发率及远处转移率相似,分别为 2.5% 和 18% (5) VCB/C 组的急性毒性反应更常见,晚期毒性反应两组间无差异	盆腔放疗仍然是早期伴高危因素子宫内膜癌合适的治疗方式,辅助化疗是否可使Ⅰ～Ⅱ期子宫内膜癌患者获益仍需进一步前瞻性研究证实

（2）进展期子宫内膜癌辅助治疗的临床证据：前瞻性随机研究结果见表9-2-3。

表9-2-3　进展期子宫内膜癌辅助治疗的前瞻性随机研究结果

研究	结果	意义
GOG258[11]	（1）813例FIGO Ⅲ～ⅣA期（2009分期）任何病理类型子宫内膜癌，或FIGO Ⅰ～Ⅱ期且病理为浆液性癌或者透明细胞癌、腹腔冲洗液阳性患者 （2）均接受全子宫双附件切除±盆腔及主动脉旁淋巴结活检/清扫，且残留肿块最大径不超过2 cm （3）术后1:1随机分为① 同步放疗±腔内照射联合PC化疗（紫杉醇＋卡铂AUC 5～6，q21d×4），外照射45 Gy/25 Fx，同步化疗方案为顺铂50 mg/m²（d1，d29），其中201例患者接受腔内治疗；或② PC方案，紫杉醇＋卡铂AUC 6，q21d×6 （4）中位47个月随访，两组共报道295例复发或死亡；两组5年无复发生存率无差别，59%（放化疗组）vs 58%（化疗组）；放化疗明显降低了5年的阴道复发、盆腔及腹主动脉旁淋巴结复发，分别为2% vs 7%，HR=0.36，10% vs 19%，HR=0.43；化疗组5年远处转移发生率低，27% vs 21%，HR=1.36 （5）3度及以上不良事件发生率分别为58%（放化疗组）及63%（化疗组），化疗组的4度及以上急性不良反应更常见，14% vs 30%，包括2例治疗相关死亡	辅助化疗可降低局部晚期或伴有不良病理因素的子宫内膜癌患者远处转移率，考虑到加入放疗在减少患者阴道及盆腔/后腹膜复发中的作用，辅助放疗同样不可或缺
PORTEC 3[12]	（1）660例高危子宫内膜癌患者，包括FIGO（2009）Ⅰ期，子宫内膜样腺癌G3伴深肌层浸润和（或）淋巴血管间隙浸润阳性，FIGO Ⅱ～Ⅲ期，或FIGO Ⅰ～Ⅲ期浆液性或透明细胞癌 （2）均接受全子宫双附件切除±盆腔及主动脉旁淋巴结活检/清扫，无肉眼残留肿瘤 （3）术后1:1随机分为放疗组或放化疗组，外照射剂量为48.6 Gy/27 Fx，存在宫颈腺体或间质侵犯时予以腔内近距离治疗（EQD2　14 Gy）；放化疗组接受2周期同步顺铂，50 mg/m²，q21d，并于放疗后3周内接受4周期TC方案化疗 （4）中位随访72.6个月，联合放化疗显著提高了5年的无失败生存率及5年总生存率，分别为76.5% vs 69.1%，P=0.016；81.4% vs 76.1%，P=0.034 （5）在病理类型为浆液性癌或FIGO Ⅲ期的患者中，联合放化疗的优势更加明显，分别提高了浆液性癌患者19%的总生存率及12%的无失败生存率，FIGO Ⅲ期患者10%的总生存率及13%的无失败生存率 （6）FIGO Ⅰ～Ⅱ期患者中，两治疗组总生存率或无失败生存率无显著差异 （7）两组2级或以上不良事件分别为38%（放化疗组）及23%（放疗组）	联合放化疗提高了高危子宫内膜癌，尤其是FIGO Ⅲ期或浆液性癌患者的无复发生存率及总生存率；对于FIGO Ⅰ～Ⅱ期子宫内膜样腺癌患者，放化疗联合所带来的微小获益并不足以弥补毒性反应以及对生活质量的影响

9.2.7 根据 NCCN 指南进行子宫内膜癌术后治疗推荐

（1）子宫内膜样腺癌根据 NCCN 指南进行子宫内膜癌术后治疗推荐（2022 年第 1 版）见表 9-2-4。

表 9-2-4　根据 NCCN 指南进行子宫内膜癌术后治疗推荐（2022 年第 1 版）

ⅠA 期	G1、2	无高危因素者	随访观察
		存在高危因素［淋巴血管间隙浸润阳性和（或）年龄≥60 岁］	近距离腔内治疗
	G3	首选近距离腔内治疗	
		无肌层浸润者	可选择随访观察
		存在高危因素［淋巴血管间隙浸润阳性和（或）年龄≥70 岁］	可选择外照射（2B 类推荐）
ⅠB 期	G1	首选近距离腔内治疗	
		无其他高危因素	可选择随访观察
	G2	首选近距离腔内治疗	
		存在高危因素［淋巴血管间隙浸润阳性和（或）年龄≥60 岁］	可选择外照射
		无其他高危因素	可选择随访观察
	G3	推荐外照射和（或）近距离腔内治疗	
Ⅱ期		首选外照射＋近距离腔内治疗	
		G1～2，肌层浸润未超过 1/2，淋巴血管间隙浸润阴性，宫颈微浸润者，可考虑仅行腔内治疗	
Ⅲ～Ⅳ期		化疗±外照射±近距离腔内治疗	

（2）非子宫内膜样癌。

ⅠA 期：化疗＋腔内治疗/外照射±腔内治疗，对于局限于黏膜内或无残存病变者，可腔内治疗或观察。

ⅠB 期及以上：化疗±外照射±腔内治疗的综合治疗。

9.2.8 靶区勾画及治疗计划

外照射靶区勾画详见 9.1 宫颈癌。

对于 FIGO Ⅰ期病例，外照射不必包括骶前淋巴结区。

该例患者推荐剂量：48.6 Gy/27 Fx（PORTEC 3），同步顺铂 50 mg/m^2，q3w；外照射后予以近距离腔内治疗加量，处方剂量：4～6 Gy×2～3 Fx（黏膜下 0.5 cm）；靶区勾画见图 9-2-2，近距离治疗剂量分布及 DVH 分别见图 9-2-3、图 9-2-4。

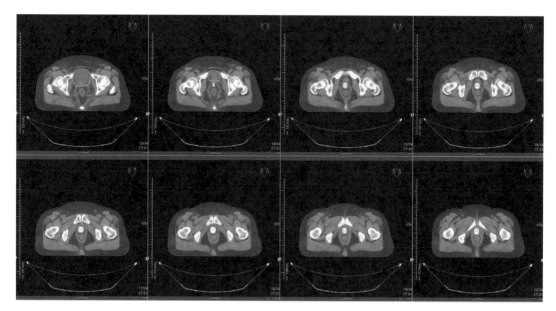

图 9-2-2　子宫内膜癌腔内近距离照射靶区勾画

红色为靶区 PTV

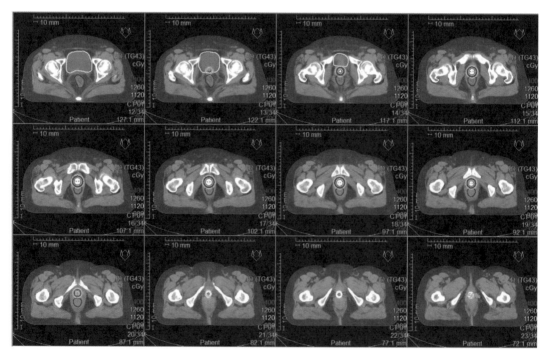

图 9-2-3　子宫内膜癌腔内近距离照射剂量分布情况

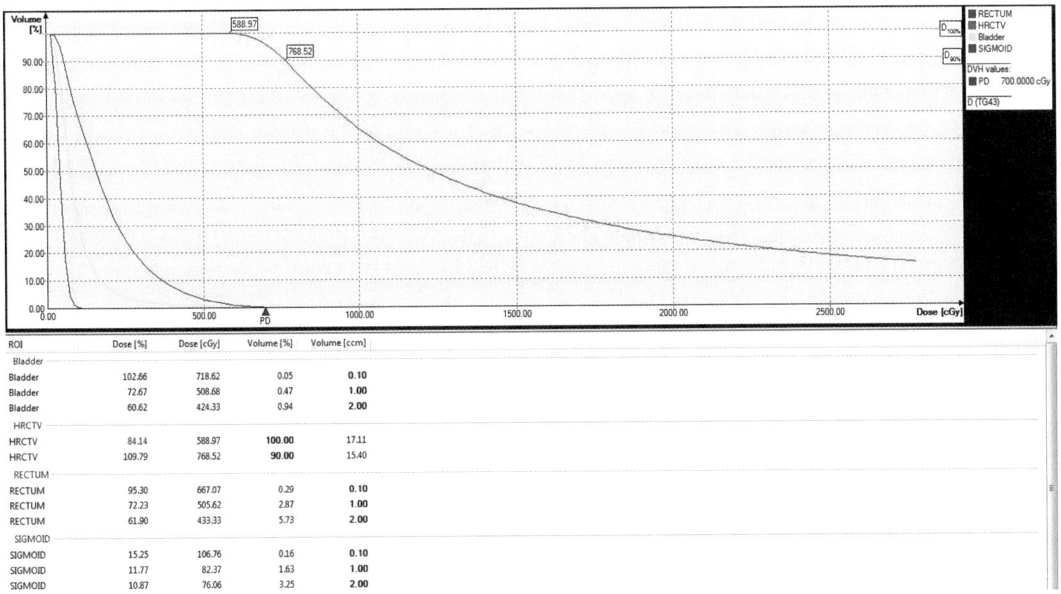

ROI	Dose [%]	Dose [cGy]	Volume [%]	Volume [ccm]
Bladder				
Bladder	102.66	718.62	0.05	**0.10**
Bladder	72.67	508.68	0.47	**1.00**
Bladder	60.62	424.33	0.94	**2.00**
HRCTV				
HRCTV	84.14	588.97	**100.00**	17.11
HRCTV	109.79	768.52	**90.00**	15.40
RECTUM				
RECTUM	95.30	667.07	0.29	**0.10**
RECTUM	72.23	505.62	2.87	**1.00**
RECTUM	61.90	433.33	5.73	**2.00**
SIGMOID				
SIGMOID	15.25	106.76	0.16	**0.10**
SIGMOID	11.77	82.37	1.63	**1.00**
SIGMOID	10.87	76.06	3.25	**2.00**

图 9-2-4 子宫内膜癌腔内近距离照射计划 DVH

9.2.9 随访

子宫内膜癌患者治疗后建议根据表 9-2-5 所示随访周期和检查项目进行定期随访。

表 9-2-5 子宫内膜癌患者治疗后随访周期和检查项目

治疗后间隔时间	随访频率	随访项目	随访内容
2 年内	每 3 ～6 个月 1 次	病史及体格检查	完整的病史评估及体格检查
2～5 年	每 6 个月 1 次	实验室检验	血常规、肝肾功能、肿瘤标记物(CA12-5:治疗前升高者)
5 年以上	每年 1 次	影像学检查	胸部增强 CT(每年 1 次) 腹部超声/增强 CT(每半年 1 次) 盆腔增强 MRI(每半年 1 次)

(徐昊平　蔡嵘)

参考文献

[1] Sun P S, Shen Y, Wang T, et al. Distinct clinical and genetic mutation characteristics in sporadic and Lynch syndrome-associated endometrial cancer in a Chinese population[J]. Cancer Epidemiol, 2021, 73: 101934.

[2] Lu K H, Broaddus R R. Endometrial cancer[J]. N Engl J Med, 2020, 383(21): 2053-2064.

[3] Cancer Genome Atlas Research Network, Kandoth C, Schultz N, et al. Integrated genomic characterization of endometrial carcinoma[J]. Nature, 2013, 497(7447): 67-73.

［4］Keys HM，Roberts JA，Brunetto VL，et al. A phase Ⅲ trial of surgery with or without adjunctive external pelvic radiation therapy in intermediate risk endometrial adenocarcinoma：a Gynecologic Oncology Group study［J］. Gynecol Oncol，2004，92(3)：744 - 751.

［5］Creutzberg CL，van Putten WL，Koper PC，et al. Surgery and postoperative radiotherapy versus surgery alone for patients with stage-1 endometrial carcinoma：multicenter randomised trial. PORTEC study group. Post operative radiation therapy in endometrial carcinoma［J］. Lancet，2000，355(9213)：1404 - 1411.

［6］Scholten AN，van Putten WL，Beerman H，et al. Postoperative radiotherapy for Stage 1 endometrial carcinoma：long-term outcome of the randomized PORTEC trial with central pathology review［J］. Int J Radiat Oncol Biol Phys，2005，63(3)：834 - 838.

［7］Creutzberg CL，Nout RA，Lybeert ML，et al. Fifteen-year radiotherapy outcomes of the randomized PORTEC - 1 trial for endometrial carcinoma［J/OL］. Int J Radiat Oncol Biol Phys，2011，81：e631 - e638.

［8］Sorbe B，Nordstrom B，Maenpaa J，et al. Intravaginal brachytherapy in FIGO stage I low-risk endometrial cancer：a controlled randomized study［J］. Int J Gynecol Cancer，2009，19(5)：873 - 878.

［9］Sorbe B，Horvath G，Andersson H，et al. External pelvic and vaginal irradiation versus vaginal irradiation alone as postoperative therapy in medium-risk endometrial carcinoma—a prospective randomized study［J］. Int J Radiat Oncol Biol Phys，2012，82(3)：1249 - 1255.

［10］Randall M，Filiaci V，McMeekin D，et al. A phase 3 trial of pelvic radiation therapy versus vaginal cuff brachytherapy followed by paclitaxel/carboplatin chemotherapy in patients with high-risk，early-stage endometrial cancer：a Gynecology Oncology Group study［J］. Int J Radiat Oncol Biol Phys，2017，99(5)：1313.

［11］Matei D，Filiaci V，Randall ME，et al. Adjuvant Chemotherapy plus Radiation for Locally Advanced Endometrial Cancer［J］. N Engl J Med，2019，380(24)：2317 - 2326.

［12］de Boer SM，Powell ME，Mileshkin L，et al. PORTEC Study Group. Adjuvant chemoradiotherapy versus radiotherapy alone in women with high-risk endometrial cancer（PORTEC - 3）：patterns of recurrence and post-hoc survival analysis of a randomised phase 3 trial［J］. Lancet Oncol，2019，20(9)：1273 - 1285.

10 前 列 腺 癌

要点

（1）前列腺癌是老年男性中最常见的恶性肿瘤之一。年龄标准化发病率从 1990 年的每 10 万人口 30.5 例增加到 2017 年的每 10 万人口 37.9 例[1]。目前为男性第 6 大好发恶性肿瘤[2]。

（2）前列腺癌的确切病因尚不明确，与遗传、年龄、外源性因素（如环境因素或饮食习惯）等有密切关系。

（3）该疾病早期一般无异常症状，随病程发展，可能会出现尿道受压迫的症状（尿频、尿急等）或局部侵犯引起的症状（血尿、腰痛、血精等），早期诊断治疗效果较好。

（4）根据接受根治性前列腺切除或外照射后患者出现生化复发的危险度，欧洲泌尿外科学会的前列腺癌风险分级系统可区分不同复发风险等级的患者。

（5）前列腺特异性抗原（prostate specific antigen，PSA）可用于前列腺癌筛查，其结果受患者年龄及前列腺大小等因素的影响。此外，肛指检查、前列腺 MRI 结果均可作为诊断依据，前列腺穿刺为诊断金标准。

（6）前列腺癌治疗包括观察等待、根治性前列腺切除术、根治性放疗、术后辅助放疗；治疗的选择根据患者预期寿命、前列腺癌分期、危险分级等因素决定，并建议由专业多学科协作团队对治疗方式的获益及可能的并发症进行权衡。

（7）前列腺癌放疗技术不断进展，除了能达到较高治疗剂量的常规分割外，影像引导的大分割治疗疗效及毒性可接受，已应用于临床实践。

10.1　前列腺解剖

前列腺包绕尿道，与膀胱、直肠相邻。靠近膀胱的平坦部分成为前列腺底部，底部与膀胱颈部密切相连；逐渐狭窄的远端称为尖部，与膜部尿道融合。前列腺表面有包膜覆盖，与围绕尿道前列腺的致密肌层相连。

前列腺癌好发于前列腺外周带，约占 70%，15%～25% 起源于移行带，其余 5%～10% 起源于中央带；85% 的前列腺癌呈多灶性生长特点。

前列腺癌转移的途径有 3 种。

（1）直接周围浸润：首先侵犯膀胱颈、精囊腺和输尿管等邻近周围器官。

（2）淋巴结转移：前列腺淋巴回流主要到髂内、骶前淋巴结，部分也可回流到髂外淋巴结，上述引流区为常见淋巴转移区域。

（3）血行转移：最常见的转移部位为骨转移，中轴骨转移比例较高，其中腰椎转移最常见，也可转移至肝、肺、胸膜、肾上腺、脑等内脏器官。

10.2 前列腺癌肿瘤学要点

10.2.1 前列腺癌 TNM 分期

目前分期常用 AJCC 制定的 TNM 分期系统，2018 年开始采用第 8 版，详见表 10-2-1。

表 10-2-1 AJCC 前列腺癌 TNM 分期

（临床）T 分期	定义
cTx	原发肿瘤不能评价
cT0	无原发肿瘤依据
cT1	不能被扪及或影像学检查无法发现的临床隐匿性肿瘤
cT1a	在切除的组织中，偶然发现肿瘤组织，其比例≤5％
cT1b	在切除的组织中，偶然发现肿瘤组织，其比例＞5％
cT1c	肿瘤无法扪及，但通过穿刺活检证实一叶或两叶有肿瘤组织
cT2	肿瘤可被扪及且局限在前列腺内
cT2a	肿瘤局限于前列腺一叶的 1/2 或更少
cT2b	肿瘤侵犯超过一叶的 1/2，但仅限于一叶
cT2c	肿瘤侵犯两侧叶
cT3	肿瘤突破前列腺包膜，但未侵犯周围正常组织
cT3a	肿瘤突破一侧或两侧包膜
cT3b	肿瘤侵犯精囊腺
cT4	肿瘤侵犯周围正常组织，包括直肠、外括约肌、膀胱、肛提肌、盆壁等
（病理）T 分期*	定义
pT2	肿瘤局限在前列腺内
pT3	肿瘤突破前列腺包膜
pT3a	肿瘤突破一侧或两侧包膜，或膀胱颈有微浸润灶
pT3b	肿瘤侵犯精囊腺
pT4	肿瘤侵犯周围正常组织，包括直肠、外括约肌、膀胱、肛提肌、盆壁等

（续表）

N 分期	定义
Nx	区域淋巴结无法评估
N0	无区域淋巴结转移
N1	区域淋巴结转移

M 分期**	定义
M0	无远处转移
M1	有远处转移
M1a	有区域淋巴结以外的淋巴结转移
M1b	骨转移
M1c	其他转移灶伴或不伴骨转移

＊没有病理学 T1 分类；切缘阳性，由 R1 表示，提示可能存在显微镜下残余病灶。＊＊若存在一处以上转移灶，M 分期为 M1c。

10.2.2　前列腺癌病理及 Gleason 分级

前列腺癌病理类型包括腺癌（腺泡腺癌）、导管内癌、导管腺癌、尿路上皮癌、鳞状细胞癌、基底细胞癌以及神经内分泌肿瘤等。其中前列腺腺癌占主要部分。

前列腺腺癌的病理分级推荐使用前列腺癌 Gleason 评分系统[3]。该评分系统把前列腺癌组织分为主要分级区和次要分级区，每区按 5 级评分，主要分级区和次要分级区的 Gleason 分级值相加得到总评分即为其分化程度。

Gleason 1 级：肿瘤由均一圆形至卵圆形、中等大小的腺体组成，构成边界清楚的腺瘤样结节，腺体排列紧密，腺体之间的间质成分少，肿瘤不浸润周围正常前列腺组织。

Gleason 2 级：肿瘤边界比较清楚，但边缘有微小浸润，腺体排列比较松散，腺体之间的间质成分开始增多，腺体大小形态也较不一致。1 级和 2 级癌大多发生于移行带，很少位于周围带。

Gleason 3 级：最常见，完全分散的异型腺体在良性腺体之间的间质内浸润，没有边界，腺体大小形态各异，但单个腺体的轮廓清楚，周围有间质围绕；3 级癌以小腺泡为主，少数小于正常腺泡的筛状和乳头状大腺泡癌也属于 3 级。

Gleason 4 级：融合性小腺泡群，在融合的腺体群中单个腺体轮廓已不清楚，也没有间质分割，但仍有筛孔状腺腔；腺腔分化不明显，弥漫性浸润，有边缘不清楚的低分化腺癌；大于正常腺泡的筛状结构癌，其轮廓常不规则；肾小球样结构癌。

Gleason 5 级：基本没有腺样结构和腺腔存在，肿瘤呈实性片状、条索状和单个细胞结构；中央有粉刺状坏死，周围为乳头状、筛状结构的大腺泡癌也属于 5 级。

10.2.3　前列腺癌的临床诊断

（1）直肠指检：对于前列腺的早期诊断和分期有重要价值，可以初步从前列腺形态、大小、硬度等方面判断前列腺癌的严重程度。

（2）血清总前列腺特异抗原（total prostate specific antigen，tPSA）与血清游离前列腺特异抗原（free prostate specific antigen，fPSA）：有非常高的前列腺癌阳性诊断预测率，可以提高前列腺癌的诊断率。当 tPSA>4 ng/ml 时就应警惕是否有患癌的可能。fPSA 是对于当 tPSA 水平处于 4～10 ng/ml 时提高前列腺癌检出率的相关检查。fPSA 与前列腺癌的发生率呈负相关性，国内推荐 fPSA/tPSA>0.16 为正常。

（3）前列腺健康指数（prostate health index，PHI）：是前列腺癌早期筛查的参考指标。临床上当 tPSA 在 4～10ng/ml 之间时，通过量化的指标 tPSA、前列腺特异性抗原前体 2 型和 fPSA 进行公式计算后判断是否需要行前列腺穿刺活检。PHI 数值越高，则前列腺癌可能性越大。

（4）PSA 密度：PSA 密度是指 tPSA 与前列腺体积的比值，前列腺体积可通过超声测量。PSA 密度有助于区分良性前列腺增生和前列腺癌。如果 PSA 密度<0.15，则提示患癌风险低；PSA>0.25 则需要警惕患癌风险。

（5）骨扫描：作为前列腺癌是否有骨转移的主要依据。推荐初诊 PSA>20 ng/ml 时应做骨扫描筛查。

（6）前列腺 MRI：对于临床分期具有重要作用，T2 加权像上前列腺癌的典型表现为高信号的前列腺外周带出现低信号的缺损区域。同时也可显示前列腺包膜是否完整，有助于临床分期判断。

（7）基于前列腺特异性膜抗原为显像剂的正电子发射计算机断层成像/磁共振成像（prostate specific membrane antigen-positron emission tomography-computed tomography/magnetic resonance imaging，PSMA - PET - CT/MRI）：PSMA 是前列腺细胞特异表达的一种细胞膜蛋白，在前列腺癌及转移病灶上均高表达。因此以 PSMA 为靶目标的 PET/CT 或 MRI 可以精确发现早期转移病变。

（8）前列腺穿刺：是确诊前列腺癌的金标准。通常是在超声引导下经直肠或会阴入路进行，一般建议 10～12 针环形穿刺提高病变的检出率。可以借助 MRI 定位，针对异常区域进行精准活检，免除前列腺正常区域受创。

10.2.4 基于循证医学的前列腺癌危险因素分级

参考美国泌尿外科协会（American Urological Association，AUA）指南[4]，对于病理确诊的前列腺癌，评价危险因素分级是首先要考虑的事情，基于 PSA、Gleason 评分、影像分期，进行不同危险因素分层，详见表 10 - 2 - 2。

表 10 - 2 - 2　局限性前列腺癌危险因素分级

危险度分级	危险因素
极低危	PSA<10 ng/ml，Glesason 评分≤6 分，临床分期 cT1～2a，肿瘤负荷小于 34% 或者不超过 50%，PSA 密度<0.15 ng/ml/cc
低危	PSA<10 ng/ml，Glesason 评分≤6 分，临床分期 cT1～2a
中危	PSA 介于 10～20 ng/ml 或者 Gleason 评分 7 分，临床分期 cT2b～c 期
高危	PSA>20 ng/ml 或者 Gleason 评分≥8 分，临床分期≥cT3

美国 NCCN 指南(2022 年第 4 版)对于前列腺癌的初始分期进行了更为详细的分析,表 10-2-3。

表 10-2-3 前列腺癌 NCCN 初始分期

危险分类	临床/病理特征
极低危	cT1 病理组织分级 1 级 PSA<10 ng/ml 活检穿刺小于 3 针阳性 每针穿刺肿瘤组织≤50%,PSA 密度<0.15 ng/ml
低危	cT1～2a 病理组织分级 1 级 PSA<10 ng/ml
中危	不具有高危、极高危组织特性,具有 1 项及以上中危因素:①T2b～2c;②病理组织分级 2～3 级;③PSA 10～20 ng/ml 中危预后良好:①具备 1 个中危因素;②病理组织分级 1～2 级;③穿刺病理<50%针数阳性 中危预后不良:①满足 2～3 个中危因素;②病理组织分级 3 级;③穿刺病理>50%针数阳性
高危	不具有极高危组织特性 T3a 病理组织分级 4 或 5 级 PSA>20 ng/ml
极高危	符合以下至少 1 个条件 cT3b～4 病理组织分级以 5 级为主 具有 2～3 项高危组特性 穿刺 4 针中出现病理组织分级 4 或 5 级

另外,NCCN 指南中也提出对于具有高风险突变基因(*BRCA1/2*、*Lynch* 基因突变)家庭史和(或)可疑家族史者,应进行基因检测以明确是否存在基因突变。

10.2.5 基于 Gleason 评分或 TNM 分期进行的前列腺预后分级评估

国际泌尿病理学会(International Society of Urological Pathology, ISUP)分级是 ISUP 制定的判断肿瘤恶性程度高低的分级标准。主要分为 5 级,根据 Gleason 评分进行评级,分级低代表恶性程度低,反之分级越高说明恶性程度越高,远期转移和预后越不好,参见表 10-2-4。此外,AJCC 根据临床分期和 PSA 指数也进行了对应的预后分组,详见表 10-2-5。

表 10-2-4 2014 年 ISUP 根据 Gleason 评分进行分级

Gleason 评分	ISUP 分级
2～6	1
7(3+4)	2
7(4+3)	3
8(3+5、4+4、5+3)	4
9～10	5

表 10‐2‐5　AJCC 根据临床分期及 PSA 指数制定的预后分组(Ⅰ～Ⅳ期)

分期	T 分期	N 分期	M 分期	PSA	分级
Ⅰ	cT1a～2a	N0	M0	<10	1
Ⅰ	pT2	N0	M0	<10	1
ⅡA	cT1a～c,cT2a	N0	M0	10≤PSA<20	1
ⅡA	cT2b～c	N0	M0	<20	1
ⅡB	T1～2	N0	M0	<20	2
ⅡC	T1～2	N0	M0	<20	3
ⅡC	T1～2	N0	M0	<20	4
ⅢA	T1～2	N0	M0	≥20	1～4
ⅢB	T3～4	N0	M0	任何	1～4
ⅢC	任何 T	N0	M0	任何	5
ⅣA	任何 T	N1	M0	任何	任何
ⅣB	任何 T	N0	M1	任何	任何

10.2.6　盆腔淋巴引流区是否行放疗的风险评估

既往根据盆腔淋巴结转移风险的 Roach 公式:盆腔淋巴结转移概率(%)$=\dfrac{2}{3}$PSA$+$(Gleason 评分-6)$\times 10$ 判定对于盆腔淋巴结转移风险高于 15% 的患者推荐行盆腔淋巴区预防性放疗[5]。但 2021 年发表在 *Lancet* 上的一项研究针对盆腔淋巴引流区选择性放疗进行了最新的总结归纳[6],目前对于前列腺癌盆腔淋巴引流区放疗相比以往有更严格的限制,且对患者的选择更加慎重。

10.2.7　不同危险因素的前列腺癌治疗原则

不同危险因素的前列腺癌治疗原则见表 10‐2‐6。

表 10‐2‐6　NCCN 指南根据不同危险分级推荐的治疗原则

危险分级	预期寿命	治疗原则
极低危	>20 年	主动检测;外照射或近距离放疗;前列腺癌根治术
	10～20 年	主动检测
	<10 年	观察
低危	≥10 年	主动检测(推荐);外照射或近距离放疗;前列腺癌根治术
	<10 年	观察
中危(预后良好)	≥10 年	积极随访;外照射或近距离放疗;前列腺癌根治术(根据淋巴结预测转移风险考虑是否行盆腔淋巴结清扫)
	≥10 年	外照射或近距离放疗;观察

（续表）

危险分级	预期寿命	治疗原则
中危（预后不良）	＞10 年	手术（根据淋巴结预测转移风险考虑是否行盆腔淋巴结清扫）；外照射±近距离放疗＋抗雄激素治疗（4～6 个月）
	5～10 年	外照射±近距离放疗＋抗雄激素治疗（4～6 个月）或观察
高危/极高危	＞5 年或有症状	外照射＋抗雄激素治疗±化疗；前列腺癌根治术＋盆腔淋巴结清扫
	＜5 年或无症状	抗雄激治疗或观察或外照射＋支持治疗

10.3 病例一（低危前列腺癌）

10.3.1 病例介绍

患者，男性，56 岁，2020 年 12 月体检查 PSA 4.34ng/ml，无明显尿频、夜尿增多、排尿不畅等表现。当时无特殊处理，随访观察。半年后再次就诊查体：直肠指检触及前列腺质地韧，中央沟存在，无明显硬结节，双侧腹股沟未触及明显肿大的淋巴结，余未见阳性体征。遂行前列腺平扫 MRI：前列腺右侧外周带异常信号，性质待定。前列腺穿刺检查病理为前列腺腺泡腺癌，Gleason 评分 3＋3＝6 分。2021 年 7 月 9 日查骨扫描，未见骨代谢异常，行 PSMA - PET - MRI（图 10 - 3 - 1）提示：①前列腺右外周带占位，PSMA 摄取增高，考虑恶

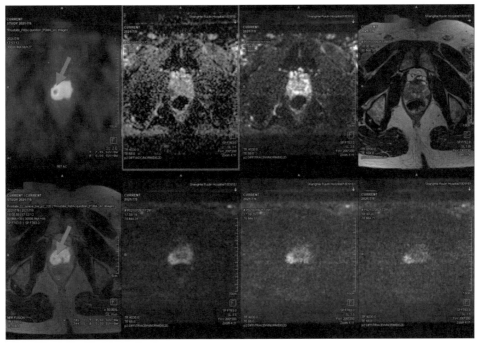

图 10 - 3 - 1　PSMA - PET - MRI 图像
前列腺右侧外周带占位，红色箭头标记前列腺癌病灶所在的位置

性病变;②前列腺外周带少量出血。现收治入院,拟行根治性放疗。

10.3.2 基于循证医学的治疗推荐

患者,男性,56 岁,体检发现 PSA 异常,无临床表现,12 针前列腺穿刺活检结果 9 针阳性,病理为前列腺腺泡腺癌,是前列腺癌中最常见的病理类型。Gleason 评分最高 6 分,PSA 最大值<10 ng/ml。根据影像评估,临床分期考虑 cT2aN0M0,危险分级为 1 级,故评定为低危前列腺癌患者。对于这一类患者的初始治疗,根据 NCCN 指南以及 CSCO 指南,主要有 3 种选择措施:如果预期生存寿命大于 10 年,则①主动检测;②前列腺癌根治术;③外照射或者近距离放疗。3 种治疗策略在患者的总生存率及前列腺特异死亡率无明显异常,手术与放疗可以使疾病进程减缓并降低转移的发生率,但局部治疗相关并发症不可忽视。临床循证依据见表 10-3-1。

表 10-3-1 局限期低危前列腺癌不同治疗模式对比的临床研究

研究	结果	意义
Protec T[7]	(1) 共有 1 643 名患者随机分为 3 组:主动监测组、根治性前列腺切除组和外照射组 (2) 入组人群:平均 PSA 4.6 ng/ml,77% Gleason 评分 6 分;76% cT1 (3) 主动检测组每 3 个月监测 PSA 1 次;接受手术治疗的患者每半年或 1 年监测 1 次 PSA;放疗组进行三维适形放疗,总剂量 74 Gy/37 Fx (4) 10 年的中位随访发现三组的特异性生存率分别是 98.8%、99% 和 99.6% (5) 主动检测组约有 20% 的患者出现肿瘤进展,明显高于另外两组 (6) 手术组患者夜尿渗漏和性生活问题出现概率较高;放疗组患者肠道反应较多	10 年的随访结果提示无论采用何种治疗方法,前列腺癌特异性病死率都很低,不同治疗方法之间没有显著差异。与积极监测相比,手术和放疗与疾病进展和转移的发生率较低
PIVOT[8]	(1) 731 名患有局限性前列腺癌的男性接受根治性前列腺切除术或观察 (2) 入组人群:中位 PSA 7.8 ng/ml,临床分期为 T1～2NxM0 的前列腺癌患者,骨扫描阴性,预期寿命>10 年 (3) 手术的全因病死率并不明显低于观察组,根治性前列腺切除术的前列腺癌病死率并不明显低于观察组 (4) 接受手术治疗的男性在 10 年内因尿失禁而使用吸水垫的比例高于接受观察的男性。治疗 5 年后,勃起功能障碍以及性功能相比观察组明显下降	对于低危前列腺癌人群,手术相比主动监测并没有带来生存获益,意味着低危前列腺癌患者治疗选择观念不应该只局限于手术这个方式
Resnick MJ, et al.[9]	(1) 共比较了 1 164 名手术患者和 491 名放疗患者的长期随访结果 (2) 2 年时手术患者有更多的比例出现尿失禁,15 年时两组无差异 (3) 2 年及 5 年有更多的手术患者出现勃起功能障碍,15 年时两组无差异 (4) 2 年及 5 年放疗患者泌尿道反应发生率较高,15 年时两组无差异	15 年长期的随访结果表明,虽然接受局部治疗的患者在各方面功能均有不同的差异,但是手术与放疗的不良反应造成的影响相当

关于是否需要进行内分泌治疗,表10-3-2列举了一系列临床研究,结果表明对于低危前列腺癌患者,使用抗雄激素治疗不会给患者带来生存获益。

表10-3-2 低危前列腺癌患者内分泌治疗研究

研究	结果	意义
Lu-Yao GL, et al.[10]	(1) 队列研究:分析了66 717名老年前列腺癌患者初始接受抗雄激素治疗后的生存分析 (2) 研究对象:T1～2N0M0前列腺癌,未接受过局部治疗 (3) 研究分析初始仅用抗雄激素治疗患者的总生存率和前列腺特异病死率 (4) 中位随访时间110个月;局限期前列腺癌初始抗雄激素治疗不能延长15年总生存期	单独使用抗雄激素治疗不会对局限期前列腺癌患者带来生存获益,并且另有研究表明,将抗雄激素治疗作为初始治疗的患者病死率升高,生存期缩短
RTOG-9408[11]	(1) 共1979名局限期前列腺癌患者纳入放疗期间是否需要加入短期雄激素剥夺治疗的试验 (2) 入组标准:T1～2NxM0,Gleason评分约60%为2～6分,PSA<20 ng/ml。低危患者685例,中危患者1 068例,高危患者226例 (3) 放疗方式:前列腺总剂量为66.6 Gy/37 Fx,盆腔淋巴引流区剂量为46.8 Gy/26 Fx;短程雄激素治疗组使用氟他胺,剂量为250 mg,每天分3次口服,并每个月皮下注射戈舍瑞林3.6 mg,为期4个月 (4) 中位随访时间为9.1年,接受放疗加短程抗雄激素患者(联合治疗组)的10年总生存率为62%,而接受单纯放疗的患者为57%(P=0.03)。增加短程抗雄激素与10年疾病特异性病死率从8%下降到4%有关(P=0.001) (5) 亚组分析:低危组患者经过短程抗雄激素治疗后总体生存率、疾病特异性病死率没有显著获益	该研究提示短程抗雄激素治疗对于中危患者可以带来生存获益,疾病特异性病死率显著降低。但对于低危患者并没有带来显著获益,提示低危前列腺癌患者抗雄激素治疗没有生存优势

放疗剂量参考2018年ASTRO的专家共识[12]及中国2021版CSCO指南,对于低危患者采用常规分割剂量,一般介于70～79.2 Gy,单次剂量1.8～2 Gy;如采用大分割治疗,推荐60 Gy/20 Fx或70 Gy/28 Fx两种分割剂量;如采用超大分割(或称SBRT)治疗,可考虑给予35 Gy或36.25 Gy/5 Fx的分割剂量。对于靶区勾画范围,靶区只包括前列腺,原则上不包括精囊腺或仅仅包括紧邻前列腺的精囊腺根部部分。放疗模式相关依据详见表10-3-3。

表10-3-3 低危前列腺癌放疗模式探索的研究

研究	结果	意义
Yeoh EE, et al.[13]	(1) 纳入217名患者,对比大分割与常规分割疗效 (2) 入组人群:T1～2N0M0(低危) (3) 常规分割组:109例,总剂量64 Gy/32 Fx;大分割组:108例,总剂量55 Gy/20 Fx;绝大部分接受二维照射,61例采用三维适形放疗技术 (4) 中位随访时间90个月,大分割组无生化复发优于传统放疗组(53% vs 34%) (5) 两组放疗毒性反应无差异	较早的Ⅲ期临床研究,探索了大分割治疗对于局部低危前列腺癌患者有无生化复发优势

（续表）

研究	结果	意义
RTOG-0415[14,15]	（1）纳入 1 092 名低危前列腺癌患者，随机分为常规放疗组和大分割放疗组 （2）入组人群：T1b～2c，Gleason 评分 2～6 分，PSA＜10 ng/ml （3）放疗方式：常规放疗组 73.8 Gy/41 Fx，大分割组 70 Gy/28 Fx；接近 80% 的患者接受逆向调强技术放疗 （4）中位随访时间 5.8 年，5 年无疾病生存期无统计学差异 （5）大分割组 2 级和 3 级消化道和泌尿道晚期反应有所增加 （6）2022 ASCO 会议摘要更新了 RTOG 0415 二次分析结果，结果显示采用三维适形放疗或者调强放疗患者的无生化复发率无显著差异 （7）对于接受大分割治疗的患者，除了基础泌尿功能较差的患者与放疗导致的泌尿急性与晚期反应相关性较大之外，胃肠道功能方面大分割与常规分割无显著差异	样本量较大的临床研究，采用三维适形或逆向调强技术，证实了对于低危前列腺癌患者，采用大分割效果不亚于常规分割，长期的随访结果表明胃肠道与泌尿系统不良反应相当
CHHiP Trial[16]	（1）共有来自 71 个中心的 3 216 名患者随机纳入常规分割组或者大分割组 （2）入组人群：T1～3b，PSA＜40 ng/ml，盆腔淋巴转移概率＜30% （3）随机分为三组：74 Gy/37 Fx，60/20 Fx 和 57 Gy/19 Fx。放疗期间使用短程抗雄激素治疗。采用适形或调强放疗技术，范围为前列腺加精囊，盆腔淋巴引流区不在照射范围内 （4）60/20 Fx 组与 74 Gy/37 Fx 组 5 年无生化复发或临床失败率无统计学差异 （5）三组 5 年不良反应无显著差异	该研究提示 60 Gy/20 Fx 大分割的治疗模式对于低至中危患者的疗效与常规分割疗效相当
King CR, et al.[17]	（1）共 1 100 名受试者入组临床试验 （2）入组人群：局限期前列腺癌 （3）放疗方式：根据不同危险因素分为低危、中危和高危组；通过图像引导给予前列腺中位 36.25 Gy/5 次治疗模式 （4）结果：中位随访时间 36 个月，三组 5 年无生化复发率分别为 95%（低危）、84%（中危）和 81%（高危） （5）对于随访超过 5 年的 135 名患者进行分析，5 年无生化复发率为 99%（低危）和 93%（高危）	该研究奠定了超大分割（SBRT）可以用于低至中危前列腺癌患者局部治疗的基础

10.3.3 放疗定位

CT 定位前需饮水 800～1 000 ml 直至强烈的尿意；如有条件，可以使用膀胱容量仪器进行定位前测量，如有 500 ml 以上容量即可进行定位。另外建议做好充足的肠道准备，定位当天提早排便，确保定位时直肠内没有过多的粪便。

CT 定位一般采用增强 CT（造影剂过敏患者采用平扫 CT，并建议放疗前行盆腔 MRI 检查,治疗前对于靶区病灶范围有明确定位,以便勾画 GTV、CTV)。

体位摆放:仰卧位,头枕+脚垫,双手置于胸前。必要时使用体膜、发泡胶或真空垫等固定装置。

扫描范围:自髂骨上 5 cm,至耻骨联合下 5 cm(上界可从腹主动脉之髂血管分叉处开始)。所有受照射组织必须包括在 CT 扫描范围内。放疗层厚建议在 2~5 mm 之间。

10.3.4 靶区勾画

如果条件允许,定位 CT 与盆腔 MRI 进行融合后勾画 GTV 效果更佳。

GTV:整个前列腺,可以从前列腺中部开始勾画,边界比较清楚。GTV 不要包括前列腺的血管丛,也不要包括肛提肌。

下界:包括前列腺尖部,从泌尿生殖膈开始;如果泌尿生殖膈显示不清,用阴茎体做标记,在其上 0.9~1.2 cm 处;将膀胱尿道连接部定义为尿道末端下一层面,并自该层面向下勾画 8~12 mm 区域。下界的另一标志为闭孔下缘;或者前列腺尖部以尿道球部上 0.5 cm 或阴茎脚上缘为标志。

上界:前列腺顶部,膀胱壁后下方。头侧边界一般位于耻骨联合上缘上约 2 cm 处。

前界:耻骨联合后。

侧界:肛提肌内侧缘,外侧界至闭孔内肌。

后界:直肠前壁前缘。

CTV:该患者评估为低危前列腺癌患者,故 CTV 范围包括前列腺,不需要包括精囊腺及盆腔淋巴引流区。靶区勾画完成后,正常组织勾画见表 10-3-4。

表 10-3-4 前列腺癌相关正常组织勾画

结构	勾画范围
直肠	从坐骨结节(乙状结肠曲)勾画至 S_3 椎体水平的整个肠管区域
膀胱	从膀胱底部勾画至膀胱顶部
双侧股骨头	勾画至股骨小转子底部(股骨头勾画全股骨头范围)
小肠/结肠	在 PTV 勾画完成后根据 PTV 所在层面,应继续向上勾画 2 cm 层厚的肠道组织(勾画 PTV 最上界后根据定位 CT 层厚决定向上继续勾画小肠数层) 结肠:勾画 PTV 层面及 PTV 以上 3 个层面的结肠体积
尿道球腺	位于尿道海绵体近端的膨大部分,解剖位置接近闭孔下缘

10.3.5 病例勾画

靶区勾画示意图与计划评估见图 10-3-2~图 10-3-4。正常组织剂量限制见表 10-3-5。

髋关节层面
上界：前列腺顶部
前界：膀胱后缘
外侧界：闭孔内肌内侧缘
后界：直肠前缘

耻骨联合层面
前界：膀胱后下缘
外侧界：闭孔内肌内侧缘
后界：直肠前缘

闭孔下缘层面
前界：坐骨支后缘
外侧界：闭孔内肌内侧缘
后界：直肠前缘
下界：泌尿生殖膈起始部

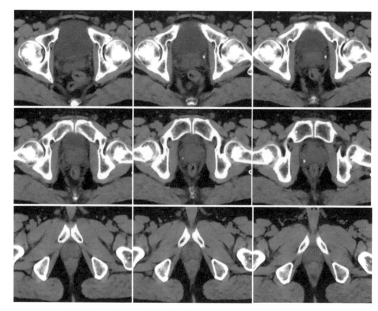

图 10-3-2　低危前列腺癌靶区勾画图

红色靶区为 CTV

髋关节层面

耻骨联合层面

闭孔下缘层面

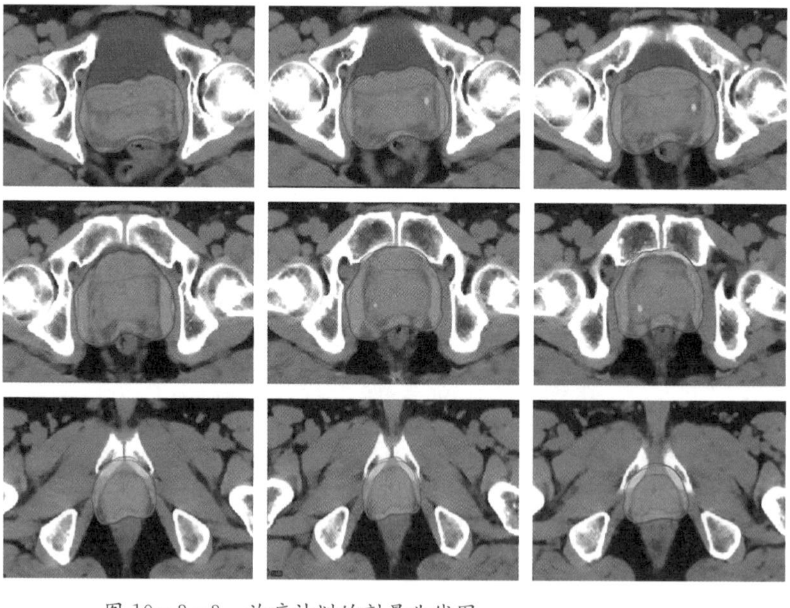

图 10-3-3　放疗计划的剂量曲线图

绿色部分为 95％剂量曲线下靶区覆盖范围,红色勾画线为 CTV

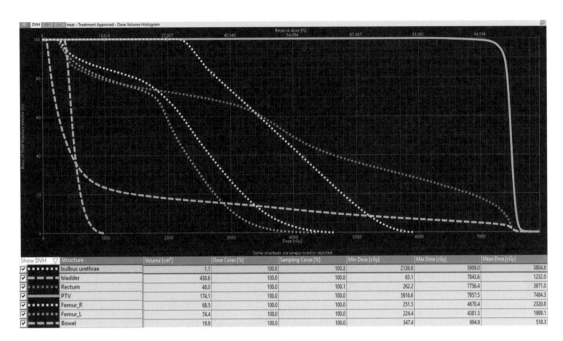

图 10-3-4 放疗计划 DVH
虚线代表正常组织,绿色实线为 PTV

表 10-3-5 前列腺癌正常组织限量

正常器官	体积	剂量
膀胱	30%	<50 Gy
	20%	<60 Gy
	10%	<70 Gy
直肠	40%	<50 Gy
	30%	<60 Gy
	20%	<66 Gy
	10%	<70 Gy
股骨颈	5%	<50 Gy
	最大剂量	<52 Gy
	平均剂量	<30 Gy
小肠	5%	<50 Gy
	最大剂量	<52 Gy
结肠	10%	<50 Gy
	最大剂量	≤55 Gy
尿道球部	50%	<50 Gy

10.3.6 放疗剂量与射野

（1）放射治疗野的设置原则：根据肿瘤部位及周围正常组织限量，可选择 IMRT 或 VMAT 技术，目的是保证肿瘤部位受到足量放射而正常组织在耐受量之下。

（2）根治性总剂量为 70～79.2 Gy，单次分割 1.8～2 Gy。

（3）处方剂量：95% 处方剂量线包绕 100% CTV 体积；90% 处方剂量线包绕 100% PTV 体积。

10.3.7 随访

前列腺癌患者治疗后建议根据表所示随访周期和检查项目进行定期随访。

表 10‑3‑6　随访周期及随访内容

治疗后间隔时间	随访频率	随访项目	随访内容
2 年以内	每 3～6 个月 1 次	病史及体格检查	完整的病史评估及体格检查 直肠指检
2～5 年	每 6 个月 1 次	实验室检验	tPSA，fPSA
5 年以上	每年 1 次	影像学检查	根据临床表现开展相应检查项目 盆腔 MRI/胸腰椎 MRI 骨扫描 胸部 CT PSMA‑PET‑CT/MRI

10.4　病例二（高危前列腺癌）

10.4.1 病例介绍

患者，男性，67 岁，2020 年 12 月出现排尿困难伴淋漓不尽，2 个月后至医院检查，查 PSA 为 83 ng/ml，前列腺 MRI 提示：前列腺增生改变，左侧外侧带异常信号，占位并出血可能，建议穿刺。2021 年 3 月行病理活检提示前列腺腺泡腺癌，Gleason 评分最高 4＋4＝8 分，肿瘤细胞 P504s（＋），ERG（－），P63（－）。穿刺 12 针均见肿瘤。骨扫描：未见骨转移灶。腹部体格检查未见明显异常，前列腺直肠指检提示中央沟消失，前列腺质地较硬，但未触及明显肿块。

10.4.2 基于循证医学的治疗推荐

患者，男性，67 岁，根据初始 PSA 指标以及盆腔 MRI 检查，临床分期判定为 cT2bN0M0，由于 PSA＞20 ng/ml，且 Gleason 评分为 4＋4＝8 分，故判定属于局限高危前列腺癌患者。参考 NCCN 以及 AUA 指南，如果预期生存寿命大于 5 年，有以下几种选择方式:①外照射+抗雄激素治疗±多西他赛化疗;②外照射+近距离放疗;③根治性前列腺切除术+盆腔淋巴引流区清扫术。对于高危前列腺癌患者,外照射联合抗雄激素治疗已得到广泛认同,其循证医学依据详见表 10-4-1。

表 10-4-1 高危前列腺癌放疗联合抗雄激素治疗相关研究

研究	结果	意义
Bolla M，et al.[18]	(1) 对比 415 例前列腺患者单纯放疗或者放疗联合抗雄激素治疗的疗效 (2) 入组人群:分期 T1~2 且 WHO 组织学分级 3 级,或者分期 T3~4 的前列腺癌患者 (3) 研究方法:前列腺放疗总剂量为 70 Gy/35 次,盆腔淋巴引流区 50 Gy/25 Fx。联合内分泌治疗组在放疗开始后皮下注射戈舍瑞林 3.6 mg/月,维持 3 年 (4) 5 年随访结果显示单纯放疗组的无病生存率为 40%,联合治疗组为 74%($P=0.001$) (5) 单纯放疗组 5 年总生存率为 62%,联合治疗组为 79%($P=0.002$)	该研究入组的人群大部分为局部高危前列腺癌患者,从结果表明放疗联合抗雄激素治疗效果优于单纯放疗。该研究提升了放疗在局部晚期前列腺癌中的治疗地位
RTOG 92-02[19]	(1) 纳入 1554 例患者,进行短程或长程抗雄激素治疗联合放疗疗效比较 (2) 入组人群:cT2c~4N0,PSA<150 ng/ml,KPS≥70 分 (3) 研究方法:前列腺放疗总剂量为 65~70 Gy,盆腔淋巴引流区 44~46 Gy。抗雄激素治疗:一天 3 次口服氟他胺 250 mg;皮下注射戈舍瑞林 3.6 mg/月。短程组从放疗开始前 2 个月开始使用,用至放疗结束,长程组至放疗结束继续使用 24 个月 (4) 10 年观察结果发现,长程组总生存率、无病生存率、疾病特异性生存率、局部进展和无生化复发都显著优于短程组	该研究提示放疗联合长程抗雄激素治疗在局部高危前列腺癌中比放疗联合短程抗雄激素治疗有优势
NCIC Clinical Trials[20]	(1) 入组 1205 名患者,探索雄激素联合放疗是否可以带来生存获益 (2) 入组人群:cT3~4 N0~1 M0,PSA>40 ng/ml 或者 PSA 介于 20 ng~40 ng/ml,Gleason 评分 8~10 分的患者 (3) 随机分为两组:终身抗雄激素组和抗雄激素联合放疗组,放疗总剂量为 64~69 Gy/35~39 Fx,照射范围为前列腺和盆腔淋巴结区域 (4) 10 年随访结果表明,抗雄激素联合放疗的患者总体生存率显著提高($HR=0.70,95\% CI\ 0.57~0.85,P<0.001$);前列腺癌的病死率显著降低($HR=0.46,95\% CI\ 0.34~0.61,P<0.001$)	该研究进一步巩固了放疗联合内分泌治疗在局部进展期前列腺癌的地位
Nabid A，et al.[21]	(1) 纳入 630 名前列腺癌患者,探索长期雄激素剥夺的最佳持续时间 (2) 入组人群:T1~3b,Gleason 评分 6~10 分,PSA>20 ng/ml (3) 研究方法:前列腺放疗总剂量为 70 Gy/35 Fx,盆腔淋巴引流区 44 Gy/22 Fx。放疗前接受 4 个月的抗雄激素治疗(戈舍瑞林 10.8 mg 和比卡鲁胺 50 mg 每日口服),放疗后维持抗雄激素治疗 18 个月或者 36 个月 (4) 9.4 年随访结果显示两组 5 年生存率无差异($P=0.07$),通过量表调查发现,接受 18 个月抗雄激素治疗组生存质量优于接受 36 个月抗雄激素治疗组($P<0.001$)	对于放疗联合抗雄激素治疗时间进行了进一步探索,从结果分析,缩短长程抗雄激素治疗至 1.5 年不影响患者生存时间

另外一个值得关注的问题是,是否需要行前列腺盆腔淋巴结放疗。基于表 10 - 4 - 2 列举的临床试验结果,经过 Roach 公式计算得出该患者盆腔淋巴结转移概率＞35％,所以放疗范围除了前列腺原发病灶＋精囊外,需进行预防性盆腔淋巴结照射。

表 10 - 4 - 2　高危前列腺癌放疗模式研究

临床试验	结果	意义
RTOG 9413[22]	(1) 共 1 322 名受试者分为四组进入临床试验 (2) 入组人群:淋巴结转移风险＞15％,KPS≥70 分 (3) 研究方法:随机分为四组,①新辅助内分泌治疗＋全盆腔放疗组;②新辅助内分泌治疗＋前列腺放疗组;③全盆腔放疗＋辅助内分泌治疗组;④前列腺放疗＋辅助内分泌治疗组 (4) 结果:中位随访时间 8.8 年;新辅助内分泌治疗＋全盆腔放疗组相比新辅助内分泌治疗＋前列腺放疗组和全盆腔放疗＋辅助内分泌治疗组,无进展生存期有统计学差异($P=0.002$) (5) 新辅助内分泌治疗＋全盆腔放疗组胃肠道不良反应发生率在四组中最高(7％)	从新辅助内分泌治疗＋全盆腔放疗组和新辅助内分泌治疗＋前列腺放疗组两组结果对比可以看出,加上盆腔淋巴结放疗可以提高无病生存期,但无生存获益,且毒性反应发生率较高
GETUG - 01[23]	(1) 共 446 名前列腺癌患者随机入组接受盆腔淋巴结和前列腺放疗或仅前列腺放疗 (2) 入组标准:根据 T 分期、PSA 和 Gleason 评分随机化分为低危和高危两组。高危患者接受 6 个月抗雄激素治疗,放疗随机分入两组 (3) 放疗方式:采用三维适形放疗技术,前列腺总剂量为 66～70 Gy,单次分割 2 Gy,盆腔淋巴引流区总剂量为 46 Gy,单次 2 Gy (4) 结果:中位随访时间 11.4 年,两组 10 年的总生存率和无事件生存率无统计学差异(77.2％ *vs* 62.5％,$P=0.18$)	该研究结果不支持前列腺癌进行盆腔放疗,亚组分析指出仅对未接受内分泌治疗的患者行盆腔放疗可能有获益
POP - RT[24]	(1) 共 244 名患者被随机分配到前列腺放疗或全盆腔放疗组 (2) 入组标准:临床分期为 T1～3a 的患者,Gleason 评分 8～10 分和任何 PSA、Gleason 评分 7 分且 PSA＞15 ng/ml 或 Gleason 评分 6 分且 PSA＞30 ng/ml (3) 放疗方式:前列腺放疗组为前列腺 68 Gy/25 Fx,全盆腔放疗组为前列腺 68 Gy/25 Fx＋盆腔淋巴引流区 50 Gy/25 Fx (4) 结果:中位随访时间 68 个月。全盆腔放疗组 5 年无生化复发生存率优于前列腺放疗组(95％ *vs* 81.2％,$P<0.001$) (5) 全盆腔放疗组 5 年无病生存率优于前列腺放疗组(89.5％ *vs* 77.2％,$P=0.002$) (6) 两组总生存率无差异	该研究入组的患者中位 Roach 淋巴结转移风险为 37.8％,提示在 20％～40％转移风险区间的患者行盆腔预防放疗有一定的生存获益

针对高危前列腺癌患者的放疗分割模式探索较少,2018 年之前各大指南均不推荐在高危前列腺癌患者中使用非常规分割治疗方式,但数项大型 3 期研究结果显示超大分割治疗似乎可以在高危前列腺癌患者中运用,见表 10 - 4 - 3。

表 10-4-3　高危前列腺癌放疗分割模式相关研究

研究	结果	意义
HYPO-RT-PC Trial[25,26]	(1) 纳入了 1200 例患者,随机分为常规放疗组和超大分割放疗组;入组人群:T1c～3a,无淋巴或远处转移,Gleason 评分≥7 分,PSA≤20 ng/ml (2) 随机分为两组:常规组总剂量为 78 Gy/39 Fx,超大分割组总剂量为 42.7 Gy/7 Fx (3) 两组 5 年无复发生存时间无显著差异 (4) 两个治疗组在 2 级或更严重的泌尿系统或肠道迟发毒性方面没有显著差异 (5) 2021 年更新了生活质量研究报告,结果显示在泌尿系统反应、肠道反应以及性功能方面两组无统计学差异	该研究约 90% 的入组人群为局部中危前列腺癌患者,其结果表明超大分割对于中至高危人群疗效不亚于常规分割
Murthy V, et al.[27]	(1) 共有 68 名患者入组临床试验 (2) 入组条件:T3a 或 Gleason 评分≥8 分或 PSA>20 ng/ml (3) 研究方法:联合抗雄激素治疗的同时给予前列腺和肿大淋巴结放疗 35～37.5 Gy/5 次,阳性淋巴结患者盆腔放疗总剂量为 25 Gy,7～10 次 (4) 未发现急性 3～4 级的消化道和泌尿系统不良反应 (5) 晚期泌尿系统和消化道 3 级以上毒性反应分别为 3% 和 0%	对于高危和极高危前列腺癌患者,采用超大分割的前列腺联合盆腔淋巴引流区放疗是可行的,毒性反应可以接受

综上所述,该患者推荐接受放疗(前列腺＋精囊＋盆腔)联合抗雄激素治疗。

10.4.3 靶区勾画

2020 年美国 NRG 肿瘤学会发布了关于前列腺癌靶区勾画的更新,以下靶区勾画内容部分参考更新指南[28]。

盆腔淋巴结区照射原则:范围包括髂总、髂外、髂内及骶前淋巴结引流区,以及闭孔淋巴结引流区。

(1) 不同的临床试验对于盆腔淋巴引流区 CTV(CTV-ND)上界的定义不同,根据相关文献展示了不同临床研究定义的上界范围[6],详见图 10-4-1。目前瑞金医院放疗科上界定位在 L_5、S_1 交界处。

(2) 髂内、髂外血管外扩 5～7 mm,包括髂动静脉各个方向,骨、肠、膀胱等和肌肉应排除在 CTV-ND 范围之外。临床上,CTV 边缘可以更大,尤其是血管前方,可以延伸 10 mm;CTV-ND 向后要包全腰大肌和椎体之间的区域。

(3) 髂外、髂内血管间区域的宽度一般在 1.5～3 cm 之间,主要取决于患者的体型。

(4) CTV-ND 下界至 S_3 下缘。

(5) 后界是髂内血管沿着阴部动脉和臀下动脉延伸到梨状肌的前缘。

(6) 从髂外淋巴结、腹股沟淋巴结过渡到髂外血管,穿过腹股沟韧带进入腹股沟管时,以此为过渡点,CTV-ND 勾画范围可逐步缩小,减少髂外淋巴结勾画范围。

(7) 当髂外血管完全位于髋臼最内侧部分的外侧时,髂外血管勾画结束。

(8) 闭孔淋巴结区终止于耻骨联合上缘或者前列腺与精囊的交汇处,勾画宽度为 1～2 cm。

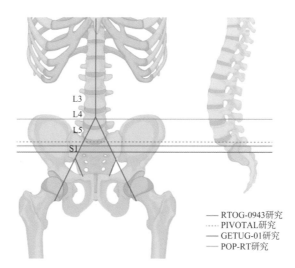

图 10-4-1 不同临床试验对于高危前列腺癌盆腔淋巴引流区放疗靶区上界的定义

  前列腺 CTV 范围包括整个前列腺和近端 2～2.5 cm 的精囊腺,前列腺的具体勾画可参考低危前列腺癌 CTV 勾画。精囊腺勾画根据风险因素进行不同范围的勾画,中危患者精囊应勾画包括从根部起至少 1 cm;高危前列腺癌则需要包括 2 cm,需要注意的是精囊腺 CTV 勾画不外扩。图 10-4-2 展示了盆腔淋巴引流区勾画部分层面。放疗剂量分布图与 DVH

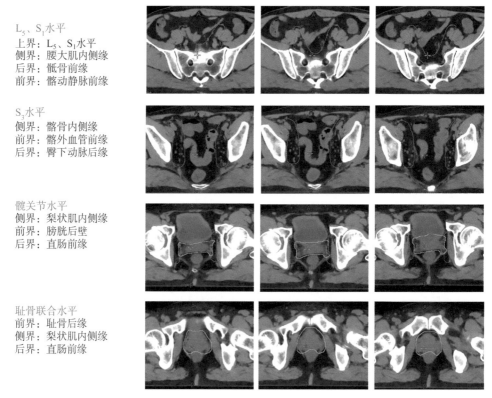

图 10-4-2 高危前列腺癌靶区勾画示意图

红色线为淋巴引流区勾画范围(CTV-ND),绿色线为前列腺勾画范围肿瘤靶区 CTV(CTV-T)

见图 10 - 4 - 3 和图 10 - 4 - 4。

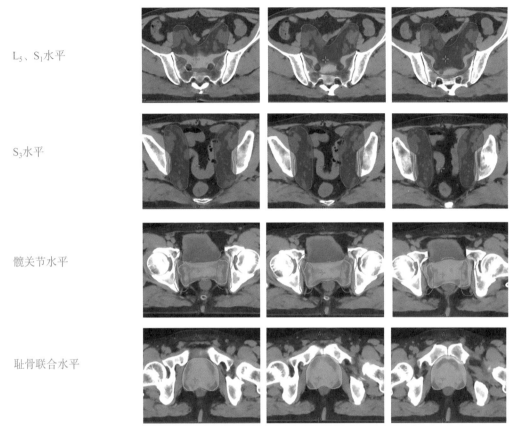

L₅、S₁水平

S₃水平

髋关节水平

耻骨联合水平

图 10 - 4 - 3　放疗剂量分布图

深蓝色部分为 46 Gy 的 95% 剂量分布图,绿色部分为 76 Gy 的 95% 剂量分布图

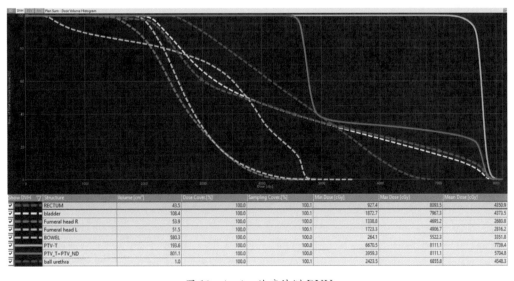

图 10 - 4 - 4　放疗计划 DVH

虚线代表正常组织剂量,绿色实线为肿瘤病灶 PTV(PTV - T),红色实线为盆腔淋巴引流区 PTV(PTV - ND)

患者定位与摆位方式、正常组织勾画与限量、随访均可参考上述低危前列腺癌相关内容。

(韩一旲　许赫)

参 考 文 献

[1] Zhai Z, Zheng Y, Li N, et al. Incidence and disease burden of prostate cancer from 1990 to 2017: Results from the Global Burden of Disease Study 2017 [J]. Cancer, 2020, 126(9): 1969 - 1978.

[2] Chen W, Zheng R, Baade P D, et al. Cancer statistics in China, 2015 [J]. CA Cancer J Clin, 2016, 66 (2): 115 - 132.

[3] Epstein J I, Allsbrook W C Jr, Amin M B, et al. The 2005 International Society of Urological Pathology (ISUP) Consensus Conference on Gleason Grading of Prostatic Carcinoma [J]. Am J Surg Pathol, 2005, 29(9): 1228 - 1242.

[4] Lowrance W T, Breau R H, Chou R, et al. Advanced Prostate Cancer: AUA/ASTRO/SUO Guideline PART I [J]. J Urol, 2021, 205(1): 14 - 21.

[5] Lawton C A, Desilvio M, Roach M 3rd, et al. An update of the phase Ⅲ trial comparing whole pelvic to prostate only radiotherapy and neoadjuvant to adjuvant total androgen suppression: updated analysis of RTOG 94 - 13, with emphasis on unexpected hormone/radiation interactions [J]. Int J Radiat Oncol Biol Phys, 2007, 69(3): 646 - 655.

[6] De Meerleer G, Berghen C, Briganti A, et al. Elective nodal radiotherapy in prostate cancer [J/OL]. Lancet Oncol, 2021, 22(8): e348 - e357.

[7] Hamdy F C, Donovan J L, Lane J A, et al. 10-Year Outcomes after Monitoring, Surgery, or Radiotherapy for Localized Prostate Cancer [J]. N Engl J Med, 2016, 375(15): 1415 - 1424.

[8] Wilt T J, Jones K M, Barry M J, et al. Follow-up of Prostatectomy versus Observation for Early Prostate Cancer [J]. N Engl J Med, 2017, 377(2): 132 - 142.

[9] Resnick M J, Koyama T, Fan K H, et al. Long-term functional outcomes after treatment for localized prostate cancer [J]. N Engl J Med, 2013, 368(5): 436 - 445.

[10] Lu-Yao G L, Albertsen P C, Moore D F, et al. Fifteen-year survival outcomes following primary androgen-deprivation therapy for localized prostate cancer [J]. JAMA Intern Med, 2014, 174(9): 1460 - 1467.

[11] Jones C U, Hunt D, Mcgowan D G, et al. Radiotherapy and short-term androgen deprivation for localized prostate cancer [J]. N Engl J Med, 2011, 365(2): 107 - 118.

[12] Morgan S C, Hoffman K, Loblaw D A, et al. Hypofractionated Radiation Therapy for Localized Prostate Cancer: Executive Summary of an ASTRO, ASCO, and AUA Evidence-Based Guideline [J]. Pract Radiat Oncol, 2018, 8(6): 354 - 360.

[13] Yeoh E E, Botten R J, Butters J, et al. Hypofractionated versus conventionally fractionated radiotherapy for prostate carcinoma: final results of phase Ⅲ randomized trial [J]. Int J Radiat Oncol Biol Phys, 2011, 81(5): 1271 - 1278.

[14] Lee W R, Dignam J J, Amin M B, et al. Randomized Phase Ⅲ Noninferiority Study Comparing Two Radiotherapy Fractionation Schedules in Patients With Low-Risk Prostate Cancer [J]. J Clin Oncol, 2016, 34(20): 2325 - 2332.

[15] Khairnar R, Demora L, Sandler H M, et al. Methodological Comparison of Mapping the Expanded Prostate Cancer Index Composite to EuroQoL - 5D - 3L Using Cross-Sectional and Longitudinal Data: Secondary Analysis of NRG/RTOG 0415 [J/OL]. JCO Clin Cancer Inform, 2022, 6: e2100188.

[16] Naismith O, Mayles H, Bidmead M, et al. Radiotherapy Quality Assurance for the CHHiP Trial: Conventional Versus Hypofractionated High-Dose Intensity-Modulated Radiotherapy in Prostate Cancer

[J]. Clin Oncol (R Coll Radiol), 2019, 31(9): 611-620.

[17] King C R, Freeman D, Kaplan I, et al. Stereotactic body radiotherapy for localized prostate cancer: pooled analysis from a multi-institutional consortium of prospective phase II trials [J]. Radiother Oncol, 2013, 109(2): 217-221.

[18] Bolla M, Collette L, Blank L, et al. Long-term results with immediate androgen suppression and external irradiation in patients with locally advanced prostate cancer (an EORTC study): a phase III randomised trial [J]. Lancet, 2002, 360(9327): 103-106.

[19] Horwitz E M, Bae K, Hanks G E, et al. Ten-year follow-up of radiation therapy oncology group protocol 92-02: a phase III trial of the duration of elective androgen deprivation in locally advanced prostate cancer [J]. J Clin Oncol, 2008, 26(15): 2497-2504.

[20] Mason M D, Parulekar W R, Sydes M R, et al. Final Report of the Intergroup Randomized Study of Combined Androgen-Deprivation Therapy Plus Radiotherapy Versus Androgen-Deprivation Therapy Alone in Locally Advanced Prostate Cancer [J]. J Clin Oncol, 2015, 33(19): 2143-2150.

[21] Nabid A, Carrier N, Martin A G, et al. Duration of Androgen Deprivation Therapy in High-risk Prostate Cancer: A Randomized Phase III Trial [J]. Eur Urol, 2018, 74(4): 432-441.

[22] Roach M, Moughan J, Lawton C A F, et al. Sequence of hormonal therapy and radiotherapy field size in unfavourable, localised prostate cancer (NRG/RTOG 9413): long-term results of a randomised, phase 3 trial [J]. Lancet Oncol, 2018, 19(11): 1504-1515.

[23] Pommier P, Chabaud S, Lagrange J L, et al. Is There a Role for Pelvic Irradiation in Localized Prostate Adenocarcinoma? Update of the Long-Term Survival Results of the GETUG-01 Randomized Study [J]. Int J Radiat Oncol Biol Phys, 2016, 96(4): 759-769.

[24] Murthy V, Maitre P, Kannan S, et al. Prostate-Only Versus Whole-Pelvic Radiation Therapy in High-Risk and Very High-Risk Prostate Cancer (POP-RT): Outcomes From Phase III Randomized Controlled Trial [J]. J Clin Oncol, 2021, 39(11): 1234-1242.

[25] Fransson P, Nilsson P, Gunnlaugsson A, et al. Ultra-hypofractionated versus conventionally fractionated radiotherapy for prostate cancer (HYPO-RT-PC): patient-reported quality-of-life outcomes of a randomised, controlled, non-inferiority, phase 3 trial [J]. Lancet Oncol, 2021, 22(2): 235-245.

[26] Widmark A, Gunnlaugsson A, Beckman L, et al. Ultra-hypofractionated versus conventionally fractionated radiotherapy for prostate cancer: 5-year outcomes of the HYPO-RT-PC randomised, non-inferiority, phase 3 trial [J]. Lancet, 2019, 394(10196): 385-395.

[27] Murthy V, Gupta M, Mulye G, et al. Early Results of Extreme Hypofractionation Using Stereotactic Body Radiation Therapy for High-risk, Very High-risk and Node-positive Prostate Cancer [J]. Clin Oncol (R Coll Radiol), 2018, 30(7): 442-447.

[28] Hall W A, Paulson E, Davis B J, et al. NRG Oncology Updated International Consensus Atlas on Pelvic Lymph Node Volumes for Intact and Postoperative Prostate Cancer [J]. Int J Radiat Oncol Biol Phys, 2021, 109(1): 174-185.

11 恶性淋巴瘤

11.1 霍奇金淋巴瘤

要点

（1）霍奇金淋巴瘤（Hodgkin lymphoma，HL）占所有淋巴瘤的 $10\%\sim40\%$，发达国家高于发展中国家，好发于年轻人[1]。

（2）首诊常以无痛性淋巴结肿大为首要症状，并且易侵犯纵隔。

（3）确诊和病理分类需要整个淋巴结的完整切除或纵隔肿块活检术。

（4）实验室检查（血常规、肝肾功能、红细胞沉降率、乳酸脱氢酶、β_2 微球蛋白）及功能影像学检查（胸部正位片、颈胸腹盆增强 CT、PET/CT）对判断患者的临床分期、诊疗计划的制订、靶区设计及治疗后随访至关重要。

（5）确切的临床分期决定了患者的诊疗计划及预后[2]。

（6）年龄、大肿块或大纵隔、红细胞沉降率、受侵部位个数、结外受侵情况及有无 B 症状是影响 HL 治疗及预后的重要因素[3]。

（7）Ⅰ～Ⅱ期 HL 的标准诊疗模式为化疗联合放疗。

（8）在Ⅲ～Ⅳ期 HL 中，针对大肿块区域化疗后残存区域，放疗仍具价值。

（9）累及野照射（involved field radiotherapy，IFRT）是目前 HL 放疗的标准设野，标准化疗方案为 ABVD 方案。

11.1.1 淋巴分区

Ann Arbor 分期中淋巴区域定义[4]如图 11-1-1 所示。

11.1.2 HL 病理分型

根据基因表型及遗传学特点，1994 年国际淋巴瘤研究组提出修订的欧美淋巴瘤分类（Revised European-American Lymphoma Classification，REAL 分类）方案，HL 主要分为两大类，结节性淋巴细胞为主型 HL 和经典型 HL，具体如表 11-1-1 所示。经典型 HL 占所

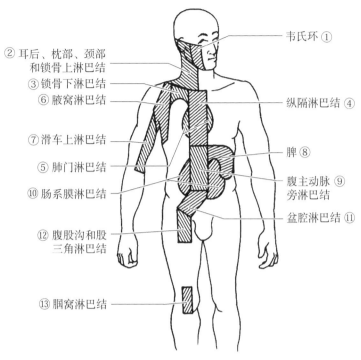

② 耳后、枕部、颈部
和锁骨上淋巴结

③ 锁骨下淋巴结

⑥ 腋窝淋巴结

⑦ 滑车上淋巴结

⑤ 肺门淋巴结

⑩ 肠系膜淋巴结

⑫ 腹股沟和股
三角淋巴结

⑬ 腘窝淋巴结

韦氏环 ①

纵隔淋巴结 ④

脾 ⑧

腹主动脉 ⑨
旁淋巴结

盆腔淋巴结 ⑪

图 11-1-1　淋巴结分区示意图

表 11-1-1　霍奇金淋巴瘤 REAL/WHO 分类及特征

分类	CD15	CD30	CD20	CD45	预后
结节性淋巴细胞为主型 HL(5%)	−	−	+	+	最好
经典型 HL(95%)	+	+	±	−	
结节硬化型(60%~80%)					适中
混合细胞型(15%~30%)					适中
淋巴细胞富有型(约15%)					较好
淋巴细胞衰减型(<5%)					最差

有 HL 的 95%,分为四类:结节硬化型、混合细胞型、淋巴细胞富有型和淋巴细胞衰减型[2]。经典型 HL 的病理特征主要表现为在典型的反应性细胞背景下存在恶性多核巨细胞,即里-施细胞(Reed-Sternberg cell, R-S 细胞),在大多数病例中,CD45 抗原缺失,而 CD30 和 CD15 呈现阳性[5];结节状硬化症约占经典型 HL 的 70%,常见于青少年和年轻人,常发生的部位为颈部、锁骨上和纵隔区。混合细胞型 HL 在发展中国家更常见,约占经典型 HL 的 25%,常影响儿童组和老年组,预后较差。淋巴细胞衰减型 HL 的发生率小于全组的 5%,这种亚型主要见于老年患者、免疫缺陷患者,常表现为腹腔淋巴结、肝、脾和骨髓的广泛受侵,少见周围淋巴结受侵[6]。

与经典型 HL 不同的是,结节性淋巴细胞为主型 HL 的病理缺乏典型 R-S 细胞,取而代之的是爆米花细胞[7],本质是一群具有折叠分叶状细胞核、体积较大的淋巴细胞和组织细胞,免疫表型 CD20 和 CD45 阳性,而缺乏 CD30 和 CD15 的表达。结节性淋巴细胞为主型 HL 发病率约占所有 HL 的 5%,多发于男性,呈现局限性淋巴结病变,通常位于颈部,结外疾病很罕见,预后最好。

11.1.3 HL 临床分期

Ann Arbor 分期是霍奇金淋巴瘤和非霍奇金淋巴瘤最广泛应用的分期标准,源于 1970 年的 Ann Arbor 会议,并在 1989 年的 Cotswords 会议中产生了修改版本(Cotswords 分期),主要包括对大肿块及肝脾受侵的重新定义,考虑了肿瘤大小及淋巴结区域受侵数目对预后的影响(表 11-1-2)。2014 年 Lugano 会议经讨论后发布 Ann Arbor 分期的更新版(Lugano 分期),新版本肯定了 PET 对骨髓受累的检测价值,具体分期原则无明显修改(表 11-1-3)。

表 11-1-2　Ann Arbor-Cotswords 分期

分期	描述
Ⅰ期	一个淋巴结区域或淋巴样结构(如脾、胸腺或韦氏环)受侵(Ⅰ期);或一个淋巴结外器官或部位受侵(ⅠE 期)
Ⅱ期	横膈一侧两个或两个以上淋巴结区域受侵(Ⅱ);或者一个淋巴结外器官/部位局部延续性受侵合并横膈同侧区域淋巴结受侵(ⅡE)。淋巴结受侵区域的数目用下标注明(如Ⅱ₃)
Ⅲ期	横膈两侧的淋巴结区域受侵(Ⅲ),可合并局部结外器官或部位受侵(ⅢE),或合并脾受侵(ⅢS);或结外器官和脾受侵(ⅢS+E)
Ⅲ1期	有/无脾门、脾、腹腔、肝门淋巴结受侵
Ⅲ2期	伴有腹主动脉旁淋巴结、盆腔淋巴结和肠系膜淋巴结受侵
Ⅳ期	同时伴有远处一个或多个结外器官广泛受侵

以下定义适用于各期:

A. 无全身症状。

B. 伴有全身症状,出现下列任何症状之一:连续 3 天不明原因发热超过 38℃,6 个月内不明原因体重减轻>10%,盗汗。

X. 大肿块(包括大纵隔或淋巴结肿块>10 cm);大纵隔:站立位胸部正位片时,纵隔肿瘤最大横径和胸廓最大横径之比>1/3,或纵隔肿瘤最大横径和第 5、6 胸椎间胸廓内横径之比>1/3。

E. 连续性的结外部位受侵,或淋巴结受侵及邻近器官或组织。

S. 脾受侵。

肝脾受侵定义为:肝或脾大至肋下可触及,或两种影像学检查手段发现肝或脾有局灶缺损才能诊断为临床肝脾受侵,但肝功能可以正常。

表 11-1-3　Lugano 调整的 Ann Arbor 分期

分期		描述	结外状态(E)
早期	Ⅰ期	一个淋巴结区域或一组相邻的淋巴结	单个结外病变,无淋巴结受累
	Ⅱ期	横膈一侧有两组或以上的淋巴	Ⅰ期或Ⅱ期结内病变,有局限的邻近结外受累
	Ⅱ期大肿块	Ⅱ期伴大肿块	不适用

（续表）

分期		描述	结外状态（E）
晚期	Ⅲ期	伴有腹主动脉旁淋巴结、盆腔淋巴结和肠系膜淋巴结受侵	不适用
	Ⅳ期	同时伴有远处一个或多个结外器官广泛受侵	不适用

11.1.4 早期 HL 预后因素分组

对于早期 HL，最重要的预后因素有年龄、大纵隔或大肿块、受侵部位数目、红细胞沉降率及有无 B 症状，临床上，不同研究组依据危险因素将早期 HL 分为预后较好组及预后不良组以指导预后和治疗，如表 11-1-4 所示。

表 11-1-4　早期 HL 预后因素分组

预后分组	GHSG 危险因素	EORTC/GELA 危险因素	NCCN 危险因素
1		大纵隔	
2	结外受侵	年龄≥50 岁	肿块＞10 cm
3	无 B 症状但红细胞沉降率＞50 mm；有 B 症状伴红细胞沉降率＞30 mm		红细胞沉降率＞50 mm或有 B 症状
4	≥3 个受侵部位	≥4 个受侵部位	≥3 个受侵部位
预后良好组	CSⅠ～Ⅱ期，无危险因素	横膈上 CSⅠ～Ⅱ期，无危险因素	CSⅠ～Ⅱ期，无危险因素
预后不良组	CSⅠ～ⅡA 期伴一个或多个危险因素，或 CSⅡB 期伴 3/4，无 1/2	横膈上 CSⅠ～Ⅱ期伴一个或多个危险因素	CSⅠ～Ⅱ期伴一个或多个危险因素

CS：临床分期；GHSG：德国霍奇金淋巴瘤研究组；EORTC：欧洲癌症研究与治疗组织；GELA：法国成人淋巴瘤协作组；NCCN：美国国立综合癌症网络。

对于进展期疾病，常结合由 3 个或 7 个因素组成的国际预后评分（international prognostic score，IPS）来指导治疗及预后，一个因素为 1 分。IPS-3[8]：年龄≥45 岁、Ⅳ期以及血红蛋白＜105 g/L（表 11-1-5）。IPS-7[9]：男性、年龄≥45 岁、Ⅳ期、白蛋白＜40 g/L、血红蛋白＜105 g/L、白细胞＞15×10^9/L，以及淋巴细胞＜8% 或＜0.6×10^9/L（表 11-1-6）。

表 11-1-5　IPS-3 评分体系

因素	IPS 评分	5 年无进展生存率（%）	5 年总生存率（%）
	0	83	95
年龄≥45 岁	1	74	85
Ⅳ期	2	68	75
血红蛋白＜105 g/L	3	63	52

表 11-1-6　IPS-7 评分体系

因素	IPS 评分	5年无进展生存率(%)	5年总生存率(%)
	0	84	89
男性	1	77	90
年龄≥45 岁	2	67	81
Ⅳ期	3	60	78
白蛋白＜40 g/L、血红蛋白＜105 g/L	4	51	61
白细胞＞15×10⁹/L、淋巴细胞＜8%或＜0.6×10⁹/L	＞5	42	56

11.1.5　病例介绍

杨某某,女,22 岁,患者无明显诱因下出现干咳,伴发热、盗汗,体温最高 38.6 ℃,无体重下降,遂就诊。完善检查,实验室检查示:C 反应蛋白 19.2 mg/L,乳酸脱氢酶(lactic dehydrogenase,LDH) 215 IU/L,β_2 微球蛋白 1676 ng/ml,红细胞沉降率 13 mm/h,EB 病毒阴性,其余未见明显异常,胸部增强 CT 示:左前纵隔占位,左上肺节段不张,左侧胸腔积液。行介入纵隔淋巴结活检术,术后病理示经典霍奇金淋巴瘤,结节硬化型,FISH:BCL2、BCL6、MYC 均阴性,Braf 基因第 15 外显子未检测到突变,MYD88 基因第 5 号外显子未检测到突变。PET/CT:左前纵隔高代谢占位,大小约 11.5 cm×7.5 cm×9.0 cm,局部突入左侧胸腔,内伴局部坏死液化,结合病史考虑淋巴瘤浸润;上纵隔多枚淋巴结代谢增高,考虑淋巴瘤浸润(图 11-1-2)。骨髓穿刺检查未见淋巴瘤侵犯。诊断为经典型 HL(结节硬化型)ⅡB$_X$,患者进行了 2 周期 ABVD 化疗,具体用药为:多柔比星脂质体 20 mg d1、d15,博来霉素 1.5 万单位 d1、d15,长春新碱 2 mg d1、d15,达卡巴嗪 580 mg d1、d15。2 周期 ABVD 化疗后 PET/CT 示:前纵隔不规则软组织块,边缘代谢略高,考虑淋巴瘤化疗后改变,与前次全身 PET/CT 检查相比,病灶缩小,代谢明显下降,提示疾病缓解,Deauville 评分 2 分(图 11-1-3)。继续行第 3、4 周期 ABVD 化疗,4 周期化疗后 PET/CT 示:前纵隔不规则软组织肿块,包绕血管,代谢不均,局部坏死,考虑淋巴瘤化疗后改变,与化疗前全身 PET/CT 检查相比,高代谢病灶基本消失,提示治疗有效,Deauville 评分 2 分,4 周期化疗后 PET/CT 评估临床 CR(图 11-1-4)。现患者为行放疗就诊于放疗科。体格检查显示,浅表淋巴结未触及肿大,也无明显的器官肿大。

注:Deauville 评分采用 PET 5 分法。1 分:病灶摄取≤本底;2 分:病灶摄取≤纵隔血池;3 分:病灶摄取＞纵隔血池但≤肝血池;4 分:病灶摄取轻度＞肝血池;5 分:病灶摄取显著＞肝血池(SUV$_{max}$＞2 倍肝血池)或新发病灶;X 分:新发摄取异常,考虑与淋巴瘤无关。3 分:在多数患者中提示标准治疗下预后较好,特别对于中期评估患者,但是,在某些降阶梯治疗的临床试验中,评分为 3 分被认为治疗效果不佳,需要避免治疗不足。

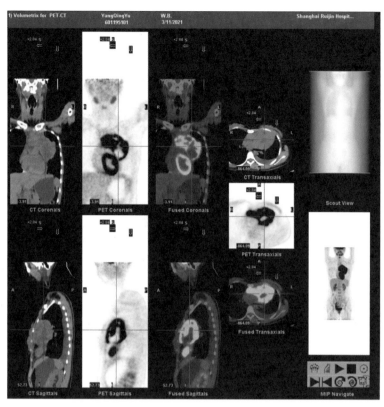

图 11-1-2　初诊 PET/CT 影像学检查

左前纵隔高代谢占位,局部突入左侧胸腔,内伴局部坏死液化,结合病史考虑淋巴瘤浸润;上纵隔多枚淋巴结代谢增高,考虑淋巴瘤浸润

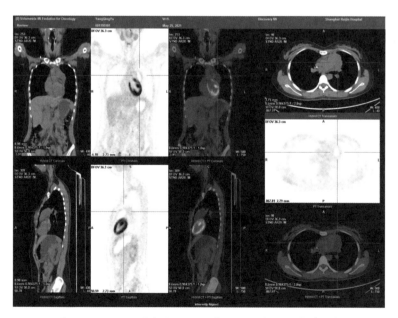

图 11-1-3　2 周期 ABVD 化疗后 PET/CT 影像学检查

前纵隔不规则软组织块,边缘代谢略高,考虑淋巴瘤化疗后改变,与初诊 PET/CT 检查相比,病灶缩小,代谢明显下降,提示疾病缓解,Deauville 评分 2 分

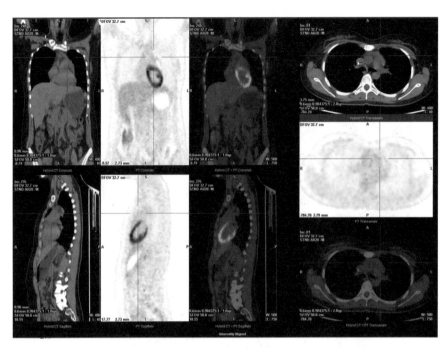

图 11-1-4　4 周期 ABVD 化疗后 PET/CT 影像学检查

前纵隔不规则软组织肿块，包绕血管，代谢不均，局部坏死，考虑淋巴瘤化疗后改变，与初
诊全身 PET/CT 检查相比，高代谢病灶基本消失，提示治疗有效，Deauville 评分 2 分

11.1.6　诊断检查

（1）无痛性淋巴结肿大是 HL 患者最常见的首发症状，主要表现为膈上淋巴结病变，多数发生在颈部，其次为纵隔，腋窝与腹股沟区较少见。

（2）其他需关注的临床表现：B 症状（发热≥38 ℃，6 个月内体重降低超过 10% 以及盗汗）在Ⅰ～Ⅱ期 HL 中的发生率为 15%～20%，在 HL 所有分期中约占 33%；如果患者具有大纵隔的情况，应同时关注患者有无呼吸短促、胸痛、咳嗽或上腔静脉综合征的伴随症状；查体应注意全身浅表淋巴结及肝脾检查等。

（3）实验室检查包括：血常规、肝肾功能、红细胞沉降率、碱性磷酸酶、乳酸脱氢酶、β_2 微球蛋白等，必要时行妊娠试验及人类免疫缺陷病素、乙型肝炎病毒、丙型肝炎病毒检测。

（4）影像学检查包括：胸部正位片、胸腹盆部增强 CT，更重要的是 PET，PET 对 HL 患者治疗前中后的分期、监测、指导治疗和预后具有重要的意义，尤其对于 HL 中骨髓累及方面的敏感性接近 90%，由此可减少侵入性骨髓活检。

（5）病理学检测：由于 HL 的病理诊断需要查看整个淋巴结的组织结构，因此需要首选整个淋巴结的切除活检，而细针穿刺或芯针活检不可取。

（6）血细胞下降但 PET 无骨髓阳性表现时应进行多部位足够的骨髓穿刺或活检，尤其是对于具有 B 型症状、Ⅲ～Ⅳ期、大肿块或大纵隔、复发性的患者。

11.1.7　基于循证医学的治疗推荐

HL 需基于临床分期和风险分层制订放化疗综合治疗策略。根据临床分期和风险因素

（如大纵隔或大肿块、年龄、结外受侵、受侵部位个数、红细胞沉降率和 B 症状等），将 HL 划分为早期预后良好组、早期预后不良组以及进展期，化疗联合放疗是早期 HL 的标准治疗模式，而进展期 HL 以化疗为主，对治疗前大肿块区域以及化疗后残存区域需根据化疗反应情况决定后续的放疗策略。

11.1.7.1 根据 NCCN 指南进行 HL 治疗推荐（2022 年第 2 版）

（1）Ⅰ/ⅡA 期预后良好型经典型 HL 治疗推荐如图 11-1-5 所示。

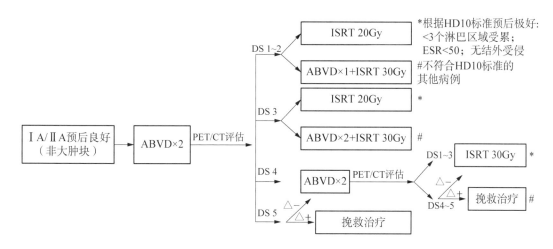

图 11-1-5 Ⅰ/ⅡA 期预后良好型经典型 HL 治疗流程

ABVD：多柔比星＋博来霉素＋长春新碱＋达卡巴嗪化疗；PET/CT：正电子发射计算机断层成像；DS：Deauville 评分；ISRT：受累部位照射

（2）Ⅰ/ⅡB 期预后不良型经典型 HL 治疗推荐如图 11-1-6 所示。

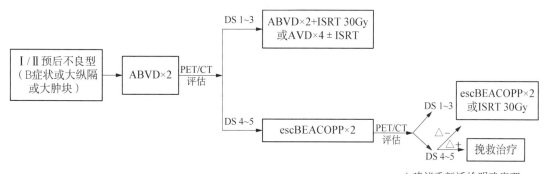

图 11-1-6 Ⅰ/ⅡB 期预后不良型经典型 HL 治疗流程

ABVD：多柔比星＋博来霉素＋长春新碱＋达卡巴嗪化疗；PET/CT：正电子发射计算机断层成像；DS：Deauville 评分；ISRT：受累部位照射；AVD：多柔比星＋长春新碱＋达卡巴嗪化疗；escBEACOPP：剂量增强的 BEACOPP 方案（博来霉素＋依托泊苷＋多柔比星＋环磷酰胺＋长春新碱＋丙卡巴肼＋泼尼松）

（3）Ⅲ/Ⅳ期经典型 HL 治疗推荐如图 11-1-7 所示。

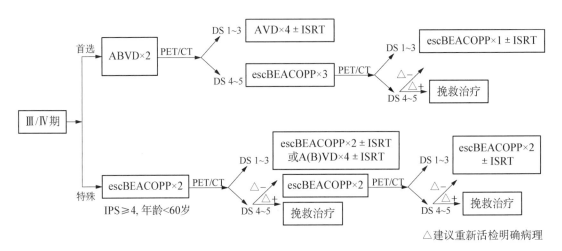

图 11-1-7　Ⅲ/Ⅳ期经典型 HL 治疗流程

ABVD：多柔比星＋博来霉素＋长春新碱＋达卡巴嗪化疗；PET/CT：正电子发射计算机断层成像；DS：Deauville
评分；ISRT：受累部位照射；AVD：多柔比星＋长春新碱＋达卡巴嗪化疗；escBEACOPP：剂量增强的 BEACOPP 方案
（博来霉素＋依托泊苷＋多柔比星＋环磷酰胺＋长春新碱＋丙卡巴肼＋泼尼松）

11.1.7.2　文献综述

曾经早期 HL 单靠扩大野照射也可以带来 90% 的总生存率，但是随之而增加的不良
反应同样也不可忽视，比如第二原发肿瘤以及心血管不良事件等。为了达到不良反应及
疗效的平衡，开始应用放化疗的综合治疗策略。随着近年放疗技术的飞速发展，从
3DCRT 到 IMRT 及 VMAT，放疗策略也从像斗篷野的扩大野照射（extended field
radiotherapy，EFRT）逐渐缩小至累及野照射（involved field radiotherapy，IFRT）；受累部位
照射（involved site radiotherapy，ISRT）或受累淋巴结照射（involved node radiotherapy，
INRT）。再者，随着 PET/CT 的普及应用，基于 PET/CT 调整的治疗策略也在不断优化
（表 11-1-7）。

表 11-1-7　早期 HL 综合治疗策略及演变的临床证据

研究	结果	意义
GHSG HD7 研究[10]	（1）共有 650 例早期 HL 患者随机纳入续贯化放疗组或单独 放疗组 （2）入组人群：1993—1998 年，ⅠA～ⅡB 期，无危险因素 （3）放化疗方案：化疗方案为 2 周期 ABVD，放疗方案为扩大 野照射 （4）完全缓解率：续贯化放疗组 vs 单纯放疗组为 94% vs 95%，P＞0.05 （5）7 年总生存率：续贯化放疗组 vs 单纯放疗组为 94% vs 92%，P＝0.43 （6）7 年无治疗失败生存率：续贯化放疗组 vs 单纯放疗组为 88% vs 67%，P≤0.000 1	该研究奠定了早期 HL 应 用化放疗联合治疗的诊 疗新模式，SWOG9133/ CALGB9391 和 EORTC- GELAH8F/U 研究也证 实了该研究结果[11,12]

研究	结果	意义
GHSG HD8 研究[13]	（1）共有 1064 例早期预后不良型 HL 患者随机纳入化疗续贯扩大野照射或化疗续贯受累野照射 （2）入组人群：1993—1998，Ⅰ～Ⅱ期，有危险因素 （3）放化疗方案：化疗方案为 4 周期 COPP＋ABVD；放疗方案为扩大野照射或受累野照射，30 Gy＋10 Gy（大肿块补量） （4）两组在完全缓解（98.5％和 97.2％）、进展（0.8％和 1.9％）、复发（6.4％和 7.7％）、死亡（8.1％和 6.4％）和第二原发肿瘤（4.5％和 2.8％）方面均无差异 （5）两组的 5 年总生存率（90.8％和 92.4％）及无治疗失败生存率（85.8％和 84.2％）也无差异 （6）急性不良反应包括白细胞减少、血小板减少、恶心、胃肠道毒性和咽部毒性在扩大野照射组中更为常见	在放疗与化疗联合应用的基础上，明确了受累野照射可以取代扩大野或次全淋巴结照射
GHSG HD10 研究[14]	（1）共有 1370 例早期预后良好型 HL 患者随机纳入 2 周期或 4 周期 ABVD 续贯 20 Gy *vs* 30 Gy 累及野照射，共 4 组：4 周期 ABVD＋30 Gy 累及野照射，4 周期 ABVD＋20 Gy 累及野照射，2 周期 ABVD＋30 Gy 累及野照射，2 周期 ABVD＋20 Gy 累及野照射 （2）入组人群：Ⅰ～ⅡA 期，无危险因素 （3）四组之间的 5 年无治疗失败生存率和总生存率无差异 （4）治疗相关不良反应和急性毒性效应在 4 周期 ABVD＋30 Gy 累及野照射组最多见	在确立了化疗与受累野放疗的联合治疗策略后，进一步减小了早期预后良好型 HL 的治疗强度，两周期 ABVD 续贯 20 Gy 累及野照射成为早期预后良好型 HL 的标准治疗方案
GHSG HD11 研究[15]	（1）共有 1395 例早期预后不良型 HL 患者随机纳入 2×2 方案：4 周期 ABVD＋30 Gy 累及野照射，4 周期 ABVD＋20 Gy 累及野照射，4 周期 BEACOPP＋30 Gy 累及野照射，4 周期 BEACOPP＋20 Gy 累及野照射 （2）入组人群：Ⅰ～Ⅱ期，有危险因素 （3）累及野照射剂量为 20 Gy 时，BEACOPP 化疗方案比 ABVD 更有效（5 年无治疗失败生存差为 5.7％，95％ CI 0.1％～11.3％），但是在累及野照射剂量为 30 Gy 时，两种化疗方案之间无差异；相应的，在 BEACOPP 化疗方案下，累及野照射剂量 20 Gy 不劣于 30 Gy，但是在 ABVD 化疗方案下，累及野照射 30 Gy 优于 20 Gy（5 年无治疗失败生存差为 4.7％，95％CI 10.3％～0.8％） （4）BEACOPP 化疗方案表现出更强的治疗毒性	确立了预后不良型早期 HL 的标准放化疗诊疗方案：4 周期 ABVD 联合 30 Gy 累及野照射
EORTC H10 研究[16]	（1）共有 1925 例早期 HL 患者随机分为两组，标准组：3 周期 ABVD＋受累淋巴结照射；实验组：2 周期 ABVD 后行 PET/CT 检查，PET/CT 阴性时继续 2 周期 ABVD，PET/CT 阳性时更换为 2 周期 BEACOPP＋受累淋巴结照射 （2）入组人群：Ⅰ～Ⅱ期，有或无危险因素 （3）在治疗结束后 PET 阳性组，5 年无进展生存率在实验组高于标准组（实验组 *vs* 标准组，90.6％ *vs* 77.4％，$HR=0.42$，95％ CI 0.23～0.74，$P=0.002$）；在治疗结束后 PET 阴性组，无论在预后良好亚组还是预后不良亚组，标准组均高于实验组 （4）BEACOPP 化疗方案表现出更强的治疗毒性	探讨了 PET/CT 对早期 HL 诊疗策略调整的意义：对于Ⅰ～Ⅱ期 HL，2 周期 ABVD 化疗后行 PET/CT 检查，当治疗结束后 PET 阳性时调整治疗策略为 escBEACOPP 化疗＋受累淋巴结照射，当治疗结束后 PET 阴性也不可省略放疗

（续表）

研究	结果	意义
GHSG HD16 研究[17]	(1) 共有 1150 例预后良好型早期 HL 随机分为标准放化疗联合治疗组(CMT)：2 周期 ABVD 后无论 PET 结果(PET-2)如何，均联合 20 Gy 累及野照射；PET 调整治疗策略组：2 周期 ABVD 后行 PET 评估，仅在 PET 阳性(Deauville 评分≥3 分)时行 20 Gy 累及野照射，PET 阴性时观察 (2) 入组人群：Ⅰ～Ⅱ期，无危险因素 (3) 在 628 位 PET-2 阴性的患者中，CMT 组的 5 年无进展生存率明显高于 ABVD 组(CMT 组 vs ABVD 组，93.4% vs 86.1%，$HR=1.78$，95% CI 1.02～3.12) (4) 在 693 例 CMT 患者中，PET-2 阴性患者的 5 年无进展生存率为 93.2%，PET-2 阳性患者的 5 年无进展生存率为 88.4%($P=0.047$)。当应用 Deauville 评分 4 分为临界值时，差异更显著(5 年无进展生存率，93.1% vs 80.9%，$P=0.0011$)	该研究进一步证明了对于早期预后良好型 HL，2 周期 ABVD 化疗后即使 PET 阴性，仍不能免除累及野照射，如果 PET 阳性，尤其在 Deauville 评分为 4 分时，预示着较高的治疗失败率，该研究结果与 RAPID 研究[18]结果具有一致性

11.1.8 治疗计划

11.1.8.1 模拟定位

固定体位及装置因病变部位不同而有所差异：对于颈部及上纵隔病变，采用大面罩固定，双手置于身体两侧；对于腹盆部病变常采用 Wing 板联合真空垫或发泡胶等固定方式以提高可重复性。对于 HL 患者，多采用增强 CT 定位。

11.1.8.2 瑞金医院工作流程

在 CT 模拟机室内做体位固定—增强 CT 扫描—局域网传送 CT 扫描的影像—医生勾画肿瘤靶区（参照化疗前后患者的影像学检查，如 CT、MRI 以及 PET/CT 或 PET/MRI 等）—上级医生确认并认可治疗靶区—由物理师设计照射野—物理主任核对并认可治疗靶区—副主任以上医师认可治疗计划—CT 模拟校位—由医师、物理师或放疗的技术人员共同在加速器校对照射野—照射计划实施。

11.1.8.3 靶区勾画

对于 HL，目前采用受累部位照射或受累淋巴结照射(ISRT/INRT)，化疗前基线及化疗后 CT、MRI 及 PET/CT 或 PET/MRI 对于靶区勾画至关重要。

GTV：化疗后残留肿瘤，如无残留则无 GTV。

CTV：包括化疗前的初始淋巴结区域。此时需要将治疗前的 CT 或 PET/CT 等影像学资料与定位 CT 融合以明确化疗前病变范围及体积，并考虑到治疗后肿瘤的缩小及其周围解剖位置的改变，在治疗后的定位 CT 中将正常组织屏障修回（如肺、胸壁、肌肉以及纵隔正常结构），CTV 必须覆盖化疗前纵隔肿块或淋巴结的长度，需与化疗后这些肿块的宽度相对应。

PTV：需考虑到不同部位的 ITV 和摆位误差，在 CTV 基础上外扩 5～10 mm。

11.1.8.4 放疗计划采用技术

采用 IMRT 放疗技术。

11.1.8.5　病例勾画

图 11-1-8 显示病例的靶区勾画,由于该病例化疗后 PET/CT 显示 CR,CT 上所见肿瘤退缩后纤维化结构均在 CTV 内,所以不再勾画 GTV。

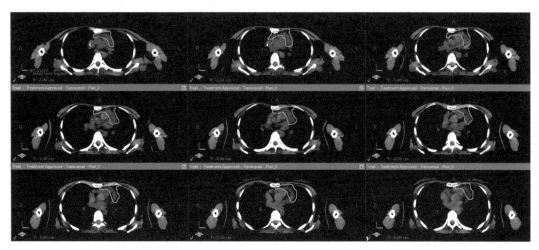

图 11-1-8　HL 典型层面靶区勾画(初始肿瘤最大层面)

绿色线(CTV)

11.1.8.6　病例治疗计划

该病例为经典型 HL(结节硬化型)ⅡB$_X$,预后不良组,放疗方案为 30.4 Gy/19 Fx,采用 IMRT 技术,具体放疗计划见图 11-1-9(95%剂量覆盖范围),DVH 如图 11-1-10 所示。

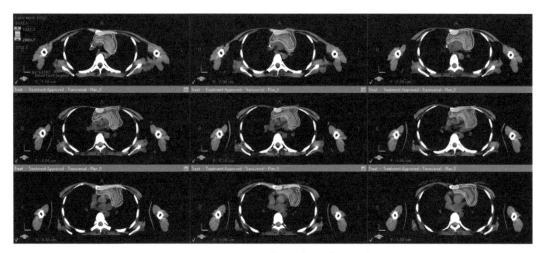

图 11-1-9　HL 患者 95%处方剂量分布图

绿色线(CTV),黄色线(PTV)

11.1.8.7　放疗剂量推荐

(1) 对于化疗后达到完全缓解、化疗前不是大肿块的病例,照射剂量给予 20~30 Gy,分割剂量为 1.8~2.2 Gy。

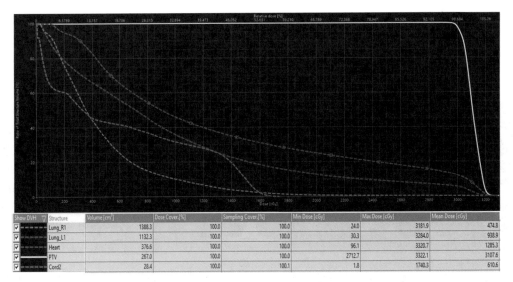

Show DVH	Structure	Volume [cm³]	Dose Cover.[%]	Sampling Cover.[%]	Min Dose [cGy]	Max Dose [cGy]	Mean Dose [cGy]
☑	Lung_R1	1388.3	100.0	100.0	24.0	3181.9	474.8
☑	Lung_L1	1132.3	100.0	100.0	30.3	3284.0	938.9
☑	Heart	376.6	100.0	100.0	96.1	3320.7	1285.3
☑	PTV	267.0	100.0	100.0	2712.7	3322.1	3107.6
☑	Cord2	28.4	100.0	100.1	1.8	1740.3	610.6

图 11-1-10　DVH 显示靶区覆盖率及正常组织受照射剂量

（2）对于化疗后残留未达完全缓解或化疗前为大肿块的病例，照射剂量给予 30～40 Gy，分割剂量为 1.8～2.2 Gy。

11.1.8.8　关键器官剂量限制

心脏：理想状态下平均剂量＜5 Gy，最高不超 15 Gy；冠状动脉和左心室：V5＜10％，冠状动脉上无热点覆盖。肺：V40 Gy≤10％，V30 Gy≤15％，V20 Gy≤30％，V10 Gy≤40％，V5 Gy≤55％，平均剂量＜13.5 Gy。腮腺：平均剂量＜11 Gy。甲状腺：V25＜63.5％。脊髓：最大剂量≤45 Gy。肝脏：V20 Gy≤30％，平均剂量≤28 Gy。肾脏（两侧肾脏单独评估）：平均剂量＜15 Gy，不超过 33％肾脏体积接受 18 Gy 照射。

11.1.9　随访

HL 患者治疗后建议根据表 11-1-8 所示随访周期和检查项目进行定期随访。

表 11-1-8　随访周期及随访内容

治疗后间隔时间	随访频率	随访项目	随访内容
2 年	每 3～6 个月 1 次	病史及体格检查	完整的病史评估及体格检查 戒烟宣教
3 年	每 6～12 个月 1 次	实验室检验	血常规、红细胞沉降率、白蛋白（后期随访甲状腺功能、心肌蛋白）
3 年以上	每年 1 次	影像学检查	胸腹部增强 CT（必要时） 对于之前 Deauville 评分 4～5 分的患者进行 PET/CT 复查 晚期进行心血管毒性检测：心超、颈动脉超声 继发性恶性肿瘤：在治疗后 8～10 年或 40 岁开始每年进行乳房筛查。如果在 30 岁以下进行胸部放疗，行乳腺 MRI 其他根据临床所需检查项目

（李欢　曹卫国）

参 考 文 献

［ 1 ］ Ansell SM. Hodgkin lymphoma：2016 update on diagnosis，risk-stratification，and management［J］. Am J Hematol，2016，91(4)：434 - 442.

［ 2 ］ Ansell SM. Hodgkin lymphoma：2018 update on diagnosis，risk-stratification，and management［J］. Am J Hematol，2018，93(5)：704 - 715.

［ 3 ］ Fermé C，Thomas J，Brice P，et al. ABVD or BEACOPPbaseline along with involved-field radiotherapy in early-stage Hodgkin Lymphoma with risk factors：Results of the European Organisation for Research and Treatment of Cancer (EORTC)- Groupe d'Étude des Lymphomes de l'Adulte (GELA) H9 - U intergroup randomised trial［J］. Eur J Cancer，2017，81：45 - 55.

［ 4 ］ Hoppe RT. The non-Hodgkin's lymphomas：pathology，staging，treatment［J］. Curr Probl Cancer，1987，11(6)：363 - 447.

［ 5 ］ Levin LI，Chang ET，Ambinder RF，et al. Atypical prediagnosis Epstein-Barr virus serology restricted to EBV-positive Hodgkin lymphoma［J］. Blood，2012，120(18)：3750 - 3755.

［ 6 ］ Shanbhag S，Ambinder RF. Hodgkin lymphoma：a review and update on recent progress［J］. CA Cancer J Clin，2018，68(2)：116 - 132.

［ 7 ］ Lee AI，Lacasce AS. Nodular lymphocyte predominant Hodgkin lymphoma［J］. Oncologist，2009，14 (7)：739 - 751.

［ 8 ］ Aleman BM，Raemaekers JM，Tomišič R，et al. Involved-field radiotherapy for patients in partial remission after chemotherapy for advanced Hodgkin's lymphoma［J］. Int J Radiat Oncol Biol Phys，2007，67(1)：19 - 30.

［ 9 ］ Hasenclever D，Diehl V. A prognostic score for advanced Hodgkin's disease. International prognostic factors project on advanced Hodgkin's disease［J］. N Engl J Med，1998，339(21)：1506 - 1514.

［10］ Engert A，Franklin J，Eich HT，et al. Two cycles of doxorubicin，bleomycin，vinblastine，and dacarbazine plus extended-field radiotherapy is superior to radiotherapy alone in early favorable Hodgkin's lymphoma：final results of the GHSG HD7 trial［J］. J Clin Oncol，2007，25(23)：3495 - 3502.

［11］ Press OW，Leblanc M，Lichter AS，et al. Phase Ⅲ randomized intergroup trial of subtotal lymphoid irradiation versus doxorubicin，vinblastine，and subtotal lymphoid irradiation for stage Ⅰ A to Ⅱ A Hodgkin's disease［J］. J Clin Oncol，2001，19(22)：4238 - 4244.

［12］ Fermé C，Eghbali H，Meerwaldt JH，et al. Chemotherapy plus involved-field radiation in early-stage Hodgkin's disease［J］. N Engl J Med，2007，357(19)：1916 - 1927.

［13］ Engert A，Schiller P，Josting A，et al. Involved-field radiotherapy is equally effective and less toxic compared with extended-field radiotherapy after four cycles of chemotherapy in patients with early-stage unfavorable Hodgkin's lymphoma：results of the HD8 trial of the German Hodgkin's Lymphoma Study Group［J］. J Clin Oncol，2003，21(19)：3601 - 3608.

［14］ Engert A，Plütschow A，Eich HT，et al. Reduced treatment intensity in patients with early-stage Hodgkin's lymphoma［J］. N Engl J Med，2010，363(7)：640 - 652.

［15］ Eich Ht，Diehl V，Görgen H，et al. Intensified chemotherapy and dose-reduced involved-field radiotherapy in patients with early unfavorable Hodgkin's lymphoma：final analysis of the German Hodgkin Study Group HD11 trial［J］. J Clin Oncol，2010，28(27)：4199 - 4206.

［16］ André MPE，Girinsky T，Federico M，et al. Early Positron Emission Tomography Response-Adapted Treatment in Stage Ⅰ and Ⅱ Hodgkin Lymphoma：Final Results of the Randomized EORTC/LYSA/FIL H10 Trial［J］. J Clin Oncol，2017，35(16)：1786 - 1794.

［17］ Fuchs M，Goergen H，Kobe C，et al. Positron Emission Tomography-Guided Treatment in Early-Stage Favorable Hodgkin Lymphoma：Final Results of the International，Randomized Phase Ⅲ HD16 Trial by the German Hodgkin Study Group[J]. J Clin Oncol，2019，37(31)：2835 - 2845.

[18] Radford J，Illidge T，Counsell N，et al. Results of a trial of PET-directed therapy for early-stage Hodgkin's lymphoma[J]. N Engl J Med，2015，372(17)：1598 - 1607.

11.2 非霍奇金淋巴瘤

要点

（1）非霍奇金淋巴瘤（Non-Hodgkin lymphoma，NHL）是一组具有异质性的淋巴细胞异常增生的恶性肿瘤，起源于 B 淋巴细胞、T 淋巴细胞或 NK 细胞，具有不同的组织学行为。其中，B 细胞淋巴瘤约占 80%，T 细胞淋巴瘤 15%～20%，NK 细胞淋巴瘤少见。发达国家高于发展中国家，60～65 岁高发[1,2]。

（2）NHL 可分为两个预后组：惰性淋巴瘤和侵袭性淋巴瘤。

（3）确诊和病理分类需要整个淋巴结的完整切除或纵隔肿块活检术。

（4）实验室检查（血常规、肝肾功能、红细胞沉降率、乳酸脱氢酶、β_2 微球蛋白）及功能影像学检查（胸部正位片、颈胸腹盆增强 CT，尤其 PETCT）对判断患者的临床分期、诊疗计划的制订、靶区设计及治疗后随访至关重要[3]。

（5）确切的临床分期及明确国际预后指数（international prognostic index，IPI）分组决定了患者的诊疗计划及预后。

（6）早期（Ⅰ期和Ⅱ期）惰性 NHL 的治疗可通过有效的观察或单独放疗。

（7）侵袭性 NHL 以放化疗联合应用为基础。以弥漫大 B 细胞淋巴瘤（diffuse large B-cell lymphoma，DLBCL）为例，对于早期非大肿块疾病，通常采用 3 周期 R - CHOP 化疗联合受累野放疗，对于晚期高危病例，以 6 周期 R - CHOP 化疗为主，对于大肿块或化疗后残留病变给予放疗。

11.2.1 NHL 病理分类

非霍奇金淋巴瘤（NHL）是一组具有高度异质性的淋巴细胞异常增生的恶性肿瘤，起源于 B 淋巴细胞、T 淋巴细胞或 NK 细胞，是一组由不同病理类型、不同生物学行为的疾病组成的高度异质性肿瘤。WHO 对 REAL 分类方案的修订版本得到了全球的广泛认可，主要类型如表 11 - 2 - 1 所示[4,5]。

表 11 - 2 - 1　非霍奇金淋巴瘤 REAL/WHO 分类

B 细胞淋巴瘤		NK/T 细胞淋巴瘤	
前体 B 淋巴细胞肿瘤	B 淋巴母细胞白血病/淋巴瘤	前体 T 淋巴细胞肿瘤	T 淋巴母细胞白血病/淋巴瘤

(续表)

B 细胞淋巴瘤		NK/T 细胞淋巴瘤	
成熟 B 细胞淋巴瘤	慢性淋巴细胞白血病/小淋巴细胞性淋巴瘤	外周 NK/T 细胞淋巴瘤	T 前淋巴细胞白血病
	B 前淋巴细胞白血病		T 细胞颗粒状淋巴细胞白血病
	淋巴浆细胞淋巴瘤		肠病相关 T 细胞淋巴瘤
	浆细胞骨髓瘤/浆细胞瘤		成人 T 细胞淋巴瘤/白血病
	脾边缘带淋巴瘤		间变性大细胞淋巴瘤,原发性全身性类型
	毛细胞白血病		间变性大细胞淋巴瘤,原发性皮肤型
	结外黏膜相关淋巴组织淋巴瘤(MALT 淋巴瘤)		原发皮肤间变性大细胞淋巴瘤
	滤泡性淋巴瘤		蕈样真菌病(包括 Sézary 综合征)
	结内边缘带 B 细胞淋巴瘤		外周 T 细胞淋巴瘤,非特殊型
	套细胞淋巴瘤		皮下脂膜炎样 T 细胞淋巴瘤
	弥漫大 B 细胞淋巴瘤		血管免疫母细胞性 T 细胞淋巴瘤
	伯基特淋巴瘤		结外 NK/T 细胞淋巴瘤,鼻型
			侵袭性 NK 细胞白血病

　　DLBCL 是 NHL 中最常见的类型,占所有 NHL 的 30% 左右,以中老年为主,病理上以弥漫性分布的恶性大 B 淋巴细胞为特征,WHO 基于组织形态学、免疫表型、基因和临床特征将 DLBCL 划分为多个亚组、亚型和特殊型(表 11 - 2 - 2)。DLBCL 表达 B 细胞抗原,如 CD19、CD20、CD22、CD79a,部分病例表达 CD5、CD10、CD43、BCL - 2、BCL - 6;大部分 DLBCL 还具有免疫球蛋白重链和轻链基因的重排;应用染色体微阵列技术可将 DLBCL 分为两种基因表达谱不同的类型:生发中心 B 细胞样和活化 B 细胞样[6]。

表 11 - 2 - 2　弥漫大 B 细胞淋巴瘤的亚组、亚型及特殊型

DLBCL 非特指型	DLBCL 特殊型	其他大 B 细胞淋巴瘤
常见形态变异型 　中心母细胞型 　免疫母细胞型 　间变型	富于 T 细胞/组织细胞的大 B 细胞淋巴瘤 原发中枢神经系统 DLBCL 原发皮肤 DLBCL,腿型 EBV 阳性老年 DLBCL	原发纵隔(胸腺)大 B 细胞淋巴瘤 血管内大 B 细胞淋巴瘤 慢性炎症相关性 DLBCL 淋巴瘤样肉芽肿 ALK 阳性大 B 细胞淋巴瘤 浆母细胞淋巴瘤
分子亚组 　生发中心 B 细胞样(GCB) 　活化 B 细胞样(ABC)		
免疫组织化学亚组 　CD5 阳性 DLBCL 　生发中心 B 细胞样 　非生发中心 B 细胞样		起源于 HHV8 相关性多中心 Castleman 病的大 B 细胞淋巴瘤 原发渗出性淋巴瘤

11.2.2 NHL 临床分期

Ann Arbor 分期是霍奇金淋巴瘤和非霍奇金淋巴瘤最广泛应用的分期标准,详见11.1.3 HL 临床分期。

11.2.3 NHL 预后评分系统

NHL 是一类异质性较强的恶性肿瘤,除了临床分期外,以预后危险因素分层更有助于指导 NHL 的治疗和预后。国际 NHL 预后因素研究组对 2031 例侵袭性 NHL 的预后进行了分析,建立了适应于侵袭性 NHL 的预后预测模型,为 NHL 国际预后指数 IPI(表 11 - 2 - 3)。

表 11 - 2 - 3　常用预后评分系统

评分系统	适用类型	危险因素	评分	
国际预后指数 (IPI)[7]	侵袭性 NHL	所有患者	年龄>60 岁 乳酸脱氢酶升高 一般状态评分≥2 分 Ⅲ/Ⅳ 期 结外受累部位>1 个	低危　0~1 低中危　2 中高危　3 高危　4~5
		年龄校正, 年龄≤60 岁	乳酸脱氢酶升高 一般状态评分≥2 分 Ⅲ/Ⅳ 期	低危　0 低中危　1 中高危　2 高危　3
滤泡性淋巴瘤 国际预后指数- 2(FLIPI - 2)[8]	滤泡性淋 巴瘤	β_2 微球蛋白升高 骨髓受累 淋巴结最大直径>6 cm B 症状	年龄>60 岁 Ⅲ/Ⅳ 期 血红蛋白<120 g/L 受累淋巴结区>4 乳酸脱氢酶升高	低危　0~1 中危　2 高危　≥3
套细胞淋巴瘤 国际预后指数 (MIPI)[9]	套细胞淋 巴瘤	年龄(<50=0、50~59=1、60~69=2、≥70=3) 一般状态评分(ECOG≥2=2) 乳酸脱氢酶(<0.67=0、0.67~0.99=1、1~1.49= 2、≥1.5=3) 白细胞计数(<6.7=0、6.7~9.9=1、10~14.9= 2、≥15=3)	低危　0~3 中危　4~5 高危　6~11	

11.2.4 病例介绍(弥漫大 B 细胞淋巴瘤)

王某某,女,35 岁,因"干咳 1 个月"就诊,无咳血,无呛咳及声嘶,无发热,无寒战、盗汗及体重下降,行胸部 CT 示:右前纵隔及右肺上叶占位(10.8 cm×8.4 cm),实验室检查示:乳酸脱氢酶 354 IU/L,C 反应蛋白及红细胞沉降率正常,其余未见明显异常。

查体示:浅表淋巴结未及肿大压痛。初诊 PET/CT 示(图 11 - 2 - 1):①纵隔及右肺门高代谢占位伴局部囊变、胸骨上窝及纵隔内多发高代谢肿大淋巴结,结合病史考虑淋巴瘤浸润,右肺上叶受累可能;右肺上叶局部阻塞性不张及炎症;②躯干骨及双侧股骨近端髓腔代谢增高;③左侧第 10 肋局部骨皮质毛糙伴局灶性代谢增高。随后行纵隔肿物穿刺活检术,病理示:淋巴组织增生性病变,结合免疫表型,符合非霍奇金高度侵袭性B细胞淋巴瘤,考虑①原发纵隔大B细胞淋巴瘤,瘤细胞双表达BCL-2及C-MYC蛋白;②伴有二次或三次打击的高级别B细胞淋巴瘤,建议行FISH法检测进一步鉴别两者。免疫组化:肿瘤细胞CD20(+),CD79α(+),CD19(+),CD22(+),PAX-5(+),Ki67(热点区约90%+),CD10(一),BCL-6(约50%+),MUM-1(部分+),C-MYC(约40%+),BCL-2(约70%+),CD30(部分+),CD21(部分+),CD23(一),CD3(一),CD5(一),Cyclin D1(上皮+),ALK(一),CD15(一),PD-1(一),PD-L1(22C3)(TPS=80%),PD-L1(22C3)阳性对照(+);AE1/AE3(上皮+);EBV原位杂交:EBER(一)。骨髓涂片、骨髓活检、骨髓流式:未见累及。染色体:46,XX。FISH:t(14;18)(q32;q21) IGH/BCL2、3q27/BCL6、8q24/C-MYC、17p13/TP53 均阴性。

给予3周期R-DA-EPOCH化疗,具体为:美罗华600 mg d0,长春新碱0.5 mg d1~4,表柔比星22 mg d1~4,依托泊苷0.078 g d1~4,环磷酰胺1170 mg d5,地塞米松40 mg d1~5。3周期化疗后PET/CT评估PR(图11-2-2):右肺上叶近纵隔片状软组织影伴代谢增高,纵隔内多发小淋巴结伴代谢轻度增高,考虑淋巴瘤残余病灶,与治疗前PET/CT影像相比,病灶代谢及体积明显缩小,但残余病灶代谢仍高,考虑Deauville评分4分,Lugano评分PR。继续给予3周期R-DA-EPOCH化疗,6周期化疗后PET/CT评估CR(图11-2-3):右肺上叶近纵隔片状软组织灶伴代谢轻度增高,与3周期化疗后PET/CT影像对比病灶范围略缩小,代谢降低,与治疗前基线PET/CT对比病灶范围明显缩小,代谢显著降低,其余原纵隔多发高代谢病灶消失(Deauville评分3分)。

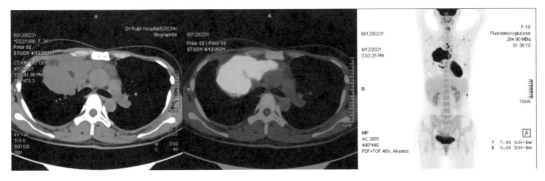

图11-2-1 初诊PET/CT评估

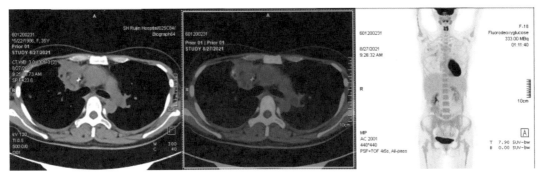

图11-2-2 3周期化疗后PET/CT评估

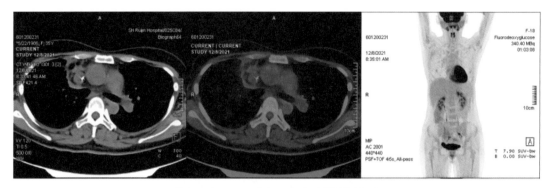

图 11-2-3　6 周期化疗后 PET/CT 评估

诊断：弥漫大 B 细胞淋巴瘤（原发纵隔，AA Ⅱ E 期，IPI-1 分）。

11.2.5　诊断检查

（1）DCBCL 的病因与免疫抑制状态及慢性炎症密切相关，但仍不明确。

（2）DCBCL 是 NHL 中最常见的病理类型，同时也具有较强的异质性，根据原发部位、临床表现和分子生物学行为分为多种亚型，DCBCL 是潜在可治愈的侵袭性 NHL，经放化疗综合治疗后长期生存率可达 60%。

（3）诊疗开始应进行仔细的病史询问及查体，包括局部占位效应所引发的临床症状，如无痛性淋巴结肿大，纵隔肿瘤可引发胸闷气短等，较少浸润周围组织出现溃破，再者，应注意询问有无不明原因的发热、盗汗及体重下降等全身 B 症状，体格检查应着重检查患者浅表淋巴结有无肿大、韦氏环及肝脾触诊，评估一般状态。

（4）实验室检查包括：血常规、肝肾功能、红细胞沉降率、碱性磷酸酶、乳酸脱氢酶、β_2 微球蛋白等，必要时行妊娠试验及病毒学（人类免疫缺陷病毒、乙型肝炎病毒、丙型肝炎病毒）检测。

（5）影像学检查包括：颈胸腹盆增强 CT，结合 MRI 及内镜检查，更重要的是 PET，PET对 NHL 患者治疗前中后的分期、监测、指导放疗靶区勾画和预后具有重要的意义，心电图、心脏超声、骨髓涂片和活检也需完成。

（6）病理学检测：由于 NHL 的病理诊断需要整个淋巴结的切除活检，并且需进行免疫组化及基因分型以鉴别分子分型。

11.2.6　基于循证医学的治疗推荐

NHL 需基于临床分期、有无大肿块、危险因素预后分组、一般状态及合并症等制订放化疗综合治疗策略。基于目前的循证医学证据，对于早期（Ⅰ/Ⅱ）期非大肿块的患者，短周期（3 周期）RCHOP 化疗联合累及野放疗（IFRT）是标准治疗模式，而对于大肿块或 IPI 中高危的早期患者，建议 6 周期 RCHOP 化疗后联合 IFRT；而晚期（Ⅲ/Ⅳ期）患者的主要治疗模式为 6 周期 RCHOP，对治疗前大肿块区域及结外受侵区域联合 IFRT 能显著提高总体控制率和总生存率，尤其对于骨受累的患者。

11.2.6.1　根据 NCCN 指南进行 DLBCL 治疗推荐（2022 年第 2 版）

（1）Ⅰ/Ⅱ期 DLBCL 治疗推荐如图 11-2-4 所示。

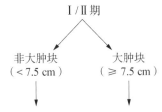

Ⅰ/Ⅱ期

非大肿块　　　　　大肿块
（＜7.5 cm）　　　（≥7.5 cm）

· 3周期RCHOP+ISRT（Ⅰ类）　· 6周期RCHOP±ISRT
· 6周期RCHOP±ISRT
· 4周期RCHOP
· 4周期RCHOP+2周期R（IPI=0）

放疗前评估（PET/CT）

· CR（DS 1~3）→ISRT后随访
· PR（DS 4）→较高剂量ISRT后随访
· PR（DS 5）→较高剂量ISRT
　　　　　　　或自体干细胞移植±ISRT
　　　　　　　或参加临床试验
· PD→复发难治性DLBCL

图 11-2-4　Ⅰ/Ⅱ期 DLBCL 治疗流程

RCHOP:利妥昔单抗＋环磷酰胺＋多柔比星＋长春新碱＋泼尼松;ISRT:受累部位照射;IPI:国际预后指数;CR:完全缓解;PR:部分缓解;PD:疾病进展;PET/CT:正电子发射计算机断层成像;DLBCL:弥漫大 B 细胞淋巴瘤;DS:Deauville 评分

（2）Ⅲ/Ⅳ期 DLBCL 治疗推荐如图 11-2-5 所示。

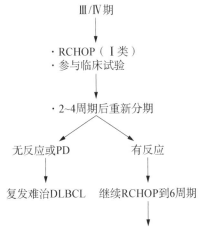

Ⅲ/Ⅳ期

· RCHOP（Ⅰ类）
· 参与临床试验

· 2~4周期后重新分期

无反应或PD　　　　　有反应

复发难治DLBCL　　继续RCHOP到6周期

· CR（DS 1~3）→观察
　　　　　　　　或大肿块部位/孤立骨骼病灶的ISRT
· PR（DS 4/5）→复发难治性DLBCL
· PD→复发难治性DLBCL

图 11-2-5　Ⅲ/Ⅳ期 DLBCL 治疗流程

RCHOP:利妥昔单抗＋环磷酰胺＋多柔比星＋长春新碱＋泼尼松;ISRT:受累部位照射;CR:完全缓解;PR:部分缓解;PD:疾病进展;DLBCL:弥漫大 B 细胞淋巴瘤;DS:Deauville 评分

（3）复发难治型 DLBCL 治疗推荐如图 11-2-6 所示。

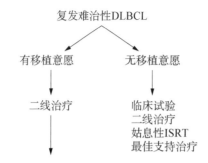

图 11-2-6　复发难治型 DLBCL 治疗流程

DLBCL：弥漫大 B 细胞淋巴瘤；ISRT：受累部位照射；CR：完全缓解；PR：部分缓解；NR：未缓解；CAR-T：嵌合抗原受体 T 细胞免疫治疗

11.2.6.2　文献综述

DLBCL 综合治疗的临床证据如表 11-2-4 所示。

表 11-2-4　DLBCL 综合治疗的临床证据

研究	结果	意义
SWOG 8736 研究[10]	（1）共有 308 例局限期 DLBCL 患者随机纳入 8 周期 CHOP 组或 3 周期 CHOP 组续贯累及野照射组 （2）入组人群：1988—1995 年，Ⅰ/ⅠE/Ⅱ/ⅡE，Ⅰ期伴有大肿块 （3）5 年无进展生存率：化放疗联合组 vs 单纯化疗组为 77% vs 64%，$P=0.03$ （4）5 年总生存率：化放疗联合组 vs 单纯化疗组为 82% vs 72%，$P=0.02$ （5）随访 17.7 年，中位无进展生存期：化放疗联合组 vs 单纯化疗组为 11.1 vs 12 年，$P=0.73$ （6）随访 17.7 年，中位总生存期：化放疗联合组 vs 单纯化疗组为 13.7 vs 13 年，$P=0.38$	该研究奠定了放疗是早期 DLBCL（Ⅰ/Ⅱ期）标准治疗的重要组成部分
S0014 研究[10]	（1）共有 60 例局限期 DLBCL 患者接受了 3 周期 RCHOP 续贯放疗单臂研究 （2）入组人群：2000—2002 年，Ⅰ～Ⅱ期，IPI≥1 分 （3）中位随访 12 年，2 年和 10 年的总生存率分别为 82% 和 67%	该研究证实了在利妥昔单抗应用条件下，化疗联合放疗方案的可行性

（续表）

研究	结果	意义
RICOVER-60 研究[11,12]	（1）共有 1222 例 Ⅰ～Ⅳ期 DLBCL 老年患者随机纳入 6 或 8 周期 CHOP-14（2 周方案）联合或者不联合利妥昔单抗，初诊大体积（直径≥7.5 cm）或结外受累的患者接受 36 Gy 放疗 （2）入组人群：61～80 岁，Ⅰ～Ⅳ （3）6 周期的 R-CHOP 组与 CHOP 组相比，改善了 3 年的无事件生存率（47% vs 66%）和总生存率（68% vs 78%） （4）在亚组分析中，对大体积或结外受累患者的放疗改善了 3 年无事件生存率（80% vs 54%）、无进展生存率（88% vs 62%）和总生存率（90% vs 65%） （5）再次分析发现，巩固放疗对骨骼受累的患者可以改善 3 年无事件生存率（36% vs 75%），有改善总生存率的趋势（86% vs 71%）	确立了晚期患者的主要治疗方案为 6 周期 R-CHOP，针对大肿块及结外受累部位放疗能显著提高总体控制率和总生存

11.2.7 治疗计划

11.2.7.1 模拟定位

固定体位及装置因病变部位不同而有所差异：对于颈部及上纵隔病变，采用大面罩固定，双手置于身体两侧；对于腹盆部病变，常采用 Wing 板联合真空垫或发泡胶等固定方式以提高可重复性。对于 NHL 患者多采用增强 CT 定位。

11.2.7.2 瑞金医院工作流程

在 CT 模拟机室内做体位固定—增强 CT 扫描—局域网传送 CT 扫描的影像—医生勾画肿瘤靶区（参照化疗前后患者的影像学检查，如 CT、MRI 以及 PET/CT 或 PET/MRI 等）—上级医生确认并认可治疗靶区—由物理师设计照射野—物理主任核对并认可治疗靶区—副主任以上医师认可治疗计划—CT 模拟校位—由医师、物理师或放疗的技术人员共同在加速器校对照射野—照射计划实施。

11.2.7.3 靶区勾画

对于 NHL，目前采用受累部位照射或受累淋巴结照射（ISRT/INRT），化疗前基线及化疗后 CT、MRI 及 PET/CT 或 PET/MRI 对于靶区勾画至关重要。

GTV：化疗后残留肿瘤，如无残留则无 GTV。

CTV：包括化疗前的初始淋巴结区域。此时需要将治疗前的 CT 或 PET/CT 等影像学资料与定位 CT 融合以明确化疗前病变的范围及体积，并考虑到治疗后肿瘤的缩小及其周围解剖位置的改变，在治疗后的定位 CT 中将正常组织屏障修回（如肺、胸壁、肌肉以及纵隔正常结构），CTV 必须覆盖化疗前纵隔肿块或淋巴结的长度，需与化疗后这些肿块的宽度相对应。

PTV：需考虑到不同部位的 ITV 和摆位误差，在 CTV 基础上外扩 5～10 mm。

11.2.7.4 放疗计划采用技术

采用 IMRT 放疗技术。

11.2.7.5 病例勾画

图 11-2-7 显示病例典型层面的靶区勾画。

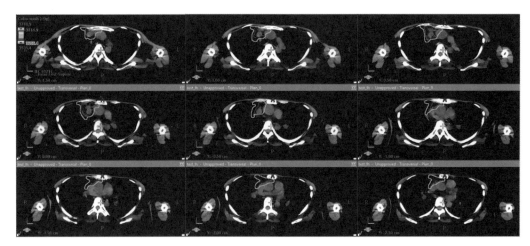

图 11-2-7 DLBCL 典型层面靶区勾画(初始肿瘤最大层面)
红色线(GTV),绿色线(CTV)

11.2.7.6 病例治疗计划

该病例为弥漫大 B 细胞淋巴瘤(原发纵隔,AA ⅡE 期,IPI-1 分),治疗前大肿块,6 周期 R-DA-EPOCH 方案化疗后临床评估为 CR,放疗方案为 36 Gy/18 Fx。采用 IMRT 技术,具体放疗计划见图 11-2-8(95% 剂量覆盖范围),DVH 见图 11-2-9。

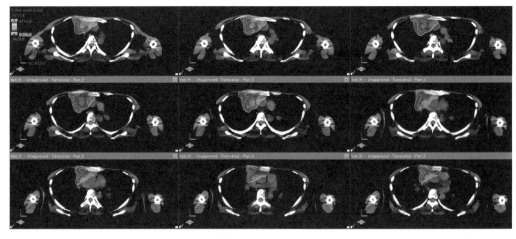

图 11-2-8 DLBCL 患者 95% 处方剂量分布图
红色线(GTV),绿色线(CTV),黄色线(PTV)

11.2.7.7 放疗剂量推荐

(1) 对于化疗后达到完全缓解、化疗前不是大肿块的病例,照射剂量给予 30～36 Gy,分割剂量为 1.8～2.2 Gy。

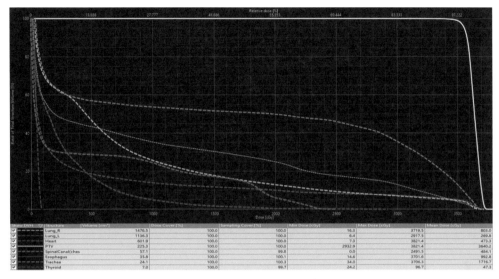

图 11-2-9　DVH 显示靶区覆盖率及正常组织受照射剂量

（2）对于化疗后残留未达完全缓解或化疗前为大肿块的病例，照射剂量给予 36～50 Gy，分割剂量为 1.8～2.2 Gy。

11.2.7.8　关键器官剂量限制

心脏：理想状态下平均剂量＜5 Gy，最高不超 15 Gy，冠状动脉和左心室：V5＜10%，冠脉上无热点覆盖。肺：V40 Gy≤10%，V30 Gy≤15%，V20 Gy≤30%，V10 Gy≤40%，V5 Gy≤55%，平均剂量＜13.5 Gy。腮腺：平均剂量＜11 Gy。甲状腺：V25＜63.5%。脊髓：最大剂量≤45 Gy。肝脏：V20 Gy≤30%，平均剂量≤28 Gy。肾脏（两侧肾脏单独评估）：平均剂量＜15 Gy，不超过 33% 肾脏体积接受 18 Gy 照射。

11.2.8　随访

NHL 患者治疗后建议根据表 11-2-5 所示随访周期和检查项目进行定期随访。

表 11-2-5　随访周期及随访内容

治疗后间隔时间	随访频率	随访项目	随访内容
2 年内	每 3 个月 1 次	病史及体格检查	完整的病史评估及体格检查
5 年内	每 6 个月 1 次	实验室检验	血常规、肝肾功能、红细胞沉降率等（后期随访甲状腺功能、心肌蛋白）
5 年以上	每年 1 次	影像学检查	颈胸腹盆增强 CT 必要时进行 PET/CT 复查 晚期进行心血管毒性检测：心超、颈动脉超声 继发性恶性肿瘤：在治疗后 8～10 年或 40 岁开始每年进行乳房筛查。如果在≤30 岁时进行胸部放疗，行乳腺 MRI 其他根据临床所需检查项目

（李欢　曹卫国）

参考文献

［ 1 ］Brittinger G. Histopathology and clinical problems in non-Hodgkin lymphomas［J］. Blut, 1981, 43(3): 139 – 141.

［ 2 ］Gospodarowicz M. Radiotherapy in non-Hodgkin lymphomas［J］. Ann Oncol, 2008, 19(Suppl 4): iv47 – iv50.

［ 3 ］Barrington SF, Kluge R. FDG PET for therapy monitoring in Hodgkin and non-Hodgkin lymphomas ［J］. Eur J Nucl Med Mol Imaging, 2017, 44(Suppl 1): 97 – 110.

［ 4 ］Yahalom J, Illidge T, Specht L, et al. Modern radiation therapy for extranodal lymphomas: field and dose guidelines from the International Lymphoma Radiation Oncology Group［J］. Int J Radiat Oncol Biol Phys, 2015, 92(1): 11 – 31.

［ 5 ］Illidge T, Specht L, Yahalom J, et al. Modern radiation therapy for nodal non-Hodgkin lymphoma-target definition and dose guidelines from the International Lymphoma Radiation Oncology Group［J］. Int J Radiat Oncol Biol Phys, 2014, 89(1): 49 – 58.

［ 6 ］Davies A. Tailoring front-line therapy in diffuse large B-cell lymphoma: who should we treat differently ［J］. Hematology Am Soc Hematol Educ Program, 2017, 2017(1): 284 – 294.

［ 7 ］International Non-Hodgkin's Lymphoma Prognostic Factors Project. A predictive model for aggressive non-Hodgkin's lymphoma［J］. N Engl J Med, 1993, 329(14): 987 – 994.

［ 8 ］Federico M, Bellei M, Marcheselli L, et al. Follicular lymphoma international prognostic index 2: a new prognostic index for follicular lymphoma developed by the international follicular lymphoma prognostic factor project［J］. J Clin Oncol, 2009, 27(27): 4555 – 4562.

［ 9 ］Hoster E, Dreyling M, Klapper W, et al. A new prognostic index (MIPI) for patients with advanced-stage mantle cell lymphoma［J］. Blood, 2008, 111(2): 558 – 565.

［10］Stephens DM, Li H, Leblanc ML, et al. Continued risk of relapse independent of treatment modality in limitedstage diffuse large B-cell lymphoma: final and long-term analysis of Southwest Oncology Group Study S8736［J］. J Clin Oncol, 2016, 34(25): 2997 – 3004.

［11］Pfreundschuh M, Schubert J, Ziepert M, et al. Six versus eight cycles of bi-weekly CHOP – 14 with or without rituximab in elderly patients with aggressive CD20 ＋ B-cell lymphomas: a randomised controlled trial (RICOVER – 60) ［J］. Lancet Oncol, 2008, 9(2): 105 – 116.

［12］Held G, Zeynalova S, Murawski N, et al. Impact of rituximab and radiotherapy on outcome of patients with aggressive B-cell lymphoma and skeletal involvement［J］. J Clin Oncol, 2013, 31(32): 4115 – 4122.

12 原发性中枢神经系统肿瘤

12.1 颅内生殖细胞肿瘤

要点

（1）颅内生殖细胞肿瘤通常分为生殖细胞瘤和非生殖细胞瘤的生殖细胞肿瘤，发病高峰在10～20岁，诊断时的中位年龄为10～14岁。

（2）颅内生殖细胞肿瘤通常发生在脑中轴线附近，最常见于松果体区（45%）、鞍上区（20%～30%），为单发或多发病灶，其临床症状与发生的部位有关[1]。

（3）临床诊断和分期的首选检查为MRI。部分患者可存在肿瘤标志物如甲胎蛋白（alpha-fetoprotein，AFP）、β-人绒毛膜促性腺激素（beta-human chorionic gonadotropin，β-HCG）等的异常，确诊必须经过肿瘤组织活检或手术切除标本组织学检查。

（4）以手术切除，结合放疗、化疗等综合治疗方法，放疗尤为重要。

（5）由于该疾病引起相当比例中枢关联的内分泌疾病，需要终身接受激素替代治疗。

12.1.1 分类、流行病学、临床症状

颅内生殖细胞肿瘤（germ cell tumor，GCT）是发生在颅内的，类似个体发育的胚胎期细胞组成的一组恶性肿瘤，通常分为生殖细胞瘤和非生殖细胞瘤的生殖细胞肿瘤（nongerminomatous GCT，NGGCT）。2021年第5版世界卫生组织中枢神经系统肿瘤分类（the fifth edition of the WHO Classification of Tumors of the Central Nervous System，WHO CNS5）将其分为8个类型：成熟畸胎瘤、未成熟畸胎瘤、畸胎瘤伴躯体型恶性肿瘤、生殖细胞瘤、胚胎癌、卵黄囊瘤、绒毛膜癌，以及混合生殖细胞瘤。

颅内GCT的发病高峰在10～20岁，诊断时的中位年龄为10～14岁[2]。因发病年龄大多为儿童，故临床上常将其归为儿童肿瘤类别。患者的主诉症状取决于肿瘤的位置。该肿瘤通常发生在脑中轴线附近，最常见于松果体区（45%）、鞍上区（20%～30%），单发或多

发,其他部位发生率较低,可见于基底神经节、脑室等。初发症状如为内分泌病相关(垂直生长延迟、尿崩症等),可能会延迟诊断。早诊断、早治疗尤为重要。

松果体区 GCT 通常因压迫中脑导水管而导致梗阻性脑积水。常见的症状为颅内压增高,表现为头痛、呕吐、视盘水肿、昏睡、嗜睡等,其他症状包括共济失调、记忆力障碍、行为改变和学习成绩下降。帕里诺综合征是松果体区肿瘤的经典神经系统综合征,高达 50% 的患者会出现,表现为垂直凝视障碍、会聚性眼球震颤、瞳孔光-近反射分离。松果体区 GCT 很少表现内分泌疾病症状。

鞍区 GCT 通常表现为下丘脑/垂体功能障碍,包括尿崩症、青春期发育延迟或性早熟、单纯性生长激素缺乏症或其他方面的垂体功能减退(如中枢性甲状腺功能减退、肾上腺皮质功能减退);还可引起眼科异常,如交叉或视神经受压导致视力下降或视野缺损(典型的双侧偏盲)。尿崩症发生在 70%～90% 的患者,是最常见的前驱症状。患者除治疗肿瘤外,还需要内分泌疾病的随访和治疗。颅压增高症状不明显或滞后。

颅内 GCT 在临床分期前需要进行全脑＋全脊髓 MRI 检查,脑脊液和血清 AFP 检测,以及脑脊液肿瘤细胞检测。采用改良的 Chang 分期系统将颅内 GCT 分为局限期和转移期。局限期:①颅内单个病灶伴脑脊液肿瘤细胞阴性;②双病灶(鞍上区＋松果体)伴脑脊液肿瘤细胞阴性。转移期:符合以下任意一种情况,①＞1 个颅内病灶(双病灶除外),②脊髓转移,③中枢神经系统以外转移,④脑脊液肿瘤细胞阳性。肿瘤的分期可以指导治疗策略的制订。

12.1.2 病例介绍

女性患者,21 岁。主诉为多饮多尿、头晕、月经失调 1 年余。

现病史:患者于 2019 年 7 月起出现月经失调,伴随轻微头痛感,未予以重视,中医科就诊,口服中药未见好转。2020 年 1 月至妇科就诊,查妇科 B 超提示子宫、卵巢无异常,给予戊酸雌二醇和孕酮口服,口服雌激素类药物后月经失调改善。2020 年 3 月起出现无明显诱因下口渴、多饮,小便量明显增多,最多时 5 000 ml/d;2020 年 6 月 19 日就诊于当地医院内分泌科,查头颅 MRI 示:①鞍上区及松果体区囊实性占位,考虑生殖细胞瘤;②小脑扁桃体下疝合并幕上脑室积水。查血 AFP、CEA 和 β-HCG 均为阴性。于 2020 年 7 月 2 日全麻下行鞍区肿瘤活检术＋脑室-腹腔分流术,病理示:鞍区占位生殖细胞瘤,直径 0.4 cm。免疫组化:AE1/AE3(−),PLAP(＋),SALL4(＋),D2-40(＋),CD117(＋),Oct3/4(＋),SYN(−),CgA(−),Ki67(90%＋),LCA(背景淋巴细胞＋),S-100(−),Langerin(−)。术后在内分泌科指导下予以激素替代治疗。术后头颅 CT 见鞍上池区结节状等密度影(图 12-1-1A)。头颅 MRI 增强见右侧额骨术后,侧脑室-腹腔引流术后改变;鞍上区囊实性占位,松果体区囊性占位,较前比较病灶明显缩小;幕上脑积水改变;轻度小脑扁桃体疝(图 12-1-1B～F)。全脊髓 MRI 增强示:未见脊髓播散。腰椎穿刺脑脊液检查示:脱落细胞学见异型细胞。

12.1.3 诊断检查

(1) 手术/放疗前的头颅 MRI 检查:诊断及肿瘤生长范围,表现为鞍区或松果体占位。在 T1CE 序列上均匀增强,有囊肿则表现为不均匀增强。但 MRI 无法可靠地区别生殖细胞瘤与 NGGCT。

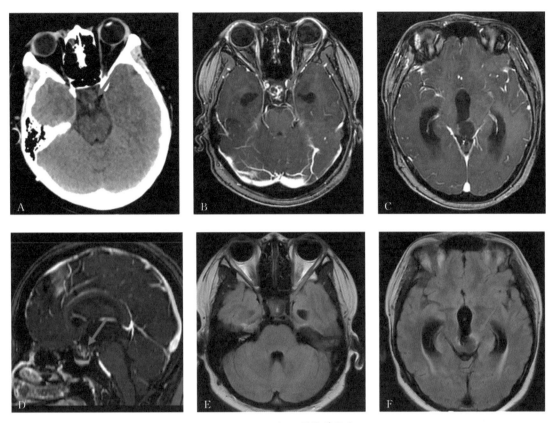

图 12-1-1　术后影像学检查

A. CT 示鞍上池区结节状等密度影；B,C. T1CE 序列；D,E,F. FLAIR 序列；B,D,E. 术后增强 MRI 见鞍区异常信号结节影(↑)，约 16 mm×9 mm，增强扫描明显不匀强化；C,F. 松果体区见囊性信号影(↑)，增强后未见明显强化，直径约 14.6 mm

（2）血液学肿瘤标志物（AFP 和 β-HCG）：有助于区别 GCT 与 NGGCT。NGGCT 中血清/脑脊液 AFP＞正常值，或 β-HCG＞50 mIU/ml，而 GCT 中该值为正常。

（3）腰椎穿刺查脑脊液（脱落细胞学）和脊髓增强 MRI：判断是否有脑脊液播散。

（4）下丘脑-垂体功能评估：包括记录尿量，血、尿皮质醇，尿生化，电解质，甲状腺功能，性激素，生长激素，促肾上腺皮质激素等。

（5）视野和视力检查（推荐，非必要）。

（6）积极参与精神神经认知检查（推荐，非必要）。

（7）其他影像学检查：胸腹部增强 CT 或全身 PET/CT 等以排除其他部位，尤其是性腺或中线的肿瘤。

12.1.4　基于循证医学的治疗推荐

颅内 GCT 首先需要排除其他部位，尤其是性腺或其他部位的中线肿瘤；手术取病理，应病理诊断为生殖细胞瘤或 NGGCT；行脑脊液或头颅、脊髓增强 MRI 检查，明确为局限性或转移性，以及根据血清学肿瘤指标确定是否为分泌性 GCT。参考美国儿童肿瘤协作组（Children's Oncology Group，COG）、国际儿童肿瘤学会（International Society of Pediatric

Oncology,SIOP)[3] 和中国抗癌协会小儿肿瘤专业委员会(Chinese Children's Cancer Group,CCCG)[1]方案,根据病理分类及播散情况进行放疗或诱导化疗后放疗或二次手术。

12.1.5 文献综述

手术切除或活检是明确病理诊断的重要方法。对影像学疑似成熟畸胎瘤的患者,应争取完全切除。颅内 GCT 对放疗非常敏感,考虑到手术风险及并发症的原因,不建议完全切除,但应提倡明确取得病理诊断的重要性。NGGCT 肿瘤全切除的益处尚未确定。二次探查手术,应在化/放疗后存在残余肿瘤的患者中进行。除非在特殊情况,如家属拒绝手术、严重脑积水、肿瘤指标明显升高、病情危重、手术风险太大且影像学高度怀疑生殖细胞肿瘤等,可尝试诊断性放疗,但一般情况下不轻易行诊断性放疗。放疗在颅内 GCT 中占有重要地位(表 12-1-1)。

表 12-1-1　颅内 GCT 辅助治疗临床证据

研究	结果	意义
MAKEI 83/86/89[4]	(1) 60 名确诊的生殖细胞瘤患者被纳入研究 (2) 患者单独接受放疗(CSI/肿瘤局部加量)。在 MAKEI 83/86 研究($n=11$),CSI 的剂量为 36 Gy,肿瘤局部加量的剂量为 14 Gy。在 MAKEI 89 研究($n=49$ 名患者)中,剂量分别为 30 和 15 Gy (3) 结果:所有患者均达到完全缓解。平均随访 59.5 个月;5 年无复发生存率为 91.0%;估计的总生存率为 93.7%。5 例在确诊后平均 18.4 个月内发生复发(1 例发生椎管转移并接受了挽救性放化疗;4 例患者发生中枢神经系统外转移,仅接受挽救性化疗)。具有长期后遗症的急性并发症与肿瘤或手术有关	局限性生殖细胞瘤的 CSI 剂量首次降为 30 Gy 的前瞻性多中心研究
SFOP 经验[6]	(1) 在 1990 年 1 月至 1999 年 10 月期间入组了 80 例颅内生殖细胞瘤患者,66 例为非转移性,14 例为转移性;60 例接受了诱导化疗+放疗 (2) 方案:诱导化疗(卡铂/依托泊苷与异环磷酰胺/依托泊苷交替,共 4 程)→放疗 (3) 放疗方案:局限性 GCT 为局部肿瘤照射 40 Gy,转移性患者为 CSI 24 Gy+瘤床加量 16 Gy (4) 在 60 例局限性 GCT 接受诱导化疗+局部肿瘤照射的患者中,截至 2008 年,中位随访时间为 10 年,5 年无进展生存率和总生存率分别为 84.2% 和 98.2%,10 年无进展生存率和总生存率分别为 81.8% 和 96% (5) 60 例患者中有 10 名复发,且出现频繁的脑室复发	局限性 GCT 的 CSI 减免至少要包括全脑室放疗的又一证据
Shibamoto Y, et al.[5]	(1) 38 名经组织学诊断为颅内生殖细胞瘤的患者 (2) 放疗方案为原发灶剂量[全切后(36 Gy),直径<2.5 cm 的肿瘤(40 Gy),2.5~4.0 cm 的肿瘤(45 Gy),大于 4.0 cm 的肿瘤(50 Gy);CSI(20~24 Gy)1.6~1.8 Gy/Fx。全组无化疗 (3) 十年总生存率和无复发生存率分别为 91% 和 95% (4) 3 名肿瘤消退相对缓慢或存在囊肿的患者接受了额外的放疗(5~7 Gy,总共剂量 50~52 Gy)。两名患者出现脑膜播散。无局部失败病例	进一步降低放疗剂量的询证学证据

（续表）

研究	结果	意义
SIOP CNS GCT 96[6]	（1）共 235 例患者入组，局限性 GCT(n＝190)，转移性 GCT (n＝45) （2）对于局部生殖细胞瘤，选择单独放疗(CSI:24 Gy/15 Fx，瘤床加量 16 Gy/10 Fx)(n＝125)或联合 2 个疗程的卡铂/依托泊苷与依托泊苷/异环磷酰胺交替治疗后+肿瘤局部放疗 (40 Gy/25 Fx)(n＝65)。两组 5 年总生存率无差异，但无进展生存率存在差异(0.97±0.02 vs 0.88±0.04,P＝0.04) （3）转移性患者(n＝45)中，28 人单独接受 CSI＋瘤床加量(CSI:24 Gy/15 Fx，瘤床加量 16 Gy/10 Fx)，17 人单独接受 CSI＋瘤床加量＋额外化疗。5 年总生存率为 0.98	局限性 GCT 的 CSI 减量的又一项有力依据；播散性、转移性 GCT 的患者也可减少 CSI 的剂量
Rogers SJ, et al.[7]	（1）回顾了自 1988 年以来的文献，比较 CSI、全脑或全脑室照射后局部加量和单独局部放疗后的疾病复发模式和预后 （2）全脑或全脑放疗加推量后的复发率为 7.6%，而 CSI 后为 3.8%，复发无差异(2.9% vs 1.2%)	文献综述：在局部颅内 GCT 中，全脑/全脑室放疗可以代替 CSI
COG ACNS0122 （Ⅱ期）[14]	（1）入组 102 名 NGGCT 的患者 （2）方案：诱导化疗(卡铂/依托泊苷与异环磷酰胺/依托泊苷交替，共 6 程)→仍有残留或肿瘤标志物阳性的患者进行二次手术→CSI (36 Gy)＋肿瘤局部加量至 54 Gy （3）中位随访 5.1 年，5 年无进展生存率和总生存率分别为 84% 和 93%。诱导化疗后达到完全缓解或部分缓解的 49 例局限性患者的 5 年无进展生存率和总生存率分别为 92% 和 98%	证实了 NGGCT 诱导化疗 → 二次手术 → CSI＋肿瘤局部加量照射的方案
COG ACNS 1123[18]	（1）107 例患者入组，66 例诱导化疗(方案同 ACNS0122)后达到 CR 或 PR 或二次手术病理为成熟性畸胎瘤或纤维化给予减免脊髓放疗 （2）减免放疗方案：全脑室 30.6 Gy＋瘤床加量至 54 Gy （3）3 年无进展生存率和总生存期和标准误差值分别为 87.8% 和 92.4%；所有失败的模式均有脊髓失败	CSI 在 NGGCT 中的减免应慎重

　　（1）局限性单纯 GCT：放疗效果非常敏感，单纯放疗治愈率＞90%。放疗包括局部放疗和全脑全脊髓放疗(craniospinal irradiation, CSI)。1970 年时，推荐为全脑全脊髓 30～36 Gy，肿瘤局部加量至 50～55 Gy。自 2000 年左右，根据德国的 MAKEI 83/86/89 研究，CSI 推荐剂量 30 Gy，肿瘤局部补量 15 Gy 逐渐成为单纯性放疗的标准剂量[4]。为减少放疗后长期存活患者生活质量、认知功能和智力的影响，数年来，研究者致力于进一步降低放疗剂量的研究。研究发现 20～24 Gy 的 CSI 能很好地预防脊髓的播散[5,6]。对局限性生殖细胞瘤患者采用全脑或全脑室照射替代 CSI 也可使脊髓失败率＜10%[7,8]。但继续减免全脑室照射，仅照射局部肿瘤，脊髓的播散率高达 15%[7]。因此，放疗的减免应至少包括全脑室，或选择 CSI 后瘤床加量。单纯 GCT 对化疗敏感，诱导化疗后放疗可确保无进展生存，并降低放疗的剂量和体积[9-11]。在儿童患者中(3～18 岁)，考虑到 CSI 严重的不良反应且影响生长发育，首诊治疗应首选化疗联合全脑室或全脑＋瘤床放疗。年龄＜3 岁的儿童先行化疗±手术，放疗时机至少延迟至 3 岁以后。

　　（2）转移性单纯 GCT：推荐±诱导化疗＋CSI＋瘤床加量。在脑脊液阳性的人群中给予低剂量(20～24 Gy)的 CSI 也是合理的[12]。在 SIOP CNS GCT 96 研究中,转移性 GCT 患者在化疗、24 Gy 的 CSI 和 16 Gy 瘤床加量放疗后,5 年无进展生存率为 98%。因此当联合化疗时,即使是转移性 GCT 患者,其 CSI 剂量也可进一步降低[6]。

(3) NGGCT:总体预后比单纯的生殖细胞瘤更差。历史研究显示,接受单纯放疗(CSI 和肿瘤加量放疗)的 NGGCT 患者总生存率为 20%～40%[13]。诱导化疗联合 CSI 明显改善了结局,使得总生存率超过 60%[13-16]。最常见的方案是进行 4～6 个周期的诱导化疗(含铂类/依托泊苷与异环磷酰胺/依托泊苷交替使用)±二次探查手术+放疗[CSI(30～36 Gy)和瘤床加量至总剂量为 54～60 Gy]。对诱导化疗后残余的患者,应强烈考虑二次探查手术[17]。减免 CSI 放疗是否可用于 NGGCT 亚组仍有争议。

12.1.6 根据指南进行颅内 GCT 治疗推荐

基于 COG、CCCG、SIOP 指南,表 12-1-2 进行颅内 GCT 分类治疗的推荐。

表 12-1-2 颅内 GCT 治疗推荐

种类	指南推荐方案	注意
局限性 GCT	CSI/全脑室放疗 21～24 Gy+瘤床加量至 40～45 Gy,或诱导化疗+全脑/全脑室放疗(24 Gy)+瘤床补量(至 40 Gy)	减免 CSI 时至少包括全脑室
转移性 GCT	±诱导化疗+CSI 21～24 Gy+瘤床加量至 40～45 Gy	
NGGCT	4～6 疗程诱导化疗→±二次探查手术→放疗[CSI(30～36 Gy)和瘤床补量(总剂量为 54～60 Gy)]	化疗后若存在残余肿瘤,强烈考虑二次探查手术

12.1.7 治疗计划

12.1.7.1 俯卧位普通模拟机下接野定位

(1) 体位及固定装置:在普通模拟机固定体位,患者采用俯卧位,使用船型枕、泡沫垫,双手手掌向上,调整下颌及额部的位置,使外眦外耳孔连线垂直于治疗床面,模拟机下脊柱放直,并在后背皮肤做出标记。热塑头膜固定头部(图 12-1-2)。

(2) 分段照射野:由头段,胸腰髓野(胸髓段、腰髓段)和骶髓段组成。以该患者(身高 165 cm)为例。

(3) 头(全颅)段:采用半野源轴距照射,中心在头部,约 C_2 下缘(本病例提供的参考范围:X=20 cm,Y/2=19～20 cm)。

(4) 胸髓段和腰髓段:全野源皮距照射(本病例提供的参考范围:胸髓 X=7 cm,Y=36～40 cm;腰髓 X=7 cm,Y=16 cm)。胸腰髓野上界与全脑照射野相衔接,下界与骶孔野衔接,但接野的延长线在头段和骶髓段两侧中心的位置应尽量避免相交。上野线束的位置是固定的,每给予 10 Gy 后上界随全脑野下界的收缩而上移 1 cm。

(5) 骶髓段:上界接腰髓段,下界在骶髓 4 下缘(本病例提供的参考范围:X=12 cm,Y=18 cm)。对于要保护卵巢的女性患者来说,骶孔照射野应改为等中心两侧水平照射。

扫描 CT 时每一个中心及每个框角都要贴标记芯片,CT 模拟机按治疗体位扫描全中

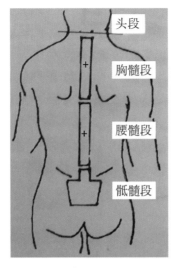

图 12-1-2　俯卧位普通模拟机下接野定位示意图

枢,层厚 3～5 mm。

12.1.7.2　仰卧位的非接野定位

对比俯卧位定位方式,仰卧位的患者通常配合度较好,具有更好的体位舒适性和可重复性。在 CT 模拟机固定体位,固定装置为一体板、头枕、头颈肩膜或头膜+体膜。患者取仰卧位,双手置于体侧,面部、颈部中线、躯干体中线呈一条直线;设置三个等中心点,分别位于颅脑、胸腰椎段和腰骶段;移动中线时,注意左右和升降不动,只动进出床。

本病例采用热塑头颈肩膜固定头颈及胸部,CT 模拟机按治疗体位扫描全中枢,层厚 5 mm。头部的中心点画于热塑膜上,胸腰部、腰骶部的中心位于皮肤上(图 12-1-3)。头部过度伸展和肩部下压,可以获得喉部和近端食管的最佳保护[19]。

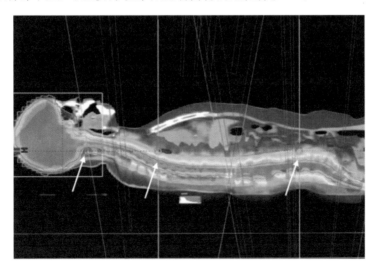

图 12-1-3　患者采用仰卧位的 CT 示意图

白色尖头所指为 3 个中心点位置

12.1.7.3　TOMO 治疗的仰卧位非接野定位

步骤与仰卧位的非接野定位相似,但只需设置 1 个等中心点,体表标记体中线与体侧的延长线(图 12-1-4)。固定装置为一体板、头颈肩膜和真空袋。

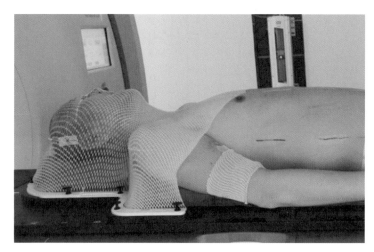

图 12-1-4　TOMO 治疗的体位示意图

12.1.7.4　靶区勾画

结合 SIOP、COG 等方案,推荐勾画方法如下。

(1) CSI+肿瘤局部加量:其中瘤床加量的大体肿瘤靶区(GTV)推荐为初始肿瘤体积,PTV1 为 GTV2 外扩 3～5 mm;颅脑 CTV 包括全脑组织、筛板、视神经、整个垂体窝、颞叶的最下层(骨窗),包括颅底诸孔(眶上裂、圆孔、卵圆孔、内耳道、颈静脉孔、舌下神经管),外扩3～5 mm 为颅脑 PTV。脊髓 CTV 应包括整个蛛网膜腔和两侧脊神经根。下界由最近脊柱MRI 中的硬膜囊下界来确定,通常为 S_1 椎骨的底部,有时也会到 S_2 椎骨底部或以下的位置,外扩 5～8 mm 为脊髓 PTV。脊髓 CTV 通常不包括骶神经根区域[19]。

(2) 全脑室+肿瘤局部加量:其中瘤床加量的大体肿瘤靶区(GTV)推荐为初始肿瘤体积,PTV 为 GTV 外扩 1.5～2 cm;再进行全脑室的勾画。勾画全脑室 CTV 时,首先应将定位 CT 与近期的 T2/FLAIR MRI 序列融合以勾画全脑室容积,全脑室的 CTV 定义为全脑室,应包括瘤床加量的 PTV、侧脑室、第三脑室、第四脑室、鞍上池、松果体池、脑桥前池;外扩 0.5 cm 为 PTV[7]。

12.1.7.5　放疗计划采用技术

传统的 CSI 方法为二维放疗技术,包括等中心照射(常用前后野),与二维放疗相比,三维适形和 IMRT 放疗靶区覆盖更好,且周围正常组织损伤更小,具有剂量学优势。该患者为年轻女性,为更好地保护卵巢、乳腺等性腺以及其他正常组织,本例采用 IMRT 放疗技术。另外,VMAT、TOMO 和质子治疗均可用于 CSI。

12.1.7.6　病例勾画

该病例为转移性单纯 GCT,我们采用前文所述的 CSI 和瘤床加量方式进行靶区勾画(图 12-1-5、图 12-1-6),为保护视神经,本病例的视神经管层面未包括所有的视神经。

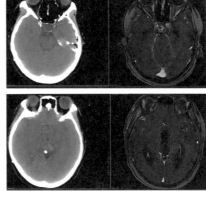

垂体层面
GTV：肿瘤
PTV：由GTV均匀外放3 mm

松果体层面
GTV：囊性病灶
PTV：由GTV均匀外放3 mm

图 12-1-5 颅内 GCT 病灶层面瘤床加量靶区勾画
红色线（GTV），蓝色线（PTV）

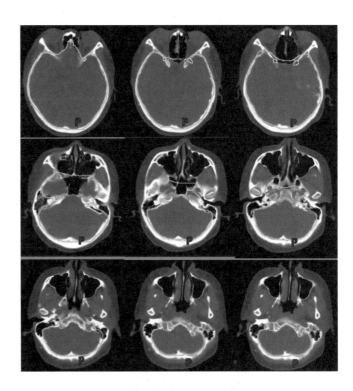

眶上裂（黄色）与视神经
管（橙色）层面

内耳门（湖蓝）与卵圆孔
（深紫）层面

颈静脉孔（淡紫）与舌下
神经管（橘黄）层面

脊髓层面

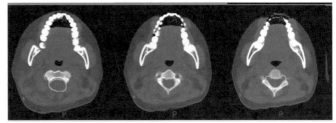

图 12-1-6 CSI 靶区勾画
绿色线（CTV），PTV 为 CTV 外扩 3～5 mm

12.1.7.7　病例治疗计划

该病例术后诊断为转移性单纯 GCT，病灶累及鞍上区和松果体，经中枢神经系统肿瘤多学科团队协作讨论，该患者需要 CSI 放疗，24 Gy/16 Fx(分割剂量 1.5 Gy/Fx)，病灶瘤床加量 20 Gy/10 Fx(分割剂量 2 Gy/Fx)；放疗前已给予内分泌激素替代治疗。具体放疗计划见图 12-1-7、图 12-1-8(95％剂量覆盖范围)和图 12-1-9(DVH)。该患者于 2020 年 7 月 21 日起予以放疗，放疗 2 次后患者出现垂体功能不全，表现为乏力、嗜睡，查血电解质提示钠 125 mmol/L，氯 92 mmol/L(放疗前检测均正常)，考虑为肾上腺皮质危象所致。请内分泌科会诊协助治疗，具体治疗为：监测血皮质醇、尿皮质醇、血电解质变化，调整氢化可的松剂量；监测每日尿量，调整去氨加压素剂量；监测甲状腺激素变化，调整左旋甲状腺素剂量。经治疗后，患者各项指标均平稳。恢复放疗，结束时间为 2020 年 9 月 9 日。

松果体层面

垂体层面

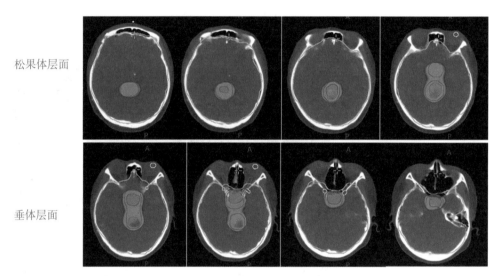

图 12-1-7　颅内 GCT 患者病灶层面 95％处方剂量分布图

蓝色线(PTV)，红色线(GTV)

全脑及颈椎层面

胸、腰、骶椎层面

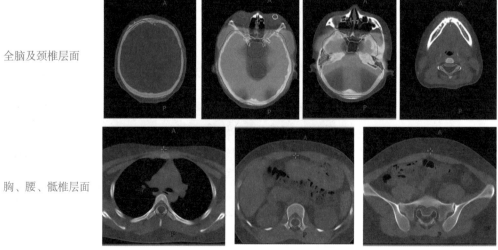

图 12-1-8　CSI 包含瘤床加量的 95％处方剂量分布图

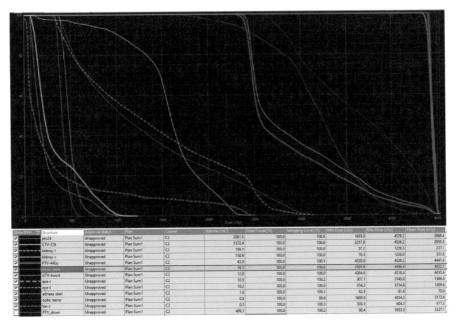

Show DVH	Structure	Approval Status	Plan	Course	Volume [cm³]	Dose Cover.[%]	Sampling Cover.[%]	Min Dose [cGy]	Max Dose [cGy]	Mean Dose [cGy]
☑	ptv24	Unapproved	Plan Sum1	C2	2081.5	100.0	100.0	1693.0	4529.2	2868.4
☑	CTV-CSI	Unapproved	Plan Sum1	C2	1572.4	100.0	100.0	2257.8	4529.2	2935.3
☑	kidney-r	Unapproved	Plan Sum1	C2	159.1	100.0	100.0	57.2	1228.3	237.1
☑	kidney-r	Unapproved	Plan Sum1	C2	150.9	100.0	100.0	70.3	1226.0	331.8
☑	PTV-44Gy	Unapproved	Plan Sum1	C2	42.0	100.0	100.1	4330.0	4529.2	4441.4
☑	brain stem	Unapproved	Plan Sum1	C2	16.1	100.0	100.0	2595.9	4495.4	3622.7
☑	GTV-boost	Unapproved	Plan Sum1	C2	12.0	100.0	100.0	4384.9	4518.4	4455.6
☑	eye-r	Unapproved	Plan Sum1	C2	10.5	100.0	100.2	307.1	3145.6	1309.6
☑	eye-l	Unapproved	Plan Sum1	C2	10.2	100.0	100.1	354.2	3154.6	1306.5
☑	optic nerve	Unapproved	Plan Sum1	C2	1.0	100.0	100.1	62.3	81.4	73.0
☑	adnexa uteri	Unapproved	Plan Sum1	C2	0.5	99.9	99.9	1609.0	4354.3	3173.8
☑	len-r	Unapproved	Plan Sum1	C2	0.5	100.0	100.3	336.3	604.2	477.2
☑	PTV_down	Unapproved	Plan Sum1	C2	409.1	100.0	100.2	90.4	2653.3	2327.1

图 12-1-9　DVH 显示靶区覆盖率及正常组织受照射剂量

12.1.7.8　另一位白血病骨髓浸润患者 CSI 的 TOMO 放疗计划

放疗计划为 DT 24 Gy/16 Fx,1 Fx/qod,周一至周五(桃色线为 PTV),具体见图 12-1-10(95% 及 50% 处方剂量分布图及 DVH)。

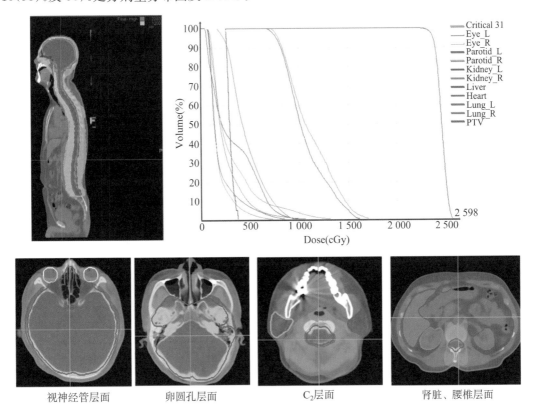

视神经管层面	卵圆孔层面	C$_2$层面	肾脏、腰椎层面

VOI	Volume (cm³)	Min (cGy)	Mean (cGy)	Max (cGy)
Eye_L	10.83	253	1031	2392
Eye_R	11.78	263	1051	2479
Glnd_Submand_L	9.16	451	580	784
Glnd_Submand_R	9.51	518	758	1054
Glnd_Thyroid	11.27	558	766	1055
Lens_L	0.25	259	298	377
Lens_R	0.27	263	303	375
OpticChiasm	1.25	2386	2399	2428
Parotid_L	41.02	661	1065	1715
Parotid_R	41.68	708	1119	1739
Pituitary	0.29	2401	2439	2457
Bladder_Male	264.74	14	24	46
Bowel_Small	901.83	23	291	925
Colon	617.36	31	375	843
Kidney_L	195.49	71	199	990
Kidney_R	156.88	78	183	900
Liver	1539.73	47	326	1193
Stomach	438.77	161	537	980
Esophagus	40.72	761	1141	1732
Heart	914.10	147	468	1072
Lung_L	1180.84	59	257	1623
Lung_R	1617.63	67	314	1594
PTV	2417.59	1879	2467	2598

图 12-1-10　白血病骨髓浸润患者 CSI 95％及 50％处方剂量分布图及 DVH，DVH 显示靶区覆盖率及正常组织受照射剂量

12.1.7.9　关键器官限制

脑干：Dmax＜54 Gy（理想状态），V54＜5％，Dmax≤60 Gy（胶质母细胞瘤限量可适当放宽）。晶体：Dmax＜8 Gy（尽量低），Dmax≤10 Gy（可接受）。视神经/视交叉：Dmax＜54 Gy（理想状态），V50＜5％，Dmax≤60 Gy（可接受）。眼球：Dmax＜50 Gy，Dmean＜50 Gy。卵巢：Dmax＜12 Gy，TD50/5＝6.25～12 Gy，TD5/5＝2～3 Gy。肺：V40 Gy≤10％，V30 Gy≤15％，V20 Gy≤20％，V10 Gy≤40％，V5 Gy≤50％，平均剂量＜20 Gy。脊髓：Dmax≤45 Gy（理想状态），V45≤3 cm，Dmax≤50 Gy（可接受）。心脏：V30 Gy≤30％（接近 20％最佳），平均剂量＜30 Gy。肾脏（两侧肾脏单独评估）：平均剂量＜18 Gy，不超过 33％肾脏体积接受 18 Gy 照射。骨盆骨髓：Dmean＝20～30 Gy，V10＜95％，V20＜76％，V40＜40％。

12.1.8　随访

患者治疗后建议根据表 12 - 1 - 3 所示随访周期和检查项目进行定期随访。

表 12 - 1 - 3　颅内 GCT 的随访周期及随访内容

治疗后间隔时间	随访频率	随访项目	随访内容
2 年	每 3～6 个月 1 次	病史及体格检查	完整的病史评估及体格检查
2～5 年	每 6 个月 1 次	实验室检验	血常规、肿瘤标记物、垂体功能
5 年以上	每年 1 次	影像学检查	头颅增强 MRI/全脊髓增强 MRI

参 考 文 献

[1] 孙晓非，杨群英. 儿童原发中枢神经系统生殖细胞肿瘤多学科诊疗专家共识[J]. 中国小儿血液与肿瘤杂志，2018，23(06)：281 - 286.

[2] Gittleman H, Cioffi G, Vecchione-Koval T, et al. Descriptive epidemiology of germ cell tumors of the central nervous system diagnosed in the United States from 2006 to 2015[J]. J Neurooncol, 2019, 143(2)：251 - 260.

[3] Baranzelli M C, Patte C, Bouffet E, et al. Nonmetastatic intracranial germinoma：the experience of the French Society of Pediatric Oncology[J]. Cancer, 1997, 80(9)：1792 - 1797.

[4] Bamberg M, Kortmann R - D, Calaminus G, et al. Radiation Therapy for Intracranial Germinoma：Results of the German Cooperative Prospective Trials MAKEI 83/86/89[J]. J Clin Oncol, 1999, 17(8)：2585 - 2592.

[5] Shibamoto Y, Sasai K, Oya N, et al. Intracranial Germinoma：Radiation Therapy with Tumor Volume-based Dose Selection[J]. Radiology, 2001, 218(2)：452 - 456.

[6] Calaminus G, Kortmann R, Worch J, et al. SIOP CNS GCT 96：final report of outcome of a prospective, multinational nonrandomized trial for children and adults with intracranial germinoma, comparing craniospinal irradiation alone with chemotherapy followed by focal primary site irradiation for patients with localized disease[J]. Neuro Oncol, 2013, 15(6)：788 - 796.

[7] Rogers S J, Mosleh-Shirazi M A, Saran F H. Radiotherapy of localised intracranial germinoma：time to sever historical ties[J]. Lancet Oncol, 2005, 6(7)：509 - 519.

[8] Haas-Kogan D A, Missett B T, Wara W M, et al. Radiation therapy for intracranial germ cell tumors[J]. Int J Radiat Oncol Biol Phys, 2003, 56(2)：511 - 518.

[9] Allen J C, Darosso R C, Donahue B, et al. A phase Ⅱ trial of preirradiation carboplatin in newly diagnosed germinoma of the central nervous system[J]. Cancer, 1994, 74(3)：940 - 944.

[10] Buckner J C, Peethambaram P P, Smithson W A, et al. Phase Ⅱ Trial of Primary Chemotherapy Followed by Reduced-Dose Radiation for CNS Germ Cell Tumors[J]. J Clin Oncol, 1999, 17(3)：933 - 940.

[11] Kretschmar C, Kleinberg L, Greenberg M, et al. Pre-radiation chemotherapy with response-based radiation therapy in children with central nervous system germ cell tumors：a report from the Children's Oncology Group[J]. Pediatr Blood Cancer, 2007, 48(3)：285 - 291.

[12] Shibamoto Y, Oda Y, Yamashita J, et al. The role of cerebrospinal fluid cytology in radiotherapy planning for intracranial germinoma[J]. Int J Radiat Oncol Biol Phys, 1994, 29(5)：1089 - 1094.

[13] Matsutani M. Combined chemotherapy and radiation therapy for CNS germ cell tumors—the Japanese experience[J]. J Neurooncol, 2001, 54(3)：311 - 316.

[14] Goldman S，Bouffet E，Fisher P G，et al. Phase Ⅱ Trial Assessing the Ability of Neoadjuvant Chemotherapy With or Without Second-Look Surgery to Eliminate Measurable Disease for Nongerminomatous Germ Cell Tumors：A Children's Oncology Group Study[J]. J Clin Oncol，2015，33 (22)：2464 - 2471.

[15] Robertson P L，Jakacki R，Hukin J，et al. Multimodality therapy for CNS mixed malignant germ cell tumors (MMGCT)：results of a phase Ⅱ multi-institutional study[J]. J Neurooncol，2014，118(1)：93 - 100.

[16] Ogawa K，Toita T，Nakamura K，et al. Treatment and prognosis of patients with intracranial nongerminomatous malignant germ cell tumors：a multiinstitutional retrospective analysis of 41 patients [J]. Cancer，2003，98(2)：369 - 376.

[17] Souweidane M M，Krieger M D，Weiner H L，et al. Surgical management of primary central nervous system germ cell tumors：proceedings from the Second International Symposium on Central Nervous System Germ Cell Tumors[J]. J Neurosurg Pediatr，2010，6(2)：125 - 130.

[18] Fangusaro J，Wu S，Macdonald S，et al. Phase Ⅱ Trial of Response-Based Radiation Therapy for Patients With Localized CNS Nongerminomatous Germ Cell Tumors：A Children's Oncology Group Study[J]. J Clin Oncol，2019，37(34)：3283 - 3290.

[19] Ajithkumar T，Horan G，Padovani L，et al. SIOPE-Brain tumor group consensus guideline on craniospinal target volume delineation for high-precision radiotherapy[J]. Radiother Oncol，2018，128 (2)：192 - 197.

12.2 脑胶质瘤

要点

（1）脑胶质瘤是最常见的原发性颅内肿瘤，占恶性脑肿瘤的81%，胶质母细胞瘤(glioblastoma，GBM)是最常见的胶质瘤组织学类型[1]。最新的 WHO CNS5 分为成人型和儿童型。在成人型中，GBM，异柠檬酸脱氢酶(isocitrate dehydrogenase，IDH)野生型，4级是最常见的胶质瘤组织学类型(约占所有胶质瘤的45%)。

（2）脑胶质瘤的临床表现主要包括颅内压增高、神经功能及认知功能障碍和癫痫发作三大类，取决于病变的位置和大小。

（3）临床诊断主要依靠 CT 及 MRI 等影像学诊断，确诊必须通过肿瘤切除手术或活检手术获取标本。

（4）脑胶质瘤治疗以手术切除为主，结合放疗、化疗等综合治疗方法。手术治疗原则是最大范围安全切除肿瘤。

（5）GBM 术后放疗联合替莫唑胺同步并辅助替莫唑胺化疗，已成为成人新诊断 GBM 的标准治疗方案。肿瘤电场治疗能有效延长患者生存的治疗。

12.2.1 应用解剖

中枢神经系统由脑及脊髓构成，枕骨大孔处作为脑和脊髓的分界点。脑由大脑、间脑、脑干(中脑、脑桥、延髓)和小脑组成。小脑幕分隔为幕上和幕下两个区域,幕上有大脑、鞍区和松果体区,幕下有中脑、脑桥、延髓和小脑。大脑由大脑镰分隔左、右大脑半球,由胼胝体相连。大脑半球左右堆成,分为额叶、顶叶、枕叶和颞叶。脊髓上端在枕骨大孔处与延髓相连,下端呈圆锥形,形成脊髓圆锥。

12.2.2　脑胶质瘤的分类

脑胶质瘤按 WHO 分为 4 级,其中 1、2 级称为低级别胶质瘤,3、4 级称为高级别胶质瘤。其中,高级别胶质瘤中的胶质母细胞瘤(GBM)是最常见的胶质瘤组织学类型(约占所有胶质瘤的 45%),其 5 年相对存活率为 5%[1]。近年来,分子标记物在提供辅助诊断和明确诊断信息方面越来越重要。WHO CNS5 是目前使用的脑和脊髓肿瘤分类国际标准,通过进一步推进分子诊断在中枢神经系统肿瘤分类中的作用,实现了实质性的变化。但值得注意的是,这种分类法代表了当前该领域的状态,但可能只是向未来更精确分类的过渡阶段。WHO CNS5 整合了肿瘤的组织学特征和分子表型(表 12-2-1),这一分类是目前脑胶质瘤诊断及分级的重要依据[2]。本文病例针对成人型 GBM 的病例进行阐述。

表 12-2-1　2021 版 WHO 中枢神经系统胶质瘤分类标准

成人型弥漫性胶质瘤
星形细胞瘤,IDH 突变型
少突胶质细胞瘤,IDH 突变伴 1p/19q 联合缺失型
胶质母细胞瘤,IDH 野生型
儿童型弥漫性低级别胶质瘤
弥漫性星形细胞瘤,MYB 或 MYBL1 变异型
血管中心型胶质瘤
青少年多形性低级别神经上皮肿瘤
弥漫性低级别胶质瘤,MAPK 信号通路变异型
儿童型弥漫性高级别胶质瘤
弥漫性中线胶质瘤,H3K27 变异型
弥漫性大脑半球胶质瘤,H3G34 突变型
弥漫性儿童型高级别胶质瘤,H3 野生和 IDH 野生型
婴儿型半球胶质瘤
局限性星形细胞胶质瘤
毛细胞型星形细胞瘤
有毛细胞样特征的高级别星形细胞瘤
多形性黄色星形细胞瘤

12.2.3 病例介绍

这是一位 57 岁的女性患者,因头痛 1 周就诊。既往史有高血压、血糖升高病史 10 年,按规律服药后控制可。患者在外地旅游途中出现头痛,右侧额面部炸裂样胀痛,呕吐 1 次,同时伴有四肢麻木无力,休息后无明显缓解,无视野缺损,无面部抽搐。至急诊复查头颅 CT 示:右侧顶颞叶团片状低密度影,伴脑疝形成。予以脱水降颅压、减轻水肿等处理。完善头颅 MRI 增强:右侧颞叶占位伴瘤周水肿,拟胶质瘤可能。排除手术禁忌后于神经外科在全麻下行右侧颞叶巨大占位切除术+颞骨部分切除减压术,术顺。术后病理示:"右颞肿瘤"胶质母细胞瘤,WHO 分级 4 级;免疫组化:肿瘤细胞 GFAP(+),Olig - 2(+),ATRX(+),P53(野生型),H3K27M(—),H3K27Me3(—),S - 100(+),SOX - 10(+),EMA(—),IDH - 1(—),EGFR(+),Vimentin(+),Ki67(热点区约 20%+);分子检测:①IDH1/IDH2 基因未能检测到突变;②检测到 TERT 基因启动子 C228T、C250T 突变;③MGMT 检测区段平均甲基化水平为 6%(大于 8% 为阳性)。术后予以丙戊酸钠 1 片 tid 口服抗癫痫治疗。KPS 评分为 80 分。根据 WHO CNS5 整合诊断,为胶质母细胞瘤,IDH 野生型。

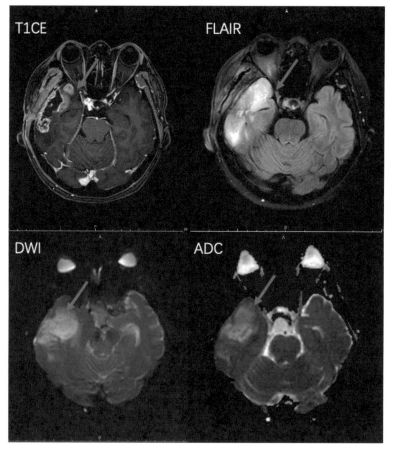

图 12 - 2 - 1　术前 MRI

右侧颞叶可见团片状异常信号灶,边界不清,范围约 3.2 cm×5.8 cm×4.4 cm
(T1CE 序列),FLAIR 见瘤周水肿部位呈高信号,DWI 未见扩散受限,增强后边缘
呈明显强化,中心坏死区无强化,周围脑实质见大片状脑水肿

12.2.4 诊断检查

(1) 病史及体格检查:询问临床症状并进行神经系统体检。

(2) 实验室检查:血常规、肝肾功能、电解质、凝血功能等。

(3) 头颅增强 MRI:GBM 好发于颞叶,在 T1WI 图像上呈低信号,在 T1CE 上呈不规则形周边强化和中央大量坏死,FLAIR 序列可见占位效应明显,瘤周呈水肿。

(4) 其他影像学诊断:一些新的 MRI 序列,如磁共振弥散加权成像和弥散张量成像、磁共振灌注成像、磁共振波谱成像和功能磁共振成像开始应用于临床,对提高诊断水平及判断预后有重要意义。PET/CT、PET/MRI 及特殊氨基酸显象对于鉴别肿瘤复发与放射性坏死有一定帮助。

(5) 脑胶质瘤的最终诊断:必须通过肿瘤切除术或活检术获取标本进行病理学诊断。

(6) 脑电图:脑胶质瘤是致痫性最强的肿瘤之一,脑电图有助于胶质瘤相关癫痫(glioma-related epilepsy, GRE)的诊断,结合 MRI 等影像学检查可提示胶质瘤病灶与癫痫灶间的位置关系,以及排除颅内出血、缺血等疾病。

12.2.5 基于循证医学的治疗推荐

影像学表现为高级别胶质瘤时,神经外科需要确定最大安全切除的可行性,应尽可能安全切除[3,4]。当进行最大切除时,应在术后 48 小时内通过有或无造影剂的术后 MRI 扫描记录肿瘤切除的程度。手术、术后同步放化疗和辅助化疗是新诊断 GBM(newly diagnosed GBM, nGBM)的标准治疗[5]。GBM 的治疗需要多学科合作,遵循循证医学原则,采取个体化综合治疗,优化和规范治疗方案,以期达到最大治疗效益,尽可能延长患者的无进展生存时间和总生存时间,提高生存质量。

12.2.6 文献综述

关于手术至术后放疗开始时间的长短是否会影响患者的生存至今尚无定论。数个大型回顾性研究结果显示,术后放疗开始时间距手术>6 周会对 nGBM 患者的总生存期或无进展生存期产生负面影响(2 类证据)。靶区勾画应参考术前/术后 MRI,正确区分术后肿瘤残存与术后改变,预判肿瘤侵袭路径,临床实践中,医师应根据靶区位置、体积、患者年龄、KPS 评分等因素综合考虑,灵活运用。目前最被认可的是 EORTC 和 RTOG 的勾画指南[6,7](1 级证据,表 12 - 2 - 2)。Ⅱ期临床试验证实,靶区是否包括水肿区,在肿瘤控制和生存期上无明显差异[8]。靶区勾画原则是在安全的前提下,尽可能保证肿瘤照射剂量 60 Gy。

表 12 - 2 - 2　RTOG 和 EORTC 关于 GBM 的勾画指南

EORTC 指南	靶 区 勾 画
第一阶段	60 Gy/30 Fx
GTV	MRI T1 增强区和术腔,不包括瘤周水肿区
CTV	GTV 外扩 2 cm,对于颅骨、脑室、大脑镰、小脑幕、视器、脑干等一些天然屏障区域外扩 0~0.5 cm
PTV	外放 0.3~ 0.5 cm

（续表）

RTOG 指南	靶区勾画
第一阶段	46 Gy/23 Fx
GTV1	术后 MRI T1 增强区、术腔和 MRI T2/FLAIR 相的异常信号区
CTV1	GTV1 外扩 2 cm,如果周围没有水肿区域,则外扩 2.5 cm;对于颅骨、脑室、大脑镰等天然屏障区域外扩 0.5 cm
PTV1	外放 0.3～0.5 cm
第二阶段	14 Gy/7 Fx
GTV2	术后 MRI T1 增强区和术腔
CTV2	GTV2 外扩 2 cm,同时尽量保护视神经、海马等正常器官;天然屏障区域外放同第一阶段
PTV2	外放 0.3～ 0.5 cm

手术、术后联合替莫唑胺同步放化疗和辅助化疗是 nGBM 的标准治疗[5]（表 12-2-3）,并已被证实能改善切除术后的局部控制和患者生存（1 级证据）。年龄不是 GBM 治疗的禁忌因素,对于老年患者,如 KPS 评分≥60 分,推荐应用短程或常规放疗联合替莫唑胺化疗[9],短程放疗剂量可选择 40 Gy/15 Fx,34 Gy/10 Fx,25 Gy/5 次。只有当患者 KPS 评分＜60 分时,可选择低分割放疗＋辅助化疗（替莫唑胺）,或者单纯低分割/标准放疗或单药化疗（替莫唑胺）,或仅支持治疗/姑息对症处理[10,11]。

表 12-2-3　GBM 患者术后辅助治疗的临床证据

研究	结果	意义
EORTC26981[5]（多中心、随机对照、Ⅲ期）	(1) 573 例新诊断 GBM 患者 (2) 研究组:替莫唑胺同步放化疗联合替莫唑胺辅助化疗组（简称 Stupp 方案）(n=287),对照组:单独放疗组(n=286) (3) 放疗方案:GTV 外扩 2～3 cm 至 PTV,60 Gy/30 Fx (4) 化疗方案:研究组为联合替莫唑胺 75 mg/m² 同步化疗,并随后 6 周期替莫唑胺(150～200 mg/m²) 辅助化疗;对照组为无替莫唑胺 (5) 研究组 GBM 中位生存期为 14.6 个月,优于对照组(12.1 个月),P＜0.001;研究组治疗新诊断 GBM,死亡风险降低 37%	GBM 的里程碑试验,确立了 Stupp 方案为 GBM 的标准治疗方案
START 研究（Study P05572)[12]	(1) 共入组 99 例新诊断 GBM 患者 (2) 研究组:术后 2 周即开始加用为期 2 周的替莫唑胺 75 mg/m² 治疗,后续 Stupp 方案(n=52);对照组:Stupp 方案(n=47) (3) 研究组显著延长中位总生存期(17.58 个月 vs 13.17 个月,P=0.021)	替莫唑胺提前于术后两周开始使用
NCT00482677[9]	(1) 562 名 65 岁或以上的 GBM 患者,随机分为放疗＋替莫唑胺（同步＋辅助）组(n=263)和单纯放疗组(n=272) (2) 放疗方案:GTV 外扩 1.5 cm 至 CTV,CTV 外扩 0.5 cm 至 PTV,40.05 Gy/15 Fx,2.67 Gy/1 Fx (3) 中位总生存期为 9.3 个月,放疗联合替莫唑胺组的中位总	老年 GBM 患者（ECOG 评分 0～2 分）大分割联合替莫唑胺治疗的Ⅰ类证据

（续表）

研究	结果	意义
	生存期比单纯放疗长（9.3 个月 *vs* 7.6 个月，$P<0.001$），165 例 MGMT 甲基化高表达的患者中，放疗联合替莫唑胺组的中位总生存期为 13.5 个月，单独放疗为 7.7 个月（死亡风险比＝0.53，$P<0.001$）。两组生活质量相似	
EF-14 临床研究[13,14]	（1）入组 695 名接受放化疗后的新诊断 GBM 患者，以 2：1 的比例随机分配到替莫唑胺＋TTF 组（$n=466$）和替莫唑胺组（$n=229$） （2）替莫唑胺方案：标准方案 150~200 mg/m² 5 天，每 28 天，共 6 个周期 （3）中位总生存期：TTF＋替莫唑胺组 *vs* 替莫唑胺单独组为 20.9 个月 *vs* 16.0 个月（$HR=0.63$，95%CI 0.53~0.76，$P<0.001$）；中位无进展生存期：6.7 个月 *vs* 4.0 个月（$HR=0.63$，95%CI 0.52~0.76，$P<0.001$）	美国食品药品监督管理局批准电场治疗新诊断 GBM 的依据

MGMT：O6-甲基鸟嘌呤 DNA 甲基转移酶。

肿瘤电场治疗（tumor treating fields，TTF）是一种抗有丝分裂疗法，通过低强度和中频率的交流电场发挥作用。2011 年，TTF 经美国食品药品监督管理局批准被用于复发性 GBM（recurrent GBM，rGBM）患者，2015 年被批准用于 nGBM 患者中。2017 年，TTF 与替莫唑胺作为术后辅助治疗方案被纳入 NCCN 指南中。

（1）rGBM 的判断与治疗：20%~30% 的患者接受第一次放射后 MRI 表现出增强灶增大，而不改变治疗时最终会消退或保持稳定，这种称为假性进展，多发生于放疗后 3 个月内。假性进展可能伴有进展性的临床体征和症状，并在具有 O6-甲基鸟嘌呤 DNA 甲基转移酶（O6-methylguanine DNA methyltransferase，MGMT）启动子甲基化高表达的患者中更为常见。因此，放疗后 3 个月内除非出现放射野外（超出 80% 的等剂量线）的新增强灶，或者组织病理学取样确认，否则无法断定为真进展。对于无法将假性进展与真正的肿瘤进展区分开来的患者，不应允许参加 rGBM 的临床试验。

神经肿瘤学反应评估（response assessment in neuro-oncology，RANO）是目前最被广泛运用的高级别胶质瘤治疗后的评估标准（表 12-2-4）[15]。

表 12-2-4 脑胶质瘤治疗效果评估 RANO 标准

	完全缓解	部分缓解	疾病稳定	疾病进展
T1 增强	无	缩小≥50%	变化在-50%~+25%	增加≥25%
T2-FLAIR	稳定或减小	稳定或减小	稳定或减小	增加≥25%
新发病变	无	无	无	有
激素使用	无	稳定或减少	稳定或减少	不适用*
临床症状	稳定或改善	稳定或改善	稳定或改善	恶化
需满足条件	以上全部	以上全部	以上全部	任意一项

*在出现持续的临床症状恶化时，即为疾病进展，但不能单纯地将激素用量增加作为疾病进展的依据。

rGBM 目前尚无标准的治疗手段,可通过手术、再程放疗、药物治疗、电场治疗等。贝伐珠单抗是 2009 年经美国食品药品监督管理局批准的可用于 rGBM 中的靶向药物[16,17],能有效减轻水肿,适当延长患者的无进展生存期[18,19];在某些 GBM,如低表达 MMP9 或美国癌症基因组图谱分型前神经元型中能适当延长总生存期[20,21]。再程放疗要考虑初次放疗的剂量、与初次放疗间隔的时间、复发肿瘤的部位与体积等诸多因素。靶区体积较大的可选择常规分割放疗,局部小靶区再程放疗多选择立体定向放疗(SRT)或者立体定向放射外科(stereotactic radiosurgery,SRS)。

(2) 2 级脑胶质瘤:2 级脑胶质瘤术后放疗适应证、最佳时机、放疗剂量等存在争议,目前通常根据患者预后风险高低来制订治疗策略。年龄≥40 岁、肿瘤未全切除、肿瘤体积大、术前神经功能缺损、CDKN2A 纯合缺失等是预后不良因素[22-24]。放疗应综合考虑患者病情和分子病理后慎重决定。推荐放疗总剂量为 50～54 Gy,分次剂量为 1.8～2.0 Gy(1 级证据)[25]。在靶区方面,GTV 主要是根据手术前/后 MRI T2 - FLAIR 异常信号区域,正确区分肿瘤残留和术后改变尤其重要,推荐以 GTV 外扩 1～2 cm 作为低级别胶质瘤的 CTV。合并 1p/19q 联合缺失的少突胶质细胞瘤患者对化/放疗更敏感[26,27],放疗联合 PCV(丙卡巴肼＋洛莫司汀＋长春新碱)化疗是一线治疗方案(1 级证据),放疗联合替莫唑胺也可用于低级别胶质瘤的高危患者(表 12 - 2 - 5)。伴有 IDH 基因野生型的成人 2 级脑胶质瘤治疗同 GBM。

表 12 - 2 - 5 2 级脑胶质瘤术后辅助治疗的临床证据

研究	结果	意义
RTOG 9802[23] (多中心、随机对照、Ⅲ期)	(1) 入组 251 名 WHO 2 级胶质瘤患者;随机分为对照组:单独放疗($n=125$),研究组:放疗后辅助化疗($n=127$) (2) 放疗方案:T2 或 FlAIR 序列肿瘤体积外扩 2 mm 至 PTV,54 Gy/30 Fx(1.8 Gy/Fx) (3) 化疗方案:丙卡巴肼(60 mg/m², 口服,d8～21)、洛莫司汀(110 mg/m², 口服,d1)和长春新碱(1.4 mg/m², 最大 2 g,静脉注射,d8、29),每 8 周一个疗程 (4) 中位随访时间为 11.9 年;研究组中位总生存期比对照组长(13.3 年 vs 7.8 年,$P=0.003$);研究组的 10 年无进展生存率优于对照组(51% vs 21%),相应的 10 年总生存率分别为 60% 和 40% (5) 在年龄<40 岁且次全切除或年龄>40 岁的患者中,联合治疗组的无进展生存期和总生存期优于单独放疗者	该研究奠定了放疗联合 PCV 方案用于高危低级别胶质瘤人群的基础
RTOG 0424[28,29] (Ⅱ期)	(1) 129 名高危的低级别胶质瘤患者(年龄≥40 岁、星形细胞瘤、双半球、肿瘤直径≥6 cm、神经功能状态>1,以上危险因素含至少 3 个) (2) 放疗方案:PTV 54 Gy/30 Fx(1.8 Gy/Fx) (3) 化疗方案:包括与放疗同期口服替莫唑胺,每天 75 mg/m²,后辅助替莫唑胺化疗(150～200 mg/m²,d1～5,q28d) (4) 3 年总生存率为 73.1%,与预设的历史对照值(65%)相比有显著改善($P<0.01$)	放疗＋替莫唑胺用于高危低级别胶质瘤人群

（续表）

研究	结果	意义
EORTC 22033-26033[30]	(1) 入组 477 名低级别胶质瘤患者，至少有 1 个高风险特征（年龄>40 岁，疾病进展，肿瘤>5 cm 或越过中线，神经系统症状）。随机分为替莫唑胺化疗组（$n=237$）或放疗组（$n=240$） (2) 放疗方案：PTV 50.4 Gy/28Fx 随机接受适形放疗（1.8 Gy/Fx） (3) 化疗方案：剂量密集的替莫唑胺；75 mg/m², d1～21，q28d，12 个周期） (4) 中位随访 48 个月，替莫唑胺组中位无进展生存期为 39 个月，放疗组中位无进展生存期为 46 个月（$HR=1.16$，$P=0.22$），两者无差异。总生存期尚未报告	放疗＋替莫唑胺用于高危低级别胶质瘤人群

（3）3 级胶质瘤：替莫唑胺对 3 级胶质瘤的治疗初步显示疗效（2 级证据），且不良反应更少。3 级胶质瘤放疗应根据患者具体情况，包括一般状态、分子病理和治疗需求等采用个体化治疗策略，治疗选择包括放疗联合 PCV 方案/替莫唑胺多种治疗模式，及参加临床试验等（表 12-2-6）。

表 12-2-6　3 级脑胶质瘤术后辅助治疗的临床证据

研究	结果	意义
CATNON 试验（EORTC 26053-22054 研究[31,32]）	(1) 745 名间变性少突胶质细胞瘤（拟入组 748 名）入组；随机分为单纯放疗组（$n=187$），同步放化疗组（$n=185$），放疗＋辅助化疗组（$n=185$），同步放化疗＋辅助化疗组（$n=188$） (2) 放疗方案：PTV 59.4 Gy/33 Fx（1.8 Gy/Fx） (3) 中期结果：使用辅助替莫唑胺的总生存风险比为 0.65。5 年总生存率分别为 55.9% 和 44.1%（使用和未用替莫唑胺组）	该研究提供了辅助替莫唑胺对新诊断的间变性少突胶质细胞瘤患者有益的依据
EORTC 26951[26]	(1) 368 名患者间变性少突胶质细胞瘤＋间变性少突星形细胞瘤；分为放疗＋辅助 PCV 组（$n=185$）和单纯放疗组（$n=183$） (2) 放疗方案：PTV 59.4 Gy/33 Fx（1.8 Gy/Fx） (3) 中位随访期为 140 个月。放疗＋辅助 PCV 组的总生存期显著更长（42.3 个月 vs 30.6 个月，$HR=0.75$，95% CI 0.60～0.95） (4) 在 1p/19q 共缺失的 80 名患者中，总生存期增高，且有更多受益于辅助 PCV 的趋势	放疗＋辅助 PCV 为少突胶质细胞瘤首选方案的依据
RTOG 9402[27]	(1) 291 名间变性少突/少突星形细胞瘤入组；随机分为 PCV＋放疗组（$n=148$）或单纯放疗组（$n=143$） (2) PCV 方案：放疗前给予洛莫司汀 130 mg/m²，d1；丙卡巴肼 75 mg/m²，d8～21；长春新碱 1.4 mg/m²，d8,29；每 6 周一个疗程，共 4 程 (3) 放疗方案：PTV 59.4 Gy/33 Fx（1.8 Gy/Fx） (4) 在 1p/19q 共缺失的人群中，接受 PCV＋放疗的中位生存期是仅接受放疗患者的 2 倍（14.7 年 vs 7.3 年，$HR=0.59$，95% CI 0.37～0.95，$P=0.03$）	PCV 可在放疗前使用的依据

12.2.7 根据指南进行脑胶质瘤治疗推荐

基于 2021 年第 1 版 NCCN 指南,表 12-2-7 归纳了不同级别脑胶质瘤的诊疗推荐。

表 12-2-7 脑胶质瘤治疗 NCCN 指南推荐

分级	推荐治疗方案
Ⅰ级	①手术为主:最大限度地安全切除,有明显肿瘤生长或临床症状且切除不完全者可以考虑放疗;②BRAF V600E 突变:BRAF/MEK 抑制剂;室管膜下巨细胞星形细胞瘤:mTOR 抑制剂(如依维莫司)
2 级	①高危因素:年龄≥40 岁、肿瘤未全切除、肿瘤体积大、术前神经功能缺损、CDKN2A 纯合缺失等;②低危患者:观察或参与临床试验;③高危患者:放疗＋辅助 PCV 方案(1 类证据)/放疗±同步替莫唑胺＋辅助替莫唑胺
3 级	①星形细胞瘤:放疗联合 PCV 或替莫唑胺;②少突胶质细胞瘤首选放疗＋PCV(放疗前或后给予);③不耐受 PCV 可选择放疗＋同步替莫唑胺＋辅助替莫唑胺或放疗＋辅助替莫唑胺(12 个疗程);④KPS 评分＜60 分,单纯大分割放疗或单纯替莫唑胺化疗
4 级	①首先推荐 Stupp 方案＋电场治疗;②KPS 评分＜60 分,大分割放疗＋同步辅助替莫唑胺或单纯替莫唑胺

12.2.8 治疗计划

(1) 模拟定位:采用头膜、头枕、一体板固定方式,双手置于两侧。

(2) 靶区勾画:按照 EORTC 指南方法勾画,图 12-2-2 显示病例的靶区勾画。

蝶窦及海绵窦层面
GTV 为增强区和术腔;
CTV 为 GTV 外扩 1.5 cm,
天然屏障外扩 0.5 cm;
PTV 为 CTV 外扩 0.3 cm

视神经管层面及额窦层面

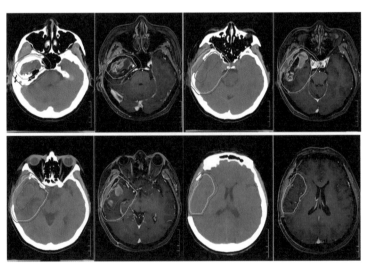

图 12-2-2 病例的靶区勾画
红色线(GTV),绿色线(CTV),蓝色线(PTV)

(3) 病例治疗计划:该病例为成人 GBM,经中枢神经系统肿瘤多学科团队协作讨论,该患者进行术后联合替莫唑胺方案同步放化疗,而后 6 疗程辅助化疗。具体方案为:术后残腔＋残留灶 PTV 60 Gy/30 Fx,同时联合替莫唑胺($75\ mg/m^2$)同步化疗,并随后 6 周期替莫唑胺(第 1 周期 150 mg/m²,第 2~6 周期 200 mg/m²)辅助化疗。术后及放疗期间给予抗癫痫药物,放疗结束后逐步减量。采用 IMRT 技术,具体放疗计划见图 12-2-3(95％剂量覆盖范围)和图 12-2-4(DVH)。

蝶窦及海绵窦层面

视神经管及额窦层面

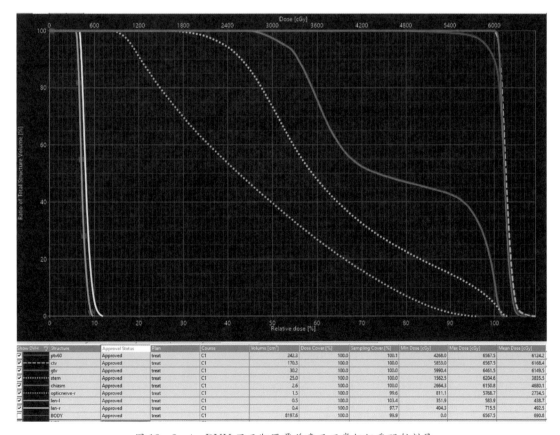

图 12-2-3　GBM 患者 95％处方剂量分布图
蓝色线(PTV)

图 12-2-4　DVH 显示靶区覆盖率及正常组织受照射剂量

Show DVH	Structure	Approval Status	Plan	Course	Volume [cm³]	Dose Cover.[%]	Sampling Cover.[%]	Min Dose [cGy]	Max Dose [cGy]	Mean Dose [cGy]
✓	ptv60	Approved	treat	C1	242.3	100.0	100.1	4268.0	6567.5	6124.2
✓	ctv	Approved	treat	C1	170.3	100.0	100.0	5853.0	6168.4	6168.4
✓	gtv	Approved	treat	C1	30.2	100.0	100.0	5990.4	6461.5	6149.5
✓	stem	Approved	treat	C1	25.0	100.0	100.0	1562.5	6204.6	3835.5
✓	chiasm	Approved	treat	C1	2.6	100.0	100.0	2664.3	6150.8	4680.1
✓	opticnerve-r	Approved	treat	C1	1.5	100.0	99.6	811.1	5768.7	2734.5
✓	len-l	Approved	treat	C1	0.5	100.0	103.4	351.9	583.9	438.7
✓	len-r	Approved	treat	C1	0.4	100.0	97.7	404.3	715.5	492.5
	BODY	Approved	treat	C1	8197.6	100.0	99.9	0.0	6567.5	690.8

关键器官剂量限制见 12.1 颅内生殖细胞肿瘤。

12.2.9 随访

由于脑胶质瘤有多种分型,预后差别较大。结合 NCCN 指南,根据表 12 - 2 - 8 推荐随访方案。

表 12 - 2 - 8 脑胶质瘤的随访周期及项目

肿瘤分型	随访间隔时间	随访项目	随访内容
GBM	第一次随访为放疗后 3 个月,之后每 2 月 1 次	病史及体格检查	完整的病史评估及体格检查
星形细胞瘤 4 级(按 WHO CNS5 分类)*	每 3～4 个月 1 次	实验室检验	血常规、生化功能
星形细胞瘤 2～3 级,少突胶质细胞瘤	每半年 1 次	影像学检查	头颅增强 MRI,有异常者 1 个月后复查或行磁共振波谱成像、PET/MRI 等检查
		其他	脑电图、认知功能评分等

＊星形细胞瘤,4 级按既往的分类为胶质母细胞瘤,IDH 突变型。

(徐菲 高云生)

参 考 文 献

[1] Ostrom Q T, Bauchet L, Davis F G, et al. The epidemiology of glioma in adults: a "state of the science" review [J]. Neuro Oncol, 2014, 16(7): 896 - 913.

[2] Louis D N, Perry A, Wesseling P, et al. The 2021 WHO Classification of Tumors of the Central Nervous System: a summary [J]. Neuro Oncol, 2021, 23(8): 1231 - 1251.

[3] Lacroix M, Abi-Said D, Fourney D R, et al. A multivariate analysis of 416 patients with glioblastoma multiforme: prognosis, extent of resection, and survival [J]. J Neurosurg, 2001, 95(2): 190 - 198.

[4] Beiko J, Suki D, Hess K R, et al. IDH1 mutant malignant astrocytomas are more amenable to surgical resection and have a survival benefit associated with maximal surgical resection [J]. Neuro Oncol, 2014, 16(1): 81 - 91.

[5] Stupp R, Mason W P, van den Bent M J, et al. Radiotherapy plus Concomitant and Adjuvant Temozolomide for Glioblastoma [J]. N Engl J Med, 2005, 352(10): 987 - 996.

[6] Cabrera A R, Kirkpatrick J P, Fiveash J B, et al. Radiation therapy for glioblastoma: Executive summary of an American Society for Radiation Oncology Evidence-Based Clinical Practice Guideline [J]. Pract Radiat Oncol, 2016, 6(4): 217 - 225.

[7] Niyazi M, Brada M, Chalmers A J, et al. ESTRO-ACROP guideline "target delineation of glioblastomas" [J]. Radiother Oncol, 2016, 118(1): 35 - 42.

[8] Chang E L, Akyurek S, Avalos T, et al. Evaluation of peritumoral edema in the delineation of radiotherapy clinical target volumes for glioblastoma [J]. Int J Radiat Oncol Biol Phys, 2007, 68(1): 144 - 150.

[9] Perry J R, Laperriere N, O'Callaghan C J, et al. Short-Course Radiation plus Temozolomide in Elderly Patients with Glioblastoma [J]. N Engl J Med, 2017, 376(11): 1027 - 1037.

[10] Malmström A, Grønberg B H, Marosi C, et al. Temozolomide versus standard 6-week radiotherapy versus hypofractionated radiotherapy in patients older than 60 years with glioblastoma: the Nordic

randomised, phase 3 trial [J]. Lancet Oncol, 2012, 13(9): 916 - 926.

[11] Roa W, Kepka L, Kumar N, et al. International Atomic Energy Agency Randomized Phase Ⅲ Study of Radiation Therapy in Elderly and/or Frail Patients With Newly Diagnosed Glioblastoma Multiforme [J]. J Clin Oncol, 2015, 33(35): 4145 - 4150.

[12] Mao Y, Yao Y, Zhang L W, et al. Does Early Postsurgical Temozolomide Plus Concomitant Radiochemotherapy Regimen Have Any Benefit in Newly-diagnosed Glioblastoma Patients? A Multi-center, Randomized, Parallel, Open-label, Phase Ⅱ Clinical Trial [J]. Chin Med J (Engl), 2015, 128 (20): 2751 - 2758.

[13] Stupp R, Taillibert S, Kanner A, et al. Effect of Tumor-Treating Fields Plus Maintenance Temozolomide vs Maintenance Temozolomide Alone on Survival in Patients With Glioblastoma: A Randomized Clinical Trial [J]. JAMA, 2017, 318(23): 2306 - 2316.

[14] Stupp R, Taillibert S, Kanner A A, et al. Maintenance Therapy With Tumor-Treating Fields Plus Temozolomide vs Temozolomide Alone for Glioblastoma: A Randomized Clinical Trial [J]. JAMA, 2015, 314(23): 2535 - 2543.

[15] Pope W B, Hessel C. Response assessment in neuro-oncology criteria: implementation challenges in multicenter neuro-oncology trials [J]. AJNR Am J Neuroradiol, 2011, 32(5): 794 - 797.

[16] Moen M D. Bevacizumab: in previously treated glioblastoma [J]. Drugs, 2010, 70(2): 181 - 189.

[17] Friedman H S, Prados M D, Wen P Y, et al. Bevacizumab alone and in combination with irinotecan in recurrent glioblastoma [J]. J Clin Oncol, 2009, 27(28): 4733 - 4740.

[18] Weller M, Yung W K A. Angiogenesis inhibition for glioblastoma at the edge: beyond AVAGlio and RTOG 0825 [J]. Neuro Oncol, 2013, 15(8): 971.

[19] Addeo R, Perri F, Parlato C, et al. ASCO 2013: bevacizumab and glioblastoma—a marriage dissolution [J]. Curr Med Res Opin, 2014, 30(9): 1871 - 1873.

[20] Sandmann T, Bourgon R, Garcia J, et al. Patients With Proneural Glioblastoma May Derive Overall Survival Benefit From the Addition of Bevacizumab to First-Line Radiotherapy and Temozolomide: Retrospective Analysis of the AVAglio Trial [J]. J Clin Oncol, 2015, 33(25): 2735 - 2744.

[21] Chinot O L, Garcia J, Romain S, et al. Baseline plasma matrix metalloproteinase 9 (MMP9) to predict overall survival (OS) benefit from bevacizumab (BEV) in newly diagnosed glioblastoma (GBM): Retrospective analysis of AVAglio [J]. J Clin Oncol, 2016, 34(15_suppl): 2020.

[22] Daniels T B, Brown P D, Felten S J, et al. Validation of EORTC prognostic factors for adults with low-grade glioma: a report using intergroup 86 - 72 - 51 [J]. Int J Radiat Oncol Biol Phys, 2011, 81(1): 218 - 224.

[23] Buckner J C, Shaw E G, Pugh S L, et al. Radiation plus Procarbazine, CCNU, and Vincristine in Low-Grade Glioma [J]. N Engl J Med, 2016, 374(14): 1344 - 1355.

[24] Shaw E G, Wang M, Coons S W, et al. Randomized trial of radiation therapy plus procarbazine, lomustine, and vincristine chemotherapy for supratentorial adult low-grade glioma: initial results of RTOG 9802 [J]. J Clin Oncol, 2012, 30(25): 3065 - 3070.

[25] Shaw E, Arusell R, Scheithauer B, et al. Prospective randomized trial of low- versus high-dose radiation therapy in adults with supratentorial low-grade glioma: initial report of a North Central Cancer Treatment Group/Radiation Therapy Oncology Group/Eastern Cooperative Oncology Group study [J]. J Clin Oncol, 2002, 20(9): 2267 - 2276.

[26] van den Bent M J, Brandes A A, Taphoorn M J, et al. Adjuvant procarbazine, lomustine, and vincristine chemotherapy in newly diagnosed anaplastic oligodendroglioma: long-term follow-up of EORTC brain tumor group study 26951 [J]. J Clin Oncol, 2013, 31(3): 344 - 350.

[27] Cairncross G, Wang M, Shaw E, et al. Phase Ⅲ trial of chemoradiotherapy for anaplastic oligodendroglioma: long-term results of RTOG 9402 [J]. J Clin Oncol, 2013, 31(3): 337 - 343.

[28] Fisher B J, Pugh S L, Macdonald D R, et al. Phase 2 Study of a Temozolomide-Based Chemoradiation

Therapy Regimen for High-Risk, Low-Grade Gliomas: Long-Term Results of Radiation Therapy Oncology Group 0424 [J]. Int J Radiat Oncol Biol Phys, 2020, 107(4): 720 – 725.

[29] Fisher B J, Hu C, Macdonald D R, et al. Phase 2 study of temozolomide-based chemoradiation therapy for high-risk low-grade gliomas: preliminary results of Radiation Therapy Oncology Group 0424 [J]. Int J Radiat Oncol Biol Phys, 2015, 91(3): 497 – 504.

[30] Baumert B G, Hegi M E, van den Bent M J, et al. Temozolomide chemotherapy versus radiotherapy in high-risk low-grade glioma (EORTC 22033 – 26033): a randomised, open-label, phase 3 intergroup study [J]. Lancet Oncol, 2016, 17(11): 1521 – 1532.

[31] van den Bent M J, Baumert B, Erridge S C, et al. Interim results from the CATNON trial (EORTC study 26053 – 22054) of treatment with concurrent and adjuvant temozolomide for 1p/19q non-co-deleted anaplastic glioma: a phase 3, randomised, open-label intergroup study [J]. Lancet, 2017, 390 (10103): 1645 – 1653.

[32] van den Bent M J, Tesileanu C M S, Wick W, et al. Adjuvant and concurrent temozolomide for 1p/19q non-co-deleted anaplastic glioma (CATNON; EORTC study 26053 – 22054): second interim analysis of a randomised, open-label, phase 3 study [J]. Lancet Oncol, 2021, 22(6): 813 – 823.

13 转移性脑肿瘤

要点

（1）转移性脑肿瘤是成人颅内最常见的恶性肿瘤，其中肺癌是脑转移瘤原发肿瘤的首位[1]。

（2）转移性脑肿瘤包含脑实质转移和脑膜转移，脑实质转移最常见的发生部位为大脑半球[2]；常见的症状包括头痛、神经功能障碍和癫痫等。

（3）放疗是转移性脑肿瘤局部治疗的基石，包括立体定向放疗（SRT）、联合或不联合海马回保护的全脑放疗（whole brain radiation therapy，WBRT）。

（4）SRT 已逐步取代 WBRT 成为有限数目脑转移瘤的重要局部治疗手段，而WBRT 仍是弥漫性脑转移瘤的主要局部治疗方案。

13.1 流行病学及临床特征

13.1.1 流行病学

转移性脑肿瘤作为致死性及难治性的恶性肿瘤转归之一[3]，受到临床的广泛关注。实体瘤脑转移的发生率因检测方式的不同而差异较大[1]，既往尸检报道的发生率在 30% 左右[4-6]。同时由于肿瘤的分期以及原发肿瘤类型的不同也存在差异，某些分子亚型的肿瘤表现出高风险，例如 40%～60% 的小细胞肺癌患者在整个病程中会发现脑转移[7]；30%～50% 的 HER2 阳性或三阴性转移性乳腺癌患者会出现脑转移[8-12]；肺癌、乳腺癌和黑色素瘤是脑转移发生风险前三位的原发恶性肿瘤[13]。

13.1.2 临床表现

（1）颅高压症状：由于颅内病灶占位效应可出现颅内压增高的表现，主要为头痛、呕吐和视乳头水肿。此外，还可出现头晕、黑矇、视力减退、意识障碍、大小便失禁及血压、心率异常等，往往呈现进行性加重。

（2）神经系统定位症状和体征：大脑半球功能区附近的转移瘤可产生与肿瘤部位相关

的特定症状和体征,如:癫痫发作较多见于额叶、颞叶和顶叶肿瘤;失语症与优势大脑半球语言中枢区转移瘤相关;深部肿瘤因累及视辐射可出现视野缺损等。

小脑半球转移瘤可表现为患侧肢体协调动作障碍及平衡功能障碍;脑干转移瘤大多出现交叉性瘫痪。

脑膜转移可出现脑膜刺激征,如同时伴有脊膜播散,则还可出现脊髓和脊神经根刺激表现,如神经根性疼痛、节段性感觉缺损、肢体麻木等。

13.1.3 实验室检查

腰椎穿刺和脑脊液检查:腰椎穿刺可收集脑脊液、测量脑脊液压力,同时对于脑脊液进行常规、生化和细胞病理学检查,脑转移尤其是脑膜转移的患者可出现脑脊液压力增高、蛋白含量增高的表现,同时细胞学检查发现肿瘤细胞可进一步明确诊断。

13.1.4 影像学检查

脑转移瘤在头颅 MRI 平扫中表现为 T1 序列中低、T2 序列中高异常信号,T2 FLAIR 序列可见病灶周围水肿,增强扫描后可见较明显强化。增强 MRI 对微小病灶、水肿和脑膜转移较均较增强 CT 敏感,在脑转移的诊断、疗效评价和治疗后随访中具有重要作用,是脑转移首选的影像学检查。

13.1.5 预后评估

未经治疗的实体瘤脑转移患者预后较差,中位生存期仅 1～2 个月[14]。接受全脑放疗后患者的中位生存期可以延长至 4～6 个月,包含脑转移瘤预后因素在内的预后分级模型的建立为患者的治疗决策提供了临床指导意义。

(1)独立递归分级指数(recursive partitioning analysis,RPA,表 13 - 1 - 1):RPA 纳入了功能状态评分(卡氏评分,Kanefsky's performance status,KPS)、原发肿瘤控制情况、颅外病变范围及患者年龄,将来自 3 项 RTOG 临床试验的共 1 200 例患者分为 3 个预后分级,中位生存期为 7.1 个月、4.2 个月和 2.3 个月[15]。

表 13 - 1 - 1　RTOG RPA 预后评分

分级	预后因素	中位生存期(月)
I	KPS≥70 分 年龄 <65 岁 原发肿瘤可控 无颅外转移	7.1
III	KPS<70 分	2.3
II	以上两者之间	4.2

(2)诊断特异性的预后分级评估(diagnosis-specific graded prognostic assessment,DS - GPA,表 13 - 1 - 2):通过纳入了多中心近 4 000 例于 1985—2007 年间接受治疗的新诊断脑转移瘤患者,DS - GPA 采用与 RPA 中相同标准进行的多变量分析,同时加上原发肿瘤诊

断,从而建立了包括非小细胞肺癌、小细胞肺癌、乳腺癌、黑色素瘤和消化道肿瘤等在内的各实体瘤脑转移的预后评价标准[16,17]。同时在此基础上,在分子分型指导下的全身治疗进展的背景下,进一步更新了 DS-GPA 评分[18]。

表 13-1-2 更新 DS-GPA 评分

肿瘤类型	GPA 分值	0	0.5	1.0	1.5	2.0
乳腺癌	KPS	≤60	70~80	90~100	/	/
	年龄(岁)	≥60	<60	/	/	/
	脑转移个数	≥2	1	/	/	/
	颅外转移	有	无	/	/	/
	分子分型	TNBC	LumA	/	HER2、LumB	/
	中位总生存期(月):GPA 总分 0~1.0=6;1.5~2.0=13;2.5~3.0=24;3.5~4.0=36						
非小细胞肺癌,腺癌	GPA 分值	0	0.5	1.0	1.5	2.0
	KPS	≤70	80	90~100	/	/
	年龄(岁)	≥70	<70	/	/	/
	脑转移个数	≥5	1~4	/	/	/
	颅外转移	有	/	无	/	/
	EGFR、*ALK*	均阴性或未知	/	任一阳性	/	/
	中位总生存期(月):GPA 总分 0~1.0=7;1.5~2.0=13;2.5~3.0=25;3.5~4.0=46						
非小细胞肺癌,非腺癌	GPA 分值	0	0.5	1.0	1.5	2.0
	KPS	≤70	80	90~100	/	/
	年龄(岁)	≥70	<70	/	/	/
	脑转移个数	≥5	1~4	/	/	/
	颅外转移	有	/	无	/	/
	中位总生存期(月):GPA 总分 0~1.0=5;1.5~2.0=10;2.5~3.0=13						
肾细胞癌	GPA 分值	0	0.5	1.0	1.5	2.0
	KPS	≤70	/	80	/	90~100
	脑转移个数	≥5	1~4	/	/	/
	颅外转移	有	无	/	/	/
	血红蛋白(g/L)	<111	111~125 或不明	>125	/	/
	中位总生存期(月):GPA 总分 0~1.0=4;1.5~2.0=12;2.5~3.0=17;3.5~4.0=35						
黑色素瘤	GPA 分值	0	0.5	1.0	1.5	2.0
	KPS	≤70	80	90~100	/	/
	年龄(岁)	≥70	<70	/	/	/
	脑转移个数	≥5	2~4	1	/	/
	颅外转移	有	/	无	/	/
	BRAF	阴性或未知	阳性	/	/	/
	中位总生存期(月):GPA 总分 0~1.0=5;1.5~2.0=8;2.5~3.0=16;3.5~4.0=34						

（续表）

肿瘤类型	GPA 分值	0	0.5	1.0	1.5	2.0
消化道肿瘤	GPA 分值	0	0.5	1.0	1.5	2.0
	KPS	≤70	/	80	/	90～100
	年龄（岁）	≥60	<60	/	/	/
	脑转移个数	≥4	2～3	1		
	颅外转移	有	无			
中位总生存期（月）：GPA 总分 0～1.0＝3；1.5～2.0＝7；2.5～3.0＝11；3.5～4.0＝17						

13.2 基于循证医学的转移性脑肿瘤放疗方案与案例实践

13.2.1 病例介绍

女性患者，36 岁，因"头晕不适，伴左下肢无力 1 周"就诊。患者既往乳腺癌病史 1 年余，2020 年 8 月 10 日行左乳癌改良根治术，pT2N3M0，三阴性，术后行化疗（AC×4 - T×4）＋放疗（左胸壁＋左内乳区＋左锁骨区 50 Gy/25 Fx）＋放疗期间开始卡培他滨口服维持 8 疗程。

头颅 CT 及头颅增强 MRI 均提示右侧额叶占位，拟转移瘤可能大（图 13 - 2 - 1）。胸腹盆部 CT 及肿瘤指标未见异常。

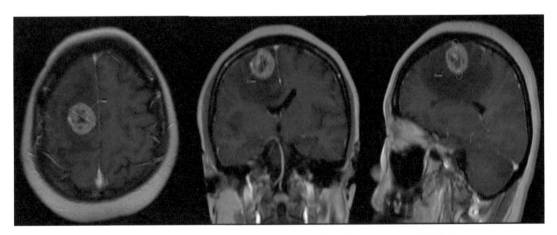

图 13 - 2 - 1　头颅 MRI 增强示右额顶占位（最大径 2.7 cm），伴瘤周水肿

13.2.2 诊断检查

（1）病史及体格检查：常见的症状包括头痛、恶心、呕吐、癫痫发作、局灶性神经功能缺损和视力改变等。评估体能状态，并进行神经系统体格检查。

（2）实验室检查：血常规、血生化检查、肿瘤标志物（依据原发肿瘤），必要时行腰椎穿刺和脑脊液检查。

（3）头颅增强 MRI：评估颅内病灶个数、体积、部位及脑水肿情况。

（4）多部位 CT/MRI/超声检查或 PET/CT：评估原发肿瘤及颅外病灶控制情况。

（5）病理学检查：立体定向穿刺活检或开颅手术活检（孤立性颅内病灶，影像学诊断证据不足且原发肿瘤依据不足）。

（6）预后评估：RPA、DS-GPA 评分。

13.2.3　基于循证医学的治疗推荐

转移性脑肿瘤治疗前需要评估患者一般状况，颅内肿瘤负荷及颅外病灶控制情况，评估项目见诊断检查。

对于有限数目脑转移瘤，无明确原发病理诊断证据或颅内大肿块、有明显占位效应，经评估可行手术，NCCN 及 ASTRO 指南均推荐行颅内手术联合术后放疗或在技术可行下行单纯 SRT。

13.2.4　文献综述

13.2.4.1　手术联合术后放疗治疗有限数目转移性脑肿瘤的临床证据

与单纯手术或者单纯 WBRT 相比，手术联合 WBRT 治疗一般状况较好的单发性脑转移瘤，可以降低颅内复发率，并延长患者的生存期。有大型 3 期随机对照临床研究证实，对于 1～4 个有限脑转移灶，可切除病灶行瘤床 SRT 补量，对比 WBRT 补量，可以在不降低总生存期的同时改善患者认知功能（表 13-2-1）。

表 13-2-1　手术联合术后放疗治疗有限数目脑转移瘤的相关临床研究汇总

研究	结果	意义
Patchell RA, et al.[19]	（1）一项前瞻性、随机临床研究，48 例单发脑转移患者随机纳入手术＋WBRT 组或 WBRT 组 （2）入组人群：KPS≥70 分 （3）WBRT：36 Gy/12 Fx （4）原发肿瘤类型：肺癌 77％ （5）中位随访：40 周（手术＋WBRT 组）和 15 周（WBRT 组） （6）原位复发率：20％ 和 52％，$P<0.02$；生活自理生存时间：38 周和 8 周，$P<0.005$；总生存期：40 周和 15 周，$P<0.01$	单发性脑转移瘤接受手术联合 WBRT 与单纯 WBRT 相比，可以降低颅内复发率，并延长患者的生存期
Mintz AH, et al.[20]	（1）一项随机、多中心临床研究，84 例单发脑转移患者随机纳入手术＋WBRT 组或 WBRT 组 （2）入组人群：KPS≥50 分 （3）WBRT：30 Gy/10 Fx （4）总生存期：5.6 个月和 6.3 个月，$P=0.24$	KPS≥50 分的单发脑转移瘤患者似乎不能从手术＋WBRT 中获益
Vecht CJ, et al.[21]	（1）一项前瞻性、随机、多中心临床研究，共有 63 例单发脑转移患者随机纳入手术＋WBRT 组或 WBRT 组 （2）入组人群：PS≤2 分 （3）WBRT：40 Gy/20 Fx，2 Fx/d，2 w	单发脑转移，尤其是颅外病灶稳定者应接受手术切除联合术后放疗

(续表)

研究	结果	意义
	(4) 原发肿瘤类型:肺癌 52.4% (5) 总生存期:10 个月和 6 个月,$P=0.04$ (6) 颅外病灶稳定亚组的生活自理生存时间:9 个月和 4 个月;总生存期:12 个月和 7 个月	
Patchell RA, et al. [22]	(1) 一项多中心临床研究,共有 95 例单发脑转移术后患者随机纳入 WBRT 组或观察组 (2) 入组人群:KPS≥70 分 (3) WBRT 组:50.4 Gy/28 Fx (4) 原发肿瘤类型:肺癌 60% (5) 中位随访:48 周(WBRT 组)和 43 周(观察组) (6) 颅内复发率:18% 和 70%,$P<0.001$;原位复发率:10% 和 46%,$P<0.001$;神经系统相关死亡率:14% 和 44%,$P=0.03$;总生存期:48 周和 43 周,$P=0.39$	术后 WBRT 可提高颅内局控,并降低神经系统相关死亡风险
EORTC 22952-26001[23]	(1) 一项多中心临床研究,共有 358 例 1~3 个脑转移术后(160例)或者 SRS 治疗(199 例)患者,随机纳入 WBRT 组或观察组 (2) 入组人群:PS≤2 分;手术完全切除 (3) WBRT 组:30 Gy/10 Fx (4) 术后 2 年颅内原位复发率:27%(WBRT 组)和 59%(观察组),$P<0.001$;术后 2 年颅内新发病灶发生率:23% 和 42%,$P=0.008$ (5) 颅内进展死亡率:28% 和 44%;总生存期:10.9 个月和 10.4个月,$P=0.89$	辅助 WBRT 可减少 1~3 个脑转移瘤颅内复发和神经系统死亡风险,是有限个脑转移术后的重要治疗手段
Mahajan A, et al. [24]	(1) 一项单中心、随机临床研究,共有 132 例 1~3 个脑转移术后患者随机纳入 SRS 组或观察组 (2) 入组人群:KPS≥70 分;至少 1 个脑转移病灶接受完整手术切除,术腔最大径≤4 cm;未切除残留病灶根据指征接受 SRS (3) SRS 组:术腔 SRS,$<10\ cm^3$ 的放疗剂量为 16 Gy,10.1~15 cm³ 为 14 Gy,$>15\ cm^3$ 为 12 Gy (4) 中位至局部复发时间:未达到(SRS 组)和 7.6 个月(观察组),$P=0.015$;1 年无局部复发率:72% 和 43%,$P=0.015$;总生存期:17 个月和 18 个月,$P=0.24$	术腔 SRS 可改善 1~3 个脑转移术后颅内局控,是脑转移术后的重要治疗手段
JCOG0504 [25]	(1) 一项多中心随机、非劣效临床研究,共有 271 例≤4 个脑转移术后患者随机纳入 WBRT 或 SRS 组 (2) 入组人群:PS≤2 分或 PS=3 分仅因为神经系统症状;仅 1 个病灶可＞3 cm (3) WBRT 组:37.5 Gy/15 Fx (4) SRS 组:术后残留病灶/复发挽救性 SRS (5) 原发肿瘤类型:肺癌 47.6% (6) 颅内无进展生存期:10.4 个月(WBRT 组)和 4.0 个月(SRS组);2~4 级认知障碍发生率:16.4% 和 7.7%,$P=0.048$;总生存期:15.6 个月和 15.6 个月	术后 SRS 不劣于 WBRT,可以作为≤4 个脑转移瘤术后的标准疗法

（续表）

研究	结果	意义
NCCTG N107C/CEC 3[26]	（1）一项多中心、3 期临床研究,194 例转移性脑肿瘤术后患者随机纳入 SRS 或 WBRT 治疗 （2）入组人群:含 1 个已切除脑转移病灶,术腔<5 cm;0～3 个不可切除脑转移灶且最大径均<3 cm;ECOG PS 评分 0～2 分 （3）SRS 组:术腔外扩 2 mm;剂量:<4.2 cm³ 为 20～24 Gy,4.2～7.9 cm³ 为 18 Gy,8.0～14.3 cm³ 为 17 Gy,14.4～19.9 cm³ 为 15 Gy,20～29.9 cm³ 为 14 Gy,≥30 cm³ 且不超过 5 cm 为 12 Gy;未切除脑转移灶 SRS:<1 cm 为 24 Gy,1～2 cm 为 22 Gy,2.1～2.9 cm 为 20 Gy （4）WBRT 组:WBRT,30 Gy/10 Fx 或 37.5 Gy/15 Fx;未切除脑转移灶 SRS,<1 cm 为 22 Gy,1～2 cm 为 20 Gy,2.1～2.9 cm 为 18 Gy （5）原发肿瘤类型:肺癌 59% （6）中位随访:11.1 个月 （7）中位无认知功能下降生存期:SRS 3.7 个月和 WBRT 3.0 个月($HR=0.47,P<0.0001$);治疗后 6 个月的认知功能下降发生率:85% 和 52%($P<0.0001$);总生存期:12.2 个月和 11.6 个月($P=0.70$)	SRS 可以作为 WBRT 替代手段,可以保护认知功能,成为脑转移瘤手术切除后的标准治疗手段之一

因此,参照 NCCN、ASTRO 指南,对于可行手术切除的数目有限的脑转移瘤,应首选手术联合术后放疗,术后瘤床 SRS 与术后 WBRT 对于术腔的局控相当,在不影响生存的情况下具备更低认知功能障碍的优势。因此在技术上可及的前提下,应首选术后 SRS,次选 WBRT;但仍应意识到颅内复发的风险,尤其是术腔大于 3 cm 者,需进行密切随访。

13.2.4.2 SRT 治疗有限数目转移性脑肿瘤的临床证据

SRT 包含了立体定向放射外科（SRS）和分次立体定向放疗（fractionated stereotactic radiotherapy,fSRT）。多项临床研究在≤4 个脑转移瘤患者中比较 SRS 联合 WBRT 与单纯 SRS 的疗效与毒性差异[23,27-30],虽然与单纯 SRS 相比,联合治疗降低约 50% 的颅内病变进展风险,但并未延长总体生存期,而且增加了认知功能减退等毒性反应的风险,均支持脑转移瘤数量少并适合 SRS 治疗的患者在初始治疗时采用 SRS。目前支持 SRS 应用于超过 4 个脑转移瘤的最有力证据来自日本的一项前瞻性单臂多中心研究 JLGK0901[31-33],基于该研究,2018 年 NCCN 指南更新了有限数目脑转移的定义,不一定限于 1～4 枚,技术上可以对所有病灶进行 SRS,并获得和全脑放疗一致的局部控制率的转移灶分布。同时有研究证实,fSRT 与 SRS 治疗有限数目脑转移瘤的疗效相似[34],且对于体积较大的病灶有提高局控和降低脑坏死风险的优势[35]（表 13-2-2）。

因此,参照 NCCN[36]、美国临床肿瘤协会（American Society of Clinical Oncology,ASCO）/神经肿瘤学会（Society for Neuro-Oncology,SNO）/ASTRO 指南[37] 和 ASTRO 指南[38],对于有限个脑转移瘤人群,在技术可行下,接受 SRT 可在保证生存的情况下安全推迟 WBRT,进而规避由 WBRT 带来的神经毒性。

表 13 - 2 - 2   SRT 治疗有限数目脑转移瘤的相关临床研究汇总

研究	结果	意义
RTOG 9508[27]	(1) 一项多中心、随机对照临床研究,共有 271 例 1～3 个不可切除脑转移患者随机纳入 WBRT＋SRS 组或 WBRT 组 (2) 入组人群:KPS≥70 分;最大病灶直径≤4 cm,其余病灶≤3 cm (3) WBRT:37.5 Gy/15 Fx (4) SRS:≤2 cm 的剂量为 24 Gy,2.1～3 cm 为 18 Gy,3.1～4 cm 为 15 Gy (5) 1 年颅内病灶局控率:82%（WBRT＋SRS 组）和 71%（WBRT 组）;治疗后 6 月 KPS 改善率:43% 和 27%,$P=0.03$;总生存期:5.7 个月和 6.5 个月,$P=0.14$;单发病灶总生存期:6.5 个月和 4.9 个月,$P=0.04$	对比单纯 WBRT,WBRT＋SRS 可改善自理功能,但并未改善 1～3 脑转移灶患者的生存期
El Gantery MM, et al.[28]	(1) 一项随机临床研究,共有 60 例 1～3 个脑转移患者随机纳入 WBRT＋SRS 组、单纯 SRS 组或单纯 WBRT 组 (2) 入组人群:KPS≥70 分;病灶最大径≤4 cm (3) WBRT:30 Gy/10 Fx (4) SRS:单纯 SRS 组剂量为 18～20 Gy（中位 20 Gy）;WBRT＋SRS 组剂量为 14～20 Gy（中位 14 Gy） (5) 中位随访:8.5 个月 (6) 1 年局控率:42.9%（WBRT＋SRS 组）、19%（WBRT 组）和 22.2%（SRS 组）,$P=0.04$;总生存期:三组间无差异 (7) 病灶最大径超过 3 cm 者的总生存期:15 个月、8 个月和 5 个月,$P=0.002$	WBRT＋SRS、单纯 SRS 和单纯 WBRT 治疗 1～3 个脑转移瘤的总体生存无差异
Chang EL, et al.[29]	(1) 一项随机对照临床研究,共有 58 例 1～3 个脑转移患者随机纳入 SRS 组或 SRS＋WBRT 组（因 SRS＋WBRT 组出现较高学习及记忆功能减退而暂停入组） (2) 入组人群:≥18 岁;KPS≥70 分;RPA 1～2 级;1～3 个脑转移病灶 (3) SRS:依据 RTOG 9005 (4) WBRT:30 Gy/12 Fx (5) 中位随访:9.5 个月 (6) 治疗 4 个月认知减退率:24%（SRS 组）和 52%（SRS＋WBRT 组）;1 年颅内原位局控率:67% 和 100%,$P=0.012$;1 年颅内远处转移控制率:45% 和 73%,$P=0.02$;1 年中枢神经系统无复发率:27% 和 73%,$P=0.0003$;总生存期:15.2 个月和 5.7 个月,$P=0.003$	与单独 SRS 相比,接受 SRS＋WBRT 治疗的患者出现认知功能减退的风险更大
EORTC 22952 - 26001[23]	(1) 一项多中心临床研究,共有 358 例 1～3 个脑转移术后（160 例）或者 SRS 治疗（199 例）患者,随机纳入 WBRT 组或观察组 (2) 入组人群:PS≤2 分;SRS 治疗单发病灶≤3.5 cm,多发病灶≤2.5 cm (3) WBRT 组:30 Gy/10 Fx (4) SRS 后:2 年颅内原位复发率为 19%（WBRT 组）和 31%（观察组）,$P=0.04$;2 年颅内新发病灶发生率为 33% 和 48%,$P=0.023$ (5) 颅内进展死亡率:28% 和 44%;总生存期:10.9 个月和 10.4 个月,$P=0.89$	对比单纯 SRS,SRS＋WBRT 可减少 1～3 个脑转移瘤颅内复发和神经系统死亡风险,但未能延长生存期

（续表）

研究	结果	意义
N0574[30]	(1) 一项多中心、随机对照临床研究,共有 213 例 1～3 个脑转移患者随机纳入单纯 SRS 组或 SRS＋WBRT 组 (2) 入组人群:PS≤2 分;病灶最大径<3 cm (3) SRS:单纯 SRS 组,≤2 cm 的剂量为 24 Gy,2.1～2.9 cm 的剂量为 20 Gy;SRS＋WBRT 组,≤2 cm 的剂量为 22 Gy,2.1～2.9 cm 的剂量为 18 Gy (4) WBRT:30 Gy/12 Fx (5) 中位随访:7.2 个月 (6) 治疗 3 个月认知功能减退:63.5%(SRS 组)和 91.7%(SRS＋WBRT 组),$P<0.001$;3 个月颅内控制率:75.3% 和 93.7%,$P<0.001$;6/12 个月颅内原位病灶控制率:81.6%/72.8% 和 92.6%/90.1%,$P=0.034/P=0.003$;6/12 个月颅内远处转移控制率:76.7%/69.9% 和 94.7%/92.3%,$P<0.001/P<0.001$;总生存期:10.4 个月和 7.4 个月,$P=0.92$	与 SRS ＋ WBRT 相比,单纯 SRS 在总体生存率没有差异的情况下可以减少认知功能恶化风险;这些研究表明,对于 1～3 个脑转移且适合 SRS 治疗的患者,单独 SRS 可能是首选策略
JLGK0901[31-33]	(1) 一项多中心、前瞻性单臂临床研究,共有 1 194 例脑转移瘤患者接受 SRS (2) 入组人群:KPS≥70 分;1～10 个脑转移灶;最大病灶体积<10 ml,直径<3 cm;病灶总体积<15 ml (3) SRS 剂量:<4 ml 为 22 Gy,4～10 ml 为 20 Gy;脑干病灶,<1 ml 为 20 Gy,1～4 ml 为 18 Gy,4～10 ml 为 16 Gy (4) 总生存期:13.9 个月(1 个脑转移灶)、10.8 个月(2～4 个)和 10.8 个月(5～10 个);12 个月简易精神状况检查表(MMSE)评分维持比率:93%、91% 和 92%;1 年颅内病灶进展率:15.2%、10.6% 和 8.7%	该研究证实,5～10 个与 2～4 个脑转移瘤接受 SRS 治疗,在总生存期、不良反应及后续的中枢神经系统失败率均相当,是支持 SRS 应用于超过 4 个脑转移瘤的最有力证据,更改了指南中对于有限数目脑转移瘤的定义
Minniti G, et al.[39]	(1) 一项回顾性临床研究,共纳入 354 例接受 SRS 或 fSRT 的脑转移瘤患者 (2) 入组人群:>2 cm 脑转移灶 (3) SRS:2～3 cm 的剂量为 18 Gy,>3 cm 为 15～16 Gy (4) fSRT:27 Gy/3 Fx (5) 中位随访:29 个月 (6) 1 年颅内局控:77%(SRS)和 91%(fSRT),$P=0.01$;脑坏死率:20% 和 8%,$P=0.004$	对于>2 cm 的转移灶,fSRT 与单次分割相比有提高局控和降低脑坏死的优势
Remick JS, et al.[34]	(1) 一项多中心、回顾性临床研究,共纳入 335 例接受 SRS 或 fSRT 的脑转移瘤患者 (2) 两组分别有 33% 和 34% 既往接受 WBRT 的患者 (3) 中位随访:12 个月 (4) 1 年局控率:91%(SRS 组)和 85%(fSRT 组),$P=0.26$;脑坏死率:10% 和 7%,$P=0.73$ (5) 113 个脑转移灶接受 fSRT 治疗,1 年局控率:100%($BED_{10}≥50$ Gy)和 77%($BED_{10}<50$ Gy),$P=0.09$;脑坏死率:0 和 11%,$P=0.27$	在考虑不同剂量多次分割方案治疗时,$BED_{10}≥50$ Gy 可以提高病灶局控

13.2.4.3 WBRT 治疗弥漫性脑转移瘤的临床证据

对于技术上难以通过 SRT 治疗的弥漫性脑转移瘤患者,WBRT 仍是一种恰当的、可选的治疗方法。对预后良好且病灶至海马回最近距离不小于 1 cm 的弥漫性脑转移患者,推荐海马回保护的全脑放疗(hippocampal-avoidance whole-brain radiation therapy, HA-WBRT),酌情联用美金刚,可以起到高效低毒的作用(表 13 - 2 - 3)。

表 13 - 2 - 3　HA-WBRT/WBRT 治疗脑转移瘤的相关临床研究汇总

研究	结果	意义
RTOG 0933[40]	(1) 一项 2 期临床研究,共有 114 例脑转移患者接受 HA - WBRT 治疗 (2) HA - WBRT:30 Gy/10 Fx;海马区 D100% < 9 Gy,Dmax <16 Gy (3) 总生存期:6.8 个月;4.5% 的颅内进展位于海马区;4 个月记忆下降的发生率为 7%,显著低于历史对照组(30%),$P<0.001$	首次证实 HA - WBRT 可改善患者的认知及近期记忆
NRG CC001[41]	(1) 一项 3 期随机对照研究,共有 518 例脑转移患者随机纳入 HA - WBRT 组或 WBRT 组 (2) 入组人群:KPS≥70 分;病灶距离海马回 5 mm 以外 (3) 均接受美金刚药物治疗 (4) WBRT:30 Gy/10 Fx;HA - WBRT:30 Gy/10 Fx(海马 Dmax≤16 Gy,D100%≤9 Gy) (5) 中位随访:7.9 个月 (6) HA - WBRT 组的认知失败发生率低于 WBRT 组,$HR=0.745$(95% CI 0.582～0.954,$P=0.02$);4 个月执行功能退化率:23.3% 和 40.4%,$P=0.01$;6 个月记忆功能退化率:(修订版霍普金斯语言学习测试总回忆能力)11.5% 和 24.7%,$P=0.049$,(修订版霍普金斯语言学习测试延迟回忆能力)16.4% 和 33.3%,$P=0.02$ (7) 总生存期:6.3 个月和 7.3 个月,$P=0.31$;颅内无进展生存期:5.0 个月和 5.3 个月,$P=0.21$	该研究证实了 HA - WBRT 可以更好地保留患者的认知功能,减少临床症状,而不降低疗效和不增加毒性反应,提示 HA - WBRT 联合美金刚可成为治疗无海马区转移患者的标准治疗方案
QUARTZ[42]	(1) 一项 3 期、非劣效临床研究,共纳入 538 例预后不良的脑转移患者,接受 WBRT＋支持治疗或仅支持治疗 (2) 入组人群:非小细胞肺癌脑转移,KPS<70 分,不适合行手术或 SRS 治疗,WBRT 治疗获益不明 (3) GPA 0～1.0 分:43.5%;RPA Ⅲ级:37.5% (4) WBRT:20 Gy/5 Fx (5) 平均质量调整生命年 46.4 天和 41.7 天,90% CI －12.7～3.3;总生存期:9.2 周和 8.5 周,$HR=1.06$(95% CI 0.90～1.26)	对于不适合手术以及 SRS 治疗的预后不良的脑转移瘤患者,合理的选择包括姑息治疗或临终关怀,或对有症状的脑转移瘤患者进行短程 WBRT(剂量 20 Gy/5 Fx)

13.2.5 　根据 NCCN 指南、ASCO/SNO/ASTRO 指南和 ASTRO 指南进行转移性脑肿瘤治疗推荐

根据 NCCN 指南(2020 年第 3 版)、ASCO/SNO/ASTRO 指南(2021 版)和 ASTRO 指南进行转移性脑肿瘤治疗推荐(表 13 - 2 - 4)。

表 13 - 2 - 4　转移性脑肿瘤治疗推荐

颅内病灶情况	推荐治疗方案
有限数目脑转移,PS 0～2 分	技术上可行,首选 SRT 原发肿瘤不明、颅内占位效应、神经外科评估可行手术者,推荐手术＋术后放疗(技术上可行,首选 SRT,次选 WBRT)
有限数目脑转移,PS 3～4 分	
原发肿瘤控制稳定或存在有效全身治疗手段	全脑放疗 存在颅内占位效应且神经外科评估可行手术切除者,首选手术＋术后放疗
颅外肿瘤未控或缺少有效全身治疗手段	最佳支持治疗,对于有症状的患者可考虑短程 WBRT
弥漫性脑转移瘤,PS 0～2 分	HA - WBRT(联合美金刚);海马区侵犯者,推荐 WBRT
弥漫性脑转移瘤,PS 3～4 分	最佳支持治疗,对于有症状的患者可考虑短程 WBRT

13.2.6　病例治疗方案

该病例诊断为乳腺癌脑转移,36 岁,KPS 90 分,RPA Ⅰ级,无颅外转移,乳腺癌特异 GPA 2.0 分,预期生存 13 个月。经颅内外转移瘤多学科团队协作讨论,神经外科评估可以手术,建议行手术联合术后 SRT。

患者行右额占位切除术,术后病理示:恶性肿瘤,免疫组化标记结果考虑转移性癌,不能排除乳腺来源,ER(—),PR(—),HER2(0),Ki67(热点区约 50%＋)。术后 1 个月复查头颅增强 MRI 示:右侧额部术后改变,右侧额叶囊性灶,病灶较前略缩小,周围水肿消失,左额叶结节样明显强化影,转移可能大(图 13 - 2 - 2)。

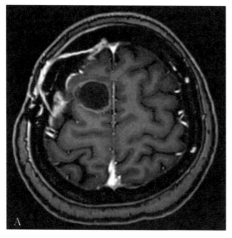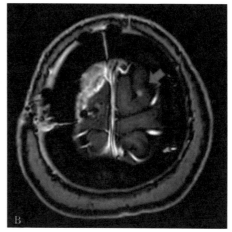

图 13 - 2 - 2　术后 1 个月复查头颅增强 MRI
A. 右额顶术后改变,术腔 12.7 ml(↑);B. 左额叶转移灶,直径 7 mm(↑)

13.2.7 放疗计划

13.2.7.1 模拟定位

WBRT：仰卧，头部居中，用头热塑膜固定，双手置于体侧，CT 平扫（层厚 3 mm，HA - WBRT 层厚≤2.5 mm）。

SRT 或直线加速器下 SRS：仰卧，头部居中，用头热塑膜固定，双手置于体侧，CT 增强（层厚 1 mm）。图 13 - 2 - 3 显示瑞金医院脑转移患者的固定方式。

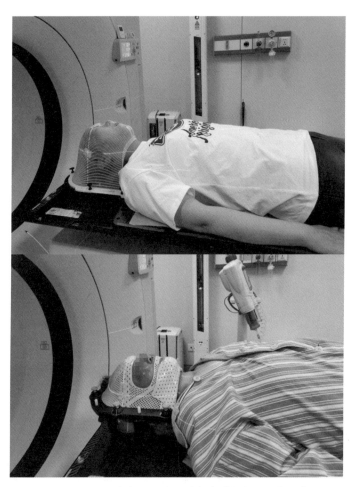

图 13 - 2 - 3　瑞金医院脑转移患者模拟定位固定方式

13.2.7.2 靶区勾画

头颅 MRI/定位 CT 进行图像融合，参照头颅增强 MRI 检查结果勾画靶区（图 13 - 2 - 4）。

WBRT：CTV 为全脑；CTV 外扩 3 mm 为 PTV。

SRT 或直线加速器下 SRS：在 MRI T1 增强和 CT 定位融合图像上勾画 GTV，GTV 定义为影像学可见的脑转移瘤，不包括周围水肿区；GTV 外扩 2～3 mm 为 PTV。

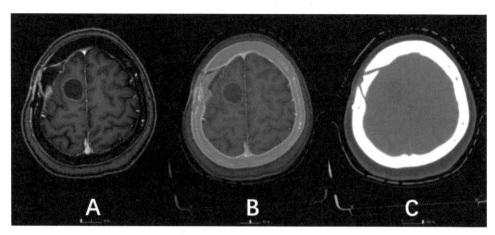

图 13-2-4　头颅 MRI 增强(A)、定位 CT(C)及融合图像(B)

13.2.7.3　放疗计划采用技术

WBRT:传统的照射方法为二维放疗技术,包括等中心照射(常用一前二后斜野和两前斜野)和非等中心前后野对穿+斜野照射。与二维放疗相比,三维适形放疗靶区覆盖更好,且周围正常组织损伤更小。基于现有技术条件,推荐 IMRT、VMAT 或 TOMO。

SRT 或直线加速器下 SRS: IMRT、VMAT 或 TOMO。

13.2.7.4　病例勾画

该病例为脑转移瘤局部术后,拟接受术后 SRT 治疗,采用前文所述方式进行靶区勾画,图 13-2-5 显示典型层面靶区勾画。

13.2.7.5　放疗剂量推荐

(1) WBRT:最常见的放疗剂量为 30 Gy/10 Fx;对于预后较好并尽量减少晚期毒性的患者,推荐放疗剂量为 37.5 Gy/15 Fx 或 35 Gy/14 Fx;对于预后较差、有症状的脑转移患者,推荐进行短程 WBRT,20 Gy/5 Fx。

(2) fSRT:基于指南推荐 21~27 Gy/3 Fx 或 25~30 Gy/5 Fx。在满足关键器官剂量限制前提下,可考虑其他剂量分割方案,$BED_{10} \geqslant 50$ Gy 的分割方案为佳。

(3) SRS:术腔(基于 N107C/CEC 3 临床研究)<4.2 ml,推荐放疗剂量为 20~24 Gy;4.2~7.9 ml,剂量为 18 Gy;8.0~14.3 ml,剂量为 17 Gy;14.4~19.9 ml,剂量为 15 Gy;20~29.9 ml,剂量为 14 Gy;≥30 ml 且不超过 5 cm,剂量为 12 Gy。

未切除脑转移灶:<2 cm,剂量为 20~24 Gy;2~2.9 cm,剂量为 18 Gy;3~4 cm,剂量为 15 Gy。

13.2.7.6　关键器官剂量限制

(1) HA-WBRT(基于 RTOG 0933[40])关键器官剂量限制如表 13-2-5 所示。

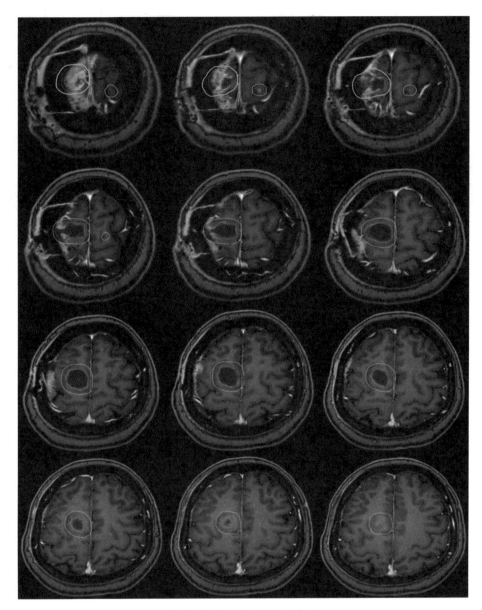

图 13 - 2 - 5　病例的靶区勾画
GTV、GTV - TB(红色线)，PTV - GTV、PTV - TB(绿色线)

表 13 - 2 - 5　RTOG 0933 研究剂量限制

器官	理想	最低要求
海马	D100%≤9 Gy Dmax≤16 Gy	D100%≤10 Gy Dmax≤17 Gy
视神经和视交叉	Dmax≤37.5 Gy	Dmax≤37.5 Gy

（2）SRT(基于 QUANTEC[43]、英国共识[44]及相关研究推荐[45])关键器官剂量限制如表 13 - 2 - 6 所示。

表 13-2-6 SRT 剂量限制

剂量分割方案	单次 SRS	3 次分割 SRT	5 次分割 SRT
脑组织	V12 Gy<10 ml	含靶区 V20 Gy<20 ml	含靶区 V24 Gy<20 ml 不含靶区 V30 Gy<10.5 ml
脑干	Dmax<15 Gy	Dmax<23.3 Gy	Dmax<31 Gy
视神经视交叉	Dmax<8 Gy	Dmax<15 Gy	Dmax<22.5 Gy
晶体	Dmax<1.5 Gy	/	/
耳蜗	Dmean<9 Gy	Dmean<17.1 Gy	Dmean<25 Gy

13.2.7.7 病例治疗计划

靶区范围及处方剂量:右额叶转移灶术腔(PTV-TB)40 Gy/5 Fx(BED$_{10}$ 72 Gy),左额叶转移灶(PTV-GTV)45 Gy/5 Fx(BED$_{10}$ 85.5 Gy)。采用 IMRT 技术,具体放疗计划见图 13-2-6 及图 13-2-7。

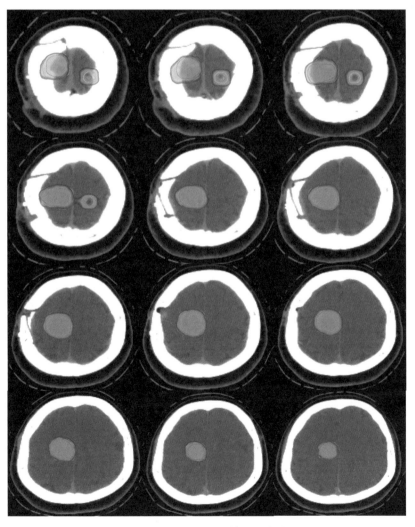

图 13-2-6 该病例 95% 剂量覆盖范围

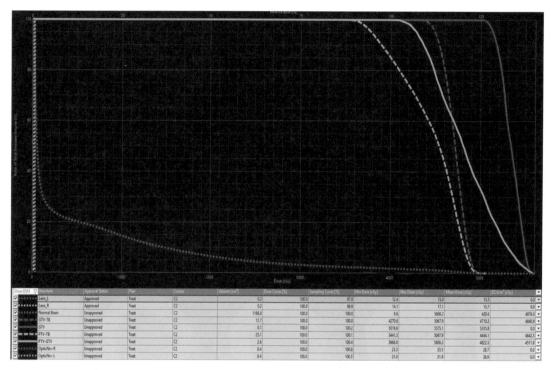

图 13-2-7　DVH 显示靶区覆盖率及正常组织受照射剂量

13.2.8　随访

随访周期:放疗结束后 4~6 周,之后每 3 个月 1 次,或于有临床表现时就诊。

随访项目:病史,体格检查,头颅 MRI(首选增强),原发肿瘤相关影像学检查及肿瘤标志物。

参 考 文 献

[1] Barnholtz-Sloan J S, Sloan A E, Davis F G, et al. Incidence proportions of brain metastases in patients diagnosed (1973 to 2001) in the Metropolitan Detroit Cancer Surveillance System [J]. J Clin Oncol, 2004, 22(14): 2865 - 2872.

[2] Eichler A F, Chung E, Kodack D P, et al. The biology of brain metastases-translation to new therapies [J]. Nat Rev Clin Oncol, 2011, 8(6): 344 - 356.

[3] Gavrilovic I T, Posner J B. Brain metastases: epidemiology and pathophysiology [J]. J Neurooncol, 2005, 75(1): 5 - 14.

[4] Tsukada Y, Fouad A, Pickren J W, et al. Central nervous system metastasis from breast carcinoma. Autopsy study [J]. Cancer, 1983, 52(12): 2349 - 2354.

[5] Posner J B, Chernik N L. Intracranial metastases from systemic cancer [J]. Adv Neurol, 1978, 19: 579 - 592.

[6] Cifuentes N, Pickren J W. Metastases from carcinoma of mammary gland: an autopsy study [J]. J Surg Oncol, 1979, 11(3): 193 - 205.

[7] Nugent J L, Bunn P A Jr, Matthews M J, et al. CNS metastases in small cell bronchogenic carcinoma:

increasing frequency and changing pattern with lengthening survival [J]. Cancer, 1979, 44(5): 1885 - 1893.

[8] Bendell J C, Domchek S M, Burstein H J, et al. Central nervous system metastases in women who receive trastuzumab-based therapy for metastatic breast carcinoma [J]. Cancer, 2003, 97(12): 2972 - 2977.

[9] Gori S, Rimondini S, de Angelis V, et al. Central nervous system metastases in HER - 2 positive metastatic breast cancer patients treated with trastuzumab: incidence, survival, and risk factors [J]. Oncologist, 2007, 12(7): 766 - 773.

[10] Kennecke H, Yerushalmi R, Woods R, et al. Metastatic behavior of breast cancer subtypes [J]. J Clin Oncol, 2010, 28(20): 3271 - 3277.

[11] Leyland-Jones B. Human epidermal growth factor receptor 2 - positive breast cancer and central nervous system metastases [J]. J Clin Oncol, 2009, 27(31): 5278 - 5286.

[12] Lin N U, Claus E, Sohl J, et al. Sites of distant recurrence and clinical outcomes in patients with metastatic triple-negative breast cancer: high incidence of central nervous system metastases [J]. Cancer, 2008, 113(10): 2638 - 2645.

[13] Chiarion - Sileni V, Guida M, Ridolfi L, et al. Central nervous system failure in melanoma patients: results of a randomised, multicentre phase 3 study of temozolomide- and dacarbazine - based regimens [J]. Br J Cancer, 2011, 104(12): 1816 - 1821.

[14] Distefano A, Yong Yap Y, Hortobagyi G N, et al. The natural history of breast cancer patients with brain metastases [J]. Cancer, 1979, 44(5): 1913 - 1918.

[15] Gaspar L, Scott C, Rotman M, et al. Recursive partitioning analysis (RPA) of prognostic factors in three Radiation Therapy Oncology Group (RTOG) brain metastases trials [J]. Int J Radiat Oncol Biol Phys, 1997, 37(4): 745 - 751.

[16] Sperduto P W, Chao S T, Sneed P K, et al. Diagnosis - specific prognostic factors, indexes, and treatment outcomes for patients with newly diagnosed brain metastases: a multi-institutional analysis of 4,259 patients [J]. Int J Radiat Oncol Biol Phys, 2010, 77(3): 655 - 661.

[17] Sperduto P W, Kased N, Roberge D, et al. Summary report on the graded prognostic assessment: an accurate and facile diagnosis-specific tool to estimate survival for patients with brain metastases [J]. J Clin Oncol, 2012, 30(4): 419 - 425.

[18] Sperduto P W, Mesko S, Li J, et al. Survival in Patients With Brain Metastases: Summary Report on the Updated Diagnosis-Specific Graded Prognostic Assessment and Definition of the Eligibility Quotient [J]. J Clin Oncol, 2020, 38(32): 3773 - 3784.

[19] Patchell R A, Tibbs P A, Walsh J W, et al. A randomized trial of surgery in the treatment of single metastases to the brain [J]. N Engl J Med, 1990, 322(8): 494 - 500.

[20] Mintz A H, Kestle J, Rathbone M P, et al. A randomized trial to assess the efficacy of surgery in addition to radiotherapy in patients with a single cerebral metastasis [J]. Cancer, 1996, 78(7): 1470 - 1476.

[21] Vecht C J, Haaxma-Reiche H, Noordijk E M, et al. Treatment of single brain metastasis: radiotherapy alone or combined with neurosurgery [J]. Ann Neuro, 1993, 33(6): 583 - 590.

[22] Patchell R A, Tibbs P A, Regine W F, et al. Postoperative radiotherapy in the treatment of single metastases to the brain: a randomized trial [J]. JAMA, 1998, 280(17): 1485 - 1489.

[23] Kocher M, Soffietti R, Abacioglu U, et al. Adjuvant whole - brain radiotherapy versus observation after radiosurgery or surgical resection of one to three cerebral metastases: results of the EORTC 22952 - 26001 study [J]. J Clin Oncol, 2011, 29(2): 134 - 141.

[24] Mahajan A, Ahmed S, Mcaleer M F, et al. Post-operative stereotactic radiosurgery versus observation for completely resected brain metastases: a single-centre, randomised, controlled, phase 3 trial [J]. Lancet Oncol, 2017, 18(8): 1040 - 1048.

［25］Kayama T，Sato S，Sakurada K，et al. Effects of Surgery With Salvage Stereotactic Radiosurgery Versus Surgery With Whole-Brain Radiation Therapy in Patients With One to Four Brain Metastases（JCOG0504）：A Phase Ⅲ，Noninferiority，Randomized Controlled Trial［J］. J Clin Oncol，2018，Jco2018786186.

［26］Brown P D，Ballman K V，Cerhan J H，et al. Postoperative stereotactic radiosurgery compared with whole brain radiotherapy for resected metastatic brain disease（NCCTG N107C/CEC • 3）：a multicentre，randomised，controlled，phase 3 trial［J］. Lancet Oncol，2017，18(8)：1049 - 1060.

［27］Andrews D W，Scott C B，Sperduto P W，et al. Whole brain radiation therapy with or without stereotactic radiosurgery boost for patients with one to three brain metastases：phase Ⅲ results of the RTOG 9508 randomised trial［J］. Lancet，2004，363(9422)：1665 - 1672.

［28］El Gantery M M，Abd El Baky H M，El Hossieny H A，et al. Management of brain metastases with stereotactic radiosurgery alone versus whole brain irradiation alone versus both［J］. Radiat Oncol，2014，9：116.

［29］Chang E L，Wefel J S，Hess K R，et al. Neurocognition in patients with brain metastases treated with radiosurgery or radiosurgery plus whole-brain irradiation：a randomised controlled trial［J］. Lancet Oncol，2009，10(11)：1037 1044.

［30］Brown P D，Jaeckle K，Ballman K V，et al. Effect of Radiosurgery Alone vs Radiosurgery With Whole Brain Radiation Therapy on Cognitive Function in Patients With 1 to 3 Brain Metastases：A Randomized Clinical Trial［J］. JAMA，2016，316(4)：401 - 409.

［31］Yamamoto M，Serizawa T，Shuto T，et al. Stereotactic radiosurgery for patients with multiple brain metastases（JLGK0901）：a multi-institutional prospective observational study［J］. Lancet Oncol，2014，15(4)：387 - 395.

［32］Yamamoto M，Serizawa T，Higuchi Y，et al. A Multi-institutional Prospective Observational Study of Stereotactic Radiosurgery for Patients With Multiple Brain Metastases（JLGK0901 Study Update）：Irradiation-related Complications and Long-term Maintenance of Mini-Mental State Examination Scores［J］. Int J Radiat Oncol Biol Phys，2017，99(1)：31 - 40.

［33］Serizawa T，Yamamoto M，Higuchi Y，et al. Local tumor progression treated with Gamma Knife radiosurgery：differences between patients with 2 - 4 versus 5 - 10 brain metastases based on an update of a multi-institutional prospective observational study（JLGK0901）［J］. J Neurosurg，2019，132(5)：1480 - 1489.

［34］Remick J S，Kowalski E，Khairnar R，et al. A multi-center analysis of single-fraction versus hypofractionated stereotactic radiosurgery for the treatment of brain metastasis［J］. Radiat Oncol，2020，15(1)：128.

［35］Minniti G，Scaringi C，Paolini S，et al. Single-Fraction Versus Multifraction（3 x 9 Gy）Stereotactic Radiosurgery for Large（>2 cm）Brain Metastases：A Comparative Analysis of Local Control and Risk of Radiation-Induced Brain Necrosis［J］. Int J Radiat Oncol Biol Phys，2016，95(4)：1142 - 1148.

［36］Nabors L B，Portnow J，Ahluwalia M，et al. Central Nervous System Cancers，Version 3. 2020，NCCN Clinical Practice Guidelines in Oncology［J］. J Natl Compr Canc Netw，2020，18(11)：1537 - 1570.

［37］Vogelbaum M A，Brown P D，Messersmith H，et al. Treatment for Brain Metastases：ASCO - SNO - ASTRO Guideline［J］. J Clin Oncol，2022，40(5)：492 - 516.

［38］Schiff D，Messersmith H，Brastianos P K，et al. Radiation Therapy for Brain Metastases：ASCO Guideline Endorsement of ASTRO Guideline［J］. J Clin Oncol，2022，40(20)：2271 - 2276.

［39］Minniti G，Scaringi C，Paolini S，et al. Single - Fraction Versus Multifraction（3 × 9 Gy）Stereotactic Radiosurgery for Large（>2 cm）Brain Metastases：A Comparative Analysis of Local Control and Risk of Radiation-Induced Brain Necrosis［J］. Int J Radiat Oncol Biol Phys，2016，95(4)：1142 - 1148.

［40］Gondi V，Pugh S L，Tome W A，et al. Preservation of memory with conformal avoidance of the hippocampal neural stem-cell compartment during whole-brain radiotherapy for brain metastases

(RTOG 0933): a phase Ⅱ multi-institutional trial [J]. J Clin Oncol，2014，32(34)：3810 - 3816.

[41] Brown P D, Gondi V, Pugh S, et al. Hippocampal Avoidance During Whole-Brain Radiotherapy Plus Memantine for Patients With Brain Metastases: Phase Ⅲ Trial NRG Oncology CC001 [J]. J Clin Oncol，2020，38(10)：1019 - 1029.

[42] Mulvenna P, Nankivell M, Barton R, et al. Dexamethasone and supportive care with or without whole brain radiotherapy in treating patients with non-small cell lung cancer with brain metastases unsuitable for resection or stereotactic radiotherapy (QUARTZ): results from a phase 3, non-inferiority, randomised trial [J]. Lancet，2016，388(10055)：2004 - 2014.

[43] Bentzen S M, Constine L S, Deasy J O, et al. Quantitative Analyses of Normal Tissue Effects in the Clinic (QUANTEC): an introduction to the scientific issues [J]. Int J Radiat Oncol Biol Phys，2010，76 (3 Suppl)：S3 - S9.

[44] Hanna G G, Murray L, Patel R, et al. UK Consensus on Normal Tissue Dose Constraints for Stereotactic Radiotherapy [J]. Clin Oncol (R Coll Radiol)，2018，30(1)：5 - 14.

[45] Milano M T, Grimm J, Niemierko A, et al. Single-and Multifraction Stereotactic Radiosurgery Dose/Volume Tolerances of the Brain [J]. Int J Radiat Oncol Biol Phys，2021，110(1)：68 - 86.

14 转移性骨肿瘤

要点

（1）骨转移约有80％来自乳腺癌、前列腺癌、肺癌、甲状腺癌和肾癌。通常为多发，单发骨转移仅占10％。

（2）多数病灶发生在中轴骨，如脊椎和骨盆，约占80％，其次是肋骨、股骨、肱骨等。

（3）约有1％的骨转移会发生骨折，40％的病理性骨折发生在股骨头。

（4）骨相关事件（skeletal related event，SRE）是骨转移常见的并发症，对患者生活质量有严重的不良影响。包括病理性骨折、脊髓压迫和高钙血症等并发症，如果不能较好地控制骨转移，会危及生命。

（5）姑息治疗方法包括药物止痛、放疗、手术以及骨水泥治疗。

（6）放疗在骨转移中的目的主要有缓解疼痛、减少病理性骨折和控制局部病灶进展，是骨转移局部治疗无创有效的治疗手段，总体缓解率在70％～80％以上，完全缓解率约为30％。

（7）传统的放疗往往采用姑息性30 Gy/10 Fx或40 Gy/20 Fx的治疗计划方案，无论先前是否经过手术固定或骨水泥治疗，目前都是标准的姑息治疗方法。

（8）近年来，立体定向放疗（SBRT）技术逐步开展，运用于晚期患者局部治疗中。

（9）多项临床试验结果表明，立体定向放疗可以改善疼痛症状并提高肿瘤局部控制率，疼痛缓解率总体达90％，1～2年局部控制率为85％～100％。

14.1 骨转移机制

骨转移形成是一个复杂且漫长过程，可以简单概括为如下变化。

（1）肿瘤细胞在趋化因子及膜蛋白等分子作用下发生迁移、黏附和侵袭。

（2）骨髓内富含毛细血管，同时骨膜内特殊的微环境也给肿瘤的增殖分化创造了有利条件。

（3）当肿瘤细胞增殖分化到一定程度，会影响并改变破骨细胞和成骨细胞的正常功能，从而破坏骨形成和骨吸收的内在平衡。

以上一系列变化将导致临床上常见的溶骨性病变或成骨病变的骨转移现象。目前对骨转移形成机制的探索不断地深入，但转化成有效的治疗策略并不多，并且对于癌症干细胞、转移瘤的休眠机制和早期转移的机制尚不明确，有待进一步探索。

14.2　骨转移的临床表现

（1）最常见的临床表现为疼痛，早期无明显症状，疾病进展后可出现隐痛、钝痛等。随着骨质破坏逐步加重，疼痛时间延长，疼痛间隔缩短。不同部位的骨转移可能伴有局部压迫或者神经侵犯疼痛表现，例如胸椎转移如果侵犯肋间神经，可导致患者前胸疼痛。位于活动关节的骨转移随着人体运动，疼痛会加剧或出现活动功能障碍。

（2）神经压迫症状：常见于脊柱骨转移向髓内侵犯脊神经或者马尾神经，出现神经分布区域特异性疼痛、感觉异常、肌力下降甚至瘫痪等表现。

（3）病理性骨折：骨转移进展后严重的骨质破坏可导致病理性骨折，椎体可表现为压缩性骨折。往往发生在摔倒或体力劳动时，患者表现为突发的局部疼痛、软组织肿胀。脊柱骨折患者容易出现瘫痪。

（4）肿块形成：可表现为皮下异常隆起样包块，肿瘤位于深部，不容易发现。患者可表现为局部组织受压引起的疼痛、肢端回流受阻引起的水肿或者神经受压产生的麻木感。

14.3　临床诊断与检查

骨转移诊断相对容易，首先有原发肿瘤病史，少部分患者初诊即为晚期肿瘤伴骨转移，需要完善病理以明确诊断。除了完善原发病相关检查之外，影像学检查是判断骨转移或进行鉴别诊断的重要依据，包括 X 线、CT、MRI 以及骨扫描，其作用各不相同。

（1）骨扫描作为首选推荐，是明确是否存在骨转移的初步筛选检查。

（2）X 线检查作为最简单、最常规的骨骼检查方法，可以显示骨骼的全貌，主要判断局部骨质破坏程度以及是否存在病理性骨折。

（3）CT 可以提供骨骼的细微结构，明确是否有骨破坏及破坏程度。增强 CT 可以显示破坏骨组织中是否具有较为丰富的血供。相比 MRI，其优点在于对骨皮质破坏范围及边界显示清楚，但对骨转移早期病变不敏感，容易出现漏诊。

（4）MRI 具有非常高的敏感性和特异性，可通过横断面、冠状面和矢状位多角度观察病变范围。对早期骨转移病变敏感度高，并且对骨病变周围软组织的受累情况显示也较为清晰。缺点在于髓腔内 MRI 信号改变不一定全由肿瘤造成，容易与良性骨病变造成混淆，故临床上建议结合 CT 等影像资料综合分析。

14.4 骨转移的治疗原则

治疗目的以提高生活质量、延长生命、缓解疼痛以及预防和处理骨不良事件为主。

（1）从系统治疗方面考虑，对原发病积极治疗是不可或缺的，其治疗策略应参考对应的肿瘤治疗原则。

（2）应用骨改良药物，例如唑来膦酸、伊班膦酸、其他双磷酸盐类药物或者地舒单抗。

（3）局部手术治疗，增加承重骨的稳定性或处理病理性骨折。

（4）局部放疗，缓解患者疼痛症状，提高局部疾病控制率。

（5）其他局部治疗包括骨水泥、放射性核素治疗等。

（6）支持治疗，在进行疼痛评估后可合理运用有效镇痛治疗。

14.5 病例一（脊柱骨转移的立体定向放疗）

14.5.1 病例介绍

患者，女性，55岁，于2018年6月19日全麻下行左乳腺癌改良根治术。病理示："左乳外上肿块"浸润性导管癌，Ⅲ级，肿瘤大小为2.0 cm×1.5 cm×1.5 cm，未见肯定脉管及神经侵犯；免疫组化：AE1/AE3（＋），CK7（＋），GATA3（＋），ER（－），PR（－），HER2（0），P63（－），CK5/6（－），CK14（－），E-Cadherin（膜＋），P120（膜＋），Ki67（40%＋）；乳腺残腔周围见浸润性癌，病变广泛，镜下最大径约2 cm；乳头、残腔表面皮肤、基底切缘均未见癌累及；腋窝淋巴结46/52枚见癌转移，左侧第三站淋巴结5/5枚见癌转移；"左侧胸大、小肌间淋巴脂肪组织"送检纤维血管脂肪组织，未见癌累及。2018年7月3日至2018年12月25日行辅助化疗，方案为EC×4—T×4。于2019年1月8日至2019年2月12日行辅助放疗，放疗靶区：左胸壁＋左锁骨上下＋左内乳，剂量和分割：50 Gy/25 Fx。2020年10月27日上腹部增强CT示：腹膜后淋巴结肿大；T_{11}椎体左侧附件骨质破坏，转移可能。于2020年10月28日予以唑来膦酸4 mg治疗。骨扫描提示T_{11}椎体左侧核素浓聚，考虑转移，余未见明显异常。MRI图像见图14-5-1。本次为椎体转移灶放疗就诊。

14.5.2 基于循证医学的诊疗策略

首先要进行脊柱骨转移相应的风险评估，脊柱或椎体是骨转移患者的一个常见受累部位。如果不进行治疗，则可能导致严重的疼痛、高钙血症、病理性骨折以及脊髓压迫。根据患者和疾病因素，标准的治疗方法是放疗，根据情况可以选择性进行外科干预。决定是否需要考虑手术的因素包括转移性硬膜外脊髓压迫症（metastatic epidural spinal cord compression，MESCC）的Bilsky等级、神经系统状态和脊柱不稳定性肿瘤评分（spinal instability neoplastic score，SINS）。传统的放疗利用常规分割，但考虑到脊髓耐受，所以总剂量受限。随着放疗技术的发展，SBRT已经成为向转移性肿瘤提供更高的生物有效剂量

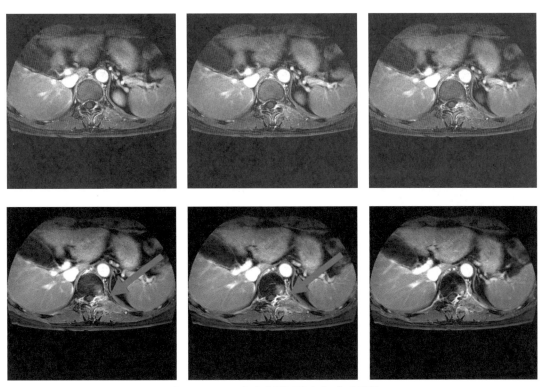

图 14-5-1　患者 MRI T1 加权序列图像

提示 T_{11} 椎体左侧附件骨质破坏(红色箭头示病变位置)

的手段,对于寡转移状态的疾病、放疗后的复发或进展和术后补充放疗,都可以采取 SBRT 进行治疗。本节参考 NCCN 以及 ASTRO 指南制定放疗策略[1]。

　　根据国际脊柱放射外科联盟的解剖学分类系统,每个椎体被分为 6 个部分,第 1 区,椎体;第 2 区,左椎弓根;第 3 区,左横突和椎板;第 4 区,棘突;第 5 区,右横突和椎板;第 6 区,右椎弓根[2](图 14-5-2、图 14-5-3)。

颈椎　　　　　　　　　　　胸椎　　　　　　　　　　　腰椎

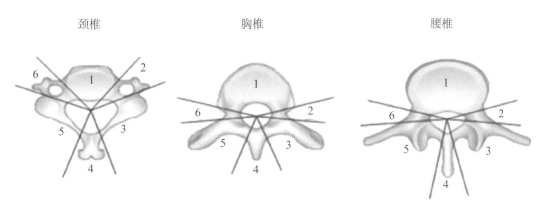

图 14-5-2　国际脊柱放射外科联盟的脊柱放射手术靶区解剖学分类系统

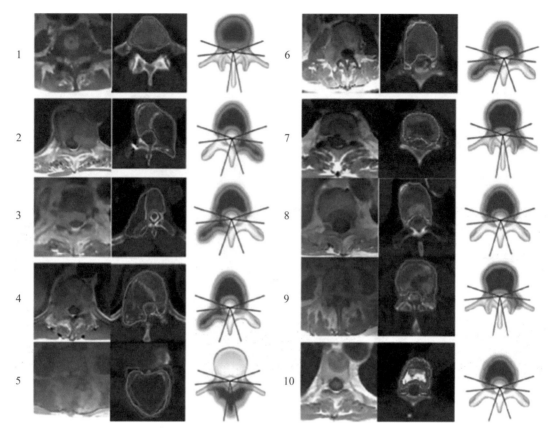

图 14 - 5 - 3　脊柱立体定向放射外科的共识临床靶区轮廓线

红色表示个别轮廓,橙色表示共识轮廓

14.5.3　脊柱稳定性评估量表

对于脊柱骨转移,目前有两个常用的可以客观评估患者是否有必要进行手术干预的评价系统,即 MESCC 分级(Bilsky 等级)[3]和脊柱稳定性评分,详见表 14 - 5 - 1 和图 14 - 5 - 4。

表 14 - 5 - 1　Bilsky 等 级

Bilsky 分级	描　　　述
0	不存在硬膜外疾病
1a	硬膜囊受侵犯但未变形
1b	硬膜囊受侵且出现变形,未累及脊神经
1c	硬膜囊受侵且出现变形,累及脊神经
2	脊神经受压迫,但脑脊液仍可见
3	脊髓腔广泛受累,脊神经受压,脑脊液不可见

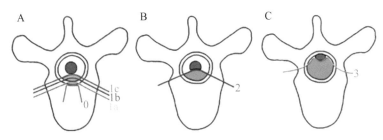

图 14-5-4 Bilsky 分级示意图
从 0~1 级(A)、2 级(B)、3 级(C)显示脊髓腔受侵犯范围

脊柱不稳定性肿瘤评分(SINS)由脊柱肿瘤学研究组于 2010 年制定,用来评估由转移性疾病引起的脊柱(不)稳定程度,如表 14-5-2 所示。该评分由 5 个影像学参数和 1 个临床参数的总和组成,得出的总分在 0~18 分之间。然后根据总分进行评估,可分成两种评估方式,0~6 分定义为稳定,7~18 分为不稳定;抑或者 0~6 分为稳定,7~12 分为即将/可能不稳定,13~18 分为不稳定。近年来,SINS 已经成为最广泛接受的转移性椎体稳定性分类工具。

表 14-5-2 脊柱不稳定性肿瘤评分(SINS)

SINS 评分	分数
部位	
交界处(枕部~C_2,C_7~T_2,T_{11}~L_1,L_5~S_1)	3
活动节段(C_3~C_6,L_2~L_4)	2
半硬性(T_3~T_{10})	1
硬性(S_2~S_5)	0
疼痛	
存在	3
偶尔疼痛,非机械性	1
无疼痛病变	0
骨病	
溶骨性	2
混合性(溶骨性/纤维化)	1
纤维化	0
脊柱排列	
脱位/移位	4
新生畸形(脊柱后凸/脊柱侧弯)	2
正常对位	0
椎体塌陷	
>50%塌陷	3
<50%塌陷	2
>50%椎体累及但未塌陷	1

(续表)

SINS 评分	分数
无上述表现	0
累及脊柱后方侧方附件	
双侧受累	3
单侧受累	1
无	0

二级量表:0~6分,稳定;7~18分,不稳定。三级量表:0~6分,稳定;7~12分,潜在不稳定;13~18分,不稳定。

14.5.4 脊柱骨转移治疗策略的选择

NOMS(neurological,oncological,mechanical,systemic)系统是经典的评估骨转移的决策系统。完善骨转移风险评估后,可使用美国纽约斯隆-凯特琳纪念癌症中心设计出的NOMS系统,该系统被用来确定脊柱转移患者的最佳治疗方法[4]。该系统可以归纳为以下几种情况(图 14-5-5)。

(1) 对于 MESCC 分级低且传统放疗不敏感的肿瘤,适合选择 SBRT。

(2) 对于 MESCC 分级高且放疗不敏感的肿瘤,应进行分离手术后再行 SBRT。

(3) 对于放疗敏感的肿瘤,无论 MESCC 分级如何,传统放疗疗效也很好。

(4) 若 SINS 评分显示脊柱不稳定,应辅以手术或椎体强化术。

(5) 对于全身条件不能耐受手术的患者,行放疗。

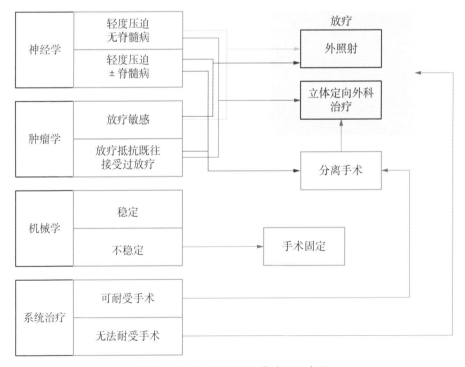

图 14-5-5 NOMS 决策系统示意图

患者为中年女性,原发病确诊为乳腺癌,术后分期 pT2N3M0,分子分型为三阴性乳腺癌,属于Ⅲc期有较高复发风险的患者。经手术＋辅助治疗后 20 个月出现椎体骨转移,经影像学评估只有 1 个转移病灶,属于寡转移状态。胸椎 MRI 显示肿瘤侵犯硬膜囊,脊神经未出现形变,故 MESCC 分级为 1a,SINS 为 5 分,椎体稳定性较好。且患者 KPS 为 90 分,预期生存寿命＞2 个月,根据 NOMS 系统推荐,可采用 SBRT 对该患者进行局部治疗。SBRT 及寡转移放疗的相关循证医学依据可见表 14-5-3,根据 SABR-COMET 的研究结果,该患者在系统治疗控制稳定的情况下行局部放疗是可以带来生存获益的。

表 14-5-3　SBRT 对骨转移治疗疗效的相关循证医学依据

研究	结果	意义
Wang, X S, et al.[5]	(1) 共有 149 名患者入组临床试验 (2) 入组条件:力学上脊柱稳定,没有髓腔压迫 (3) 接受总剂量 27～30 Gy 的放疗,分割次数通常为 3 次 (4) 中位随访时间 15.9 个月,SBRT 治疗后 6 个月阿片类药物使用率明显降低(基线 28.9% *vs* 6 个月后 20%,$P=0.011$) (5) 6 个月后量表评估显示患者疼痛明显缓解	该研究提示 SBRT 对于肿瘤产生的疼痛症状有明显的缓解作用,提示局部晚期患者可通过 SBRT 提高生活质量
RTOG 0631[6]	(1) 46 名患者纳入临床试验 (2) 入组条件:脊柱 1～3 枚不连续的骨转移病灶 (3) 放疗模式:接受 16 Gy 单次分割剂量 (4) 未出现 4～5 级不良反应	该研究证实单次剂量 SBRT 治疗骨转移是可行的
SABR-COMET[7]	(1) 纳入 99 名患者入组临床试验 (2) 入组人群:1～5 个转移病灶的患者随机分为两组;组一为标准支持治疗组,组二为标准支持治疗联合转移病灶放疗组 (3) 中位随访时间为 51 个月,组一的中位生存时间显著低于组二(28 个月 *vs* 50 个月,$P=0.006$) (4) 两组之间新发转移病灶无差异 (5) 急性不良反应无显著差异	罕见的对于晚期肿瘤患者进行局部治疗可以带来生存获益的研究,奠定了 SBRT 对寡转移患者局部治疗的基础

14.5.5　放疗定位原则

(1) 放疗前需要明确病变范围,需要完善骨扫描、椎体 MRI 以及 CT,必要情况下建议行 PET/CT 检查。

(2) 体位固定建议:对于 T_2～T_3 椎体以上部位,建议热塑膜联合真空垫(或发泡胶);对于 T_2～T_3 椎体以下部位,建议使用真空垫(或发泡胶)。

(3) CT 扫描层厚应＜2 mm。

(4) 直线加速器应具有可行立体放疗相应配置。

(5) 使用图像引导系统。

(6) 靶区勾画应尽快完成(定位后 48 h 之内),放疗尽可能在 1 周内开始。

(7) 建议定位 CT 与 MRI 融合,推荐与 T1 加权像融合,仅在 CT 上勾画靶区可能导致 GTV 体积偏小,造成遗漏。

14.5.6 模拟定位

对于 T_2 以下胸椎转移患者,一般建议采用全身真空垫或者发泡胶,双手上举握柄。

瑞金医院工作流程:在 CT 模拟机室内做体位固定—胸部 CT 扫描—局域网传送 CT 扫描的影像—TPS 勾画系统上进行 CT 与 MRI 图像融合—医生勾画肿瘤靶区—上级医生确认并认可治疗靶区—由物理师设计照射野—物理主任核对并认可治疗靶区—副主任以上医师认可治疗计划—CT 模拟校位—由医师、物理师或放疗的技术人员共同在加速器校对照射野—照射计划实施。

14.5.7 靶区勾画

(1) 推荐与 MRI 融合勾画靶区。

(2) GTV:根据融合图像,勾画大体肿瘤,包括病变椎体骨质和椎旁侵犯病变;CTV:包括 GTV、可疑的异常骨髓信号、亚临床病灶,应避免包绕脊髓;PTV:根据各单位不同摆位误差个体化制订外扩边界。根据指南推荐,CTV 外扩≤3 mm,与脊髓重叠的部分进行修改内收。

(3) 该病例勾画方法详见图 14 - 5 - 6。

椎体转移勾画要点:
(1) 勾画病变骨及受累组织
(2) 如肿瘤侵犯至髓腔,应包括受累髓腔组织
(3) CTV 应考虑尽可能避开正常脊髓

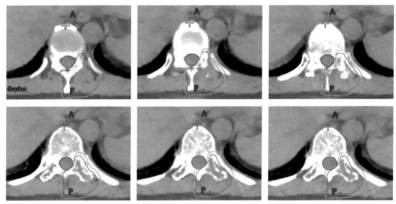

图 14 - 5 - 6 脊柱骨转移 SBRT 示意图及解析

14.5.8 放疗剂量推荐

根据大样本的回顾性研究,目前骨转移的 SBRT 方法不一[8]。经过分析总结,治疗总剂量可在 6~52.5 Gy 之间,分割次数 1~6 次。单次放疗剂量通常为 16~24 Gy,优点在于止痛效果好,总治疗时间短,无分次治疗的不确定性。分次放疗有:24 Gy/2 Fx、24~30 Gy/3 Fx,30 Gy/4 Fx 及 30~40 Gy/5 Fx 等,优点在于止痛效果好,局控率高,严重不良反应相对少。该乳腺癌患者预计有较长的生存期,考虑到提高局部控制效果以及减轻不良反应,给予35 Gy/5 Fx 处方剂量。图 14 - 5 - 7 和图 14 - 5 - 8 分别展示了该患者计划的剂量分布与 DVH。

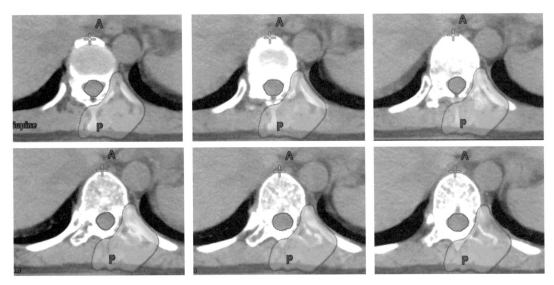

图 14-5-7 SBRT 计划设计的 95% 剂量分布图

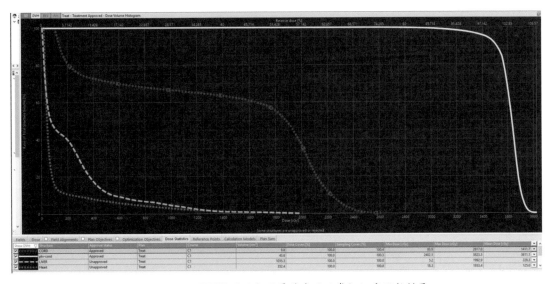

图 14-5-8 DVH 显示靶区覆盖率及正常组织受照射剂量

黄色实线为 PTV,虚线为正常组织受量曲线

14.5.9 正常组织限量

正常组织应根据接受 SBRT 的不同部位进行相应的限制,该患者行脊柱骨转移的放疗,正常组织限量参考表 14-5-4。

表 14 - 5 - 4　脊柱 SBRT 的相关正常组织限量

正常组织	限量
脊髓	Dmax 14 Gy, $D_{0.35cc} \leqslant 10$ Gy, $D_{1.2cc} \leqslant 7$ Gy
马尾	Dmax 16 Gy, $D_{5cc} \leqslant 14$ Gy
同侧臂丛神经	Dmax 17.5 Gy, $D_{3cc} \leqslant 14$ Gy
$S_{1\sim5}$ 神经根	Dmax 18 Gy, $D_{5cc} \leqslant 14.4$ Gy
咽喉	Dmax 20.2 Gy, $D_{4cc} \leqslant 10.5$ Gy
食管	Dmax 16 Gy, $D_{5cc} \leqslant 11.9$ Gy
肾脏	V66% $\leqslant 10.6$ Gy, $D_{8.4cc} < 200$ cc

14.6　病例二（长轴骨放疗）

14.6.1　病例介绍

患者,女性,82 岁,2020 年 6 月行腹腔镜下直肠癌根治术。术后病理:直肠段切除肿瘤所在位置为直乙结肠连接部,肿瘤位于腹膜返折,溃疡型肿瘤,腺癌,中分化,浸润至浆膜下层;脉管内癌栓(一),神经侵犯(十),标本上切缘(一),标本下切缘(一),另送下切缘(一);肠旁淋巴结 7/19 枚见癌转移。免疫组化:肿瘤细胞 MLH1(蛋白表达),MSH2(蛋白表达),MSH6(蛋白表达),PMS2(蛋白表达),Ki67(约 70%+),EGFR(小灶弱+),CDX - 2(+),P53(约 10%弱+);EBV 原位杂交:EBER(一)。病理分期 pT4N2M0。术后行卡培他滨单药口服化疗(3 片 bid po,q3w)。2021 年 4 月,患者复查评估发现肺转移及髂骨转移,后续更换二线治疗方案伊立替康联合贝伐珠单抗治疗,并使用唑来膦酸治疗骨转移。2021 年 11 月,患者出现双下肢隐痛,疼痛逐步加重,行骨扫描见右侧股骨头、双侧股骨多发核素浓聚,考虑骨转移。盆腔骨 MRI 平扫及股骨 MRI 平扫(图 14 - 6 - 1)提示双侧股骨多发异常信号灶,右侧股骨及髋臼多发异常信号灶,拟转移灶。

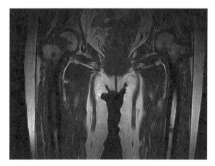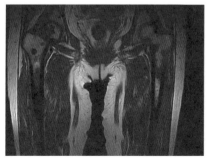

图 14 - 6 - 1　双侧股骨 MRI 平扫

显示双侧股骨干、右侧股骨头颈部及髋臼多发结节状异常信号灶,右侧臀大肌及髂腰肌、大腿肌肉信号无异常改变,股骨头、所示股骨干形态无异常

14.6.2　基于循证医学的诊疗策略

患者为老年女性,原发病灶为直肠癌,骨转移发生在双侧自由下肢骨,属于脊柱外骨转移病变。脊柱外骨转移最常见的为骨盆骨转移,其次为肋骨和长骨。局部治疗的目的主要是缓解疼痛和控制局部骨病变进展。基于患者年迈、双侧股骨上端呈弥漫性病变,在进行药物治疗的同时,可考虑给予双下肢的姑息减症放疗。部分参考研究见表 14 - 6 - 1。

表 14 - 6 - 1　脊柱外骨转移相关研究及其意义

研究	结果	意义
Lutzs, et al.[1]	(1) 入组了 12 个临床研究的 3 508 例患者进行荟萃分析 (2) 分析结果显示,外照射放疗仍然是治疗疼痛和(或)预防骨转移的主要手段 (3) 8 Gy/单次、20 Gy/5 Fx、24 Gy/6 Fx 及 30 Gy/10 Fx 等不同放疗方式都可以显著缓解症状并降低骨转移的发病率 (4) 上述放疗模式产生的临床不良反应率相似	该分析表明不同分割次数的剂量模式临床疗效相当,可根据不同情况进行选择
Nguyen Q N, et al.[9]	(1) 共有 160 例患者,分为实验组和对照组 (2) 入组条件:病理确诊骨转移;有明确的骨痛;预期生存时间>3 个月 (3) 放疗模式:实验组,单次剂量 16 Gy(肿瘤直径≤4 cm)或 12 Gy(肿瘤体积>4 cm);对照组,30 Gy/10 Fx (4) 放疗后两周及 3 个月时疼痛缓解率:实验组优于对照组($P<0.05$) (5) 1 年和 2 年的局部控制率:实验组优于对照组 (6) 两组的治疗毒性反应无明显差异	该研究证明立体定向外科治疗与常规姑息放疗模式疗效相似,为脊柱外骨转移单次大剂量放疗提供了理论依据
Nguyen T K, et al.[10]	(1) 研究内容:邀请 9 名国际放疗科专家参与长骨、骨盆骨和胸骨放疗决策和剂量分割选择,并对调查数据进行了描述性分析 (2) 结论:35 Gy/5 Fx 剂量方案运用最广泛(56%);所有专家认为,如果不同剂量分割方式产生的生物等效剂量 $BED_{10}\leqslant100$ Gy,都是可接受的	尽管骨转移放疗模式不统一,该研究指出对于骨转移患者的放疗模式可参考生物等效剂量计算总剂量和选择分割方式

14.6.3　模拟定位

对于下肢骨转移患者,一般采用头枕＋脚垫,患者取仰卧位,定位时脚先进,双手交叉置于胸口。

瑞金医院工作流程:在 CT 模拟机室内做体位固定—定位 CT 扫描—局域网传送 CT 扫描的影像—医生勾画肿瘤靶区及周围正常组织(根据放疗前检查决定范围,一般包括受累骨邻近的两个关节)—上级医生确认并认可治疗靶区—由物理师设计照射野及治疗计划—上级物理师核对并认可治疗计划—副主任以上医师认可治疗计划—CT 模拟校位—由医师、物理师、技术人员共同在加速器校对治疗计划—治疗计划实施。

14.6.4 靶区勾画

目前缺乏统一的指南或者共识,且不同原发疾病导致的骨转移放疗原则存在一定的差异,总的来说,不管何种原发肿瘤,脊柱外骨转移姑息放疗靶区勾画原则均可参考 IRCU 50[11]。根据瑞金放疗科制定的标准,GTV 需包含可见或影像上明确的有限的可测量病灶;如果病灶呈弥漫性病变,建议直接勾画 CTV,CTV 应该包括 GTV 及亚临床病灶。

需要强调的是,骨转移 CTV 的勾画需要个体化制订,原则是尽可能将产生疼痛的受累区域包括在内而不是所有病灶,以预防骨相关事件为主要目的来勾画 CTV。以该患者为例,CTV 范围应包括股骨及骨皮质,如怀疑有软组织侵犯,需要对比 MRI 适当扩大勾画边界。靶区上界参照 MRI 双侧股骨最上界的受累位置,所以左侧股骨上界至股骨颈水平,右侧则需要包括股骨颈及股骨头。下界则根据肿瘤受累部位的最下界外扩 2～3 cm。该病例采取了正向调强放疗技术,靶区勾画见图 14-6-2。

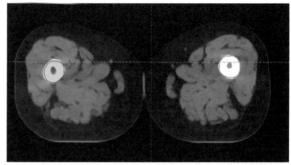

GTV: 可根据CT及MRI影像勾画,勾画可测量病灶,弥漫性病变不建议GTV勾画

CTV: 包括GTV及亚临床病灶范围

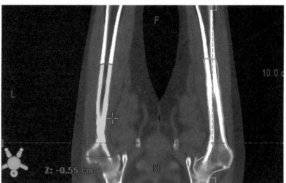

图 14-6-2 靶 区 勾 画
红色靶区为左下肢 CTV,绿色靶区为右下肢 CTV

14.6.5 放疗技术及剂量推荐

目前尚无证据表明何种技术在姑息性放疗中更加具有优势,需要根据患者的骨转移病变范围、骨破坏严重程度、患者体力状态及有无强迫体位等多方面进行评价,制订个体化放疗技术。对于该患者,因存在双下肢弥漫性骨病变,故采用正向调强技术,对该病例采用此方法可以有降低直肠、膀胱等正常组织受照剂量,减轻正常组织不良反应并且相比逆向调强技术,缩短了治疗时间,提高了患者接受治疗的依从性。图 14-6-3 和图 14-6-4 展示了

剂量曲线图与DVH。另外,正常组织的限量应依据照射部位对邻近器官进行勾画及评估。

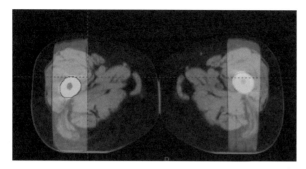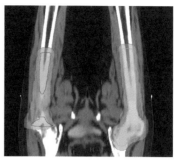

图14-6-3 正向调强技术90%剂量曲线分布图

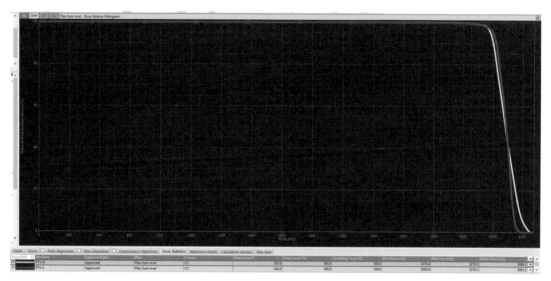

图14-6-4 DVH显示靶区覆盖率及正常组织受照射剂量

蓝色实线为右上肢PTV曲线,黄色实线为左上肢PTV曲线

14.6.6 随访

骨转移患者随访应根据各原发病进行系统、全面的检查评估。可根据患者症状有无缓解并结合影像学相关检查进行局部放疗后的疗效评估,如骨病变出现进展,则建议通过多学科讨论决定采用何种治疗方式最为合适。

(韩一旻 许赪)

参 考 文 献

[1] Lutz S, Berk L, Chang E, et al. Palliative radiotherapy for bone metastases: an ASTRO evidence-based guideline [J]. Int J Radiat Oncol Biol Phys, 2011, 79(4): 965-976.

[2] Cox B W, Spratt D E, Lovelock M, et al. International Spine Radiosurgery Consortium consensus guidelines for target volume definition in spinal stereotactic radiosurgery [J/OL]. Int J Radiat Oncol

Biol Phys，2012，83(5)：e597－e605.

[3] Bilsky M H，Laufer I，Fourney D R，et al. Reliability analysis of the epidural spinal cord compression scale [J]. J Neurosurg Spine，2010，13(3)：324－328.

[4] Laufer I，Rubin D G，Lis E，et al. The NOMS framework：approach to the treatment of spinal metastatic tumors [J]. Oncologist，2013，18(6)：744－751.

[5] Wang X S，Rhines L D，Shiu A S，et al. Stereotactic body radiation therapy for management of spinal metastases in patients without spinal cord compression：a phase 1－2 trial [J]. Lancet Oncol，2012，13 (4)：395－402.

[6] Ryu S，Pugh S L，Gerszten P C，et al. RTOG 0631 phase 2/3 study of image guided stereotactic radiosurgery for localized (1－3) spine metastases：phase 2 results [J]. Pract Radiat Oncol，2014，4 (2)：76－81.

[7] Palma D A，Olson R，Harrow S，et al. Stereotactic Ablative Radiotherapy for the Comprehensive Treatment of Oligometastatic Cancers：Long-Term Results of the SABR－COMET Phase Ⅱ Randomized Trial [J]. J Clin Oncol，2020，38(25)：2830－2838.

[8] Spencer K L，van der Velden J M，Wong E，et al. Systematic Review of the Role of Stereotactic Radiotherapy for Bone Metastases [J]. J Natl Cancer Inst，2019，111(10)：1023－1032.

[9] Nguyen Q N，Chun S G，Chow E，et al. Single-Fraction Stereotactic vs Conventional Multifraction Radiotherapy for Pain Relief in Patients With Predominantly Nonspine Bone Metastases：A Randomized Phase 2 Trial [J]. JAMA Oncol，2019，5(6)：872－878.

[10] Nguyen T K，Sahgal A，Dagan R，et al. Stereotactic Body Radiation Therapy for Nonspine Bone Metastases：International Practice Patterns to Guide Treatment Planning [J/OL]. Pract Radiat Oncol，2020，10(6)：e452－e460.

[11] Monti A F，Ostinelli A，Frigerio M，et al. An ICRU 50 radiotherapy treatment chart [J]. Radiother Oncol，1995，35(2)：145－150.